Christiane Ludwig-Körner
Pionierinnen der Analytischen Psychologie

Das Anliegen der Buchreihe BIBLIOTHEK DER PSYCHOANALYSE besteht darin, ein Forum der Auseinandersetzung zu schaffen, das der Psychoanalyse als Grundlagenwissenschaft, als Human- und Kulturwissenschaft sowie als klinische Theorie und Praxis neue Impulse verleiht. Die verschiedenen Strömungen innerhalb der Psychoanalyse sollen zu Wort kommen, und der kritische Dialog mit den Nachbarwissenschaften soll intensiviert werden. Bislang haben sich folgende Themenschwerpunkte herauskristallisiert: Die Wiederentdeckung lange vergriffener Klassiker der Psychoanalyse – wie beispielsweise der Werke von Otto Fenichel, Karl Abraham, Siegfried Bernfeld, W. R. D. Fairbairn, Sándor Ferenczi und Otto Rank – soll die gemeinsamen Wurzeln der von Zersplitterung bedrohten psychoanalytischen Bewegung stärken. Einen weiteren Baustein psychoanalytischer Identität bildet die Beschäftigung mit dem Werk und der Person Sigmund Freuds und den Diskussionen und Konflikten in der Frühgeschichte der psychoanalytischen Bewegung.

Im Zuge ihrer Etablierung als medizinisch-psychologisches Heilverfahren hat die Psychoanalyse ihre geisteswissenschaftlichen, kulturanalytischen und politischen Bezüge vernachlässigt. Indem der Dialog mit den Nachbarwissenschaften wiederaufgenommen wird, soll das kultur- und gesellschaftskritische Erbe der Psychoanalyse wiederbelebt und weiterentwickelt werden.

Die Psychoanalyse steht in Konkurrenz zu benachbarten Psychotherapieverfahren und der biologisch-naturwissenschaftlichen Psychiatrie. Als das ambitionierteste unter den psychotherapeutischen Verfahren sollte sich die Psychoanalyse der Überprüfung ihrer Verfahrensweisen und ihrer Therapie-Erfolge durch die empirischen Wissenschaften stellen, aber auch eigene Kriterien und Verfahren zur Erfolgskontrolle entwickeln. In diesen Zusammenhang gehört auch die Wiederaufnahme der Diskussion über den besonderen wissenschaftstheoretischen Status der Psychoanalyse.

Hundert Jahre nach ihrer Schöpfung durch Sigmund Freud sieht sich die Psychoanalyse vor neue Herausforderungen gestellt, die sie nur bewältigen kann, wenn sie sich auf ihr kritisches Potenzial besinnt.

BIBLIOTHEK DER PSYCHOANALYSE
HERAUSGEGEBEN VON HANS-JÜRGEN WIRTH

Christiane Ludwig-Körner

Pionierinnen der Analytischen Psychologie

Acht Portraits außergewöhnlicher Frauen

Psychosozial-Verlag

Bibliografische Information der Deutschen Nationalbibliothek
Die Deutsche Nationalbibliothek verzeichnet diese Publikation
in der Deutschen Nationalbibliografie; detaillierte bibliografische Daten
sind im Internet über http://dnb.d-nb.de abrufbar.

Originalausgabe

Gesetzlich vertreten durch die persönlich haftende Gesellschaft Wirth GmbH,
Geschäftsführer: Johann Wirth
Walltorstr. 10, 35390 Gießen, Deutschland
06 41 96 99 78 0
info@psychosozial-verlag.de
www.psychosozial-verlag.de

Umschlagabbildung: von links nach rechts: oben: Regina Lepsius, Hildemarie Streich,
Milla von Prosch; mittig: Siegrid zu Eulenburg, Olga von Koenig-Fachsenfeld; unten:
Fanny du Bois-Reymond, Toni Sussmann, Gerda Leverkus
Autorinnenfoto: © Prof. Peter Fischer-Piel
Umschlaggestaltung und Innenlayout nach Entwürfen von Hanspeter Ludwig, Wetzlar
Druck und Bindung: Majuskel Medienproduktion GmbH
Elsa-Brandström-Str. 18, 35578 Wetzlar, Deutschland
Printed in Germany

ISBN 978-3-8379-3416-8 (Print)
ISBN 978-3-8379-6312-0 (E-Book-PDF)

Inhalt

Vorwort 7

Einleitung 11

1 Antonia (Toni) Francesca Sussmann geb. Borchardt 19
»Urmutter« der Berliner Jungianerinnen und Jungianer
und Theodor Däublers Muse

2 Anna Luise Milla von Prosch geb. von Mücke 45
Leiterin eines Kinderheims,
Osteopathin und Chiropraktikerin

3 Fanny du Bois-Reymond 91
Gärtnerin, Jungianerin ohne akademische Weihen

4 Dr. phil. Olga Franziska Freiin von Koenig-Fachsenfeld 121
Leiterin der Abteilung »Erziehungshilfe«
im Deutschen Institut für Psychologische Forschung
und Psychotherapie

5 Gerda Leverkus 167
Erbin eines großen Namens

6 Regina (Gina) Lepsius geb. Röhricht 177
Leiterin einer der ersten Erziehungsberatungsstellen
in Berlin
Carlpeter Lepsius

7 Siegrid Alexandra Gräfin zu Eulenburg 195
Oberin und Psychotherapeutin

8 Dr. phil. Hildemarie (Hilde-Marie) Elisabeth Gertrude Streich geb. Peter 211
Musiktherapeutin, Expertin für Traumanalysen

Vorwort

Was veranlasste mich – eine »Freudianische Psychoanalytikerin« –, mich mit dem Leben und Wirken von Jungianerinnen auseinanderzusetzen? Vielleicht muss ich diese Frage allgemeiner stellen, denn es sind ja nicht nur Jungianerinnen, die mich im Laufe der Jahrzehnte beschäftigt haben, sondern überhaupt unbekanntere Frauen im psychoanalytischen Feld, wie zum Beispiel auch die Mitarbeiterinnen in den Kriegskinderheimen von Anna Freud (Ludwig-Körner, 1998, 2021, 2022).

Obwohl schon sehr früh zahlreiche Frauen Psychoanalytikerinnen wurden, sind die meisten unbekannt geblieben, und ihr Einfluss droht in Vergessenheit zu geraten. Viele dieser Frauen gehören zur Gruppe der »Laienanalytikerinnen«. Der Begriff der »Laienanalyse« geht auf Sigmund Freud (1926, S. 210) zurück und bedeutet lediglich, dass es sich nicht um Medizinerinnen oder Mediziner handelt. Freud trat sehr dafür ein, dass die Psychoanalyse allen geeigneten Personen offensteht, unabhängig von ihrer beruflichen Herkunft. Die aktuellen berufspolitischen Veränderungen, insbesondere in Bezug auf das Psychotherapeutengesetz, haben Einfluss darauf, wer überhaupt noch einen Zugang zu einer psychotherapeutischen Ausbildung anstreben kann (über das Medizin- und Psychologiestudium); seither gibt es eine »Laienanalyse« nicht mehr.

Bei der Recherche zu diesen Frauen entstand das Gefühl, an einem großen Geschichtspuzzle zu sitzen. Immer wieder stieß ich auf Querverbindungen, entdeckte neue interessante Lebensgeschichten und wurde automatisch in die Geschichte – nicht nur der Psychoanalyse – hineingezogen, in ihre vielfältigen Verstrickungen. So bemerkte ich zum Beispiel erst beim Zusammenstellen der verschiedenen Beiträge, dass Milla von Prosch auf die von Helene von Koenig-Fachsenfeld gegründete Wirtschaftliche Frauenschule in Großsachsenheim gegangen war, auf der auch Olga von Koenig-Fachsenfeld ihren Abschluss erworben hatte.

In diesem Buch werden zwei neu beforschte Frauen vorgestellt: Dr. phil. Olga Freiin von Koenig-Fachsenfeld und Dr. phil. Hildemarie Streich. Bereits veröffentlichte Artikel wurden überarbeitet und in diesem Buch neu zusammengefasst. Dem Beitrag von Carlpeter Lepsius über seine Mutter wurden lediglich weitere Fotos hinzugefügt.

In der Reihenfolge der Geburtsjahrgänge handelt es sich um:

- *Anna Luise Milla von Prosch* geb. von Mücke
  (1882 Leipzig – 1959 Kallinchen in Brandenburg)
- *Antonia (Toni) Francesca Sussmann* geb. Borchardt
  (1883 Berlin – 1967 Brighton)
- *Siegrid Alexandra Gräfin zu Eulenburg*
  (1889 Berlin – 1965 Berlin)
- *Fanny Du Bois-Reymond*
  (1891 Berlin – 1990 Rickenbach/Südschwarzwald)
- *Dr. Olga Franziska Freiin von Koenig-Fachsenfeld*
  (1896 Stuttgart – 1989 Wasseralfingen/Aalen)
- *Regina Lepsius* geb. Röhricht
  (1906 Muskau in der Oberlausitz – 1994 Berlin)
- *Gerda Leverkus*
  (1907 Köln – 1971 Berlin)
- *Dr. Hildemarie Streich* geb. Peter
  (1921 Berlin – 2012 Berlin)

An dieser Stelle möchte ich Dr. phil. Regine Lockot besonders danken, nicht nur für unveröffentlichte Dokumente zu Olga Freiin zu Koenig-Fachsenfeld, sondern auch für die freundschaftliche Unterstützung bei allen anfallenden Fragen.

Danken möchte ich auch all denjenigen, von denen ich zusätzliche Informationen zu den hier vorgestellten Frauen erhielt und die mich bei der Recherche unterstützten: Beate Kortendieck-Rasche, Dr. med. Jörg Rasche, Dr. med. Ekkehard Netzel, Dr. med. Mechthild Wenk-Ansohn, Dr. med. Gabriele Mende, Michael Büscher.

Erst durch die gründliche Aufarbeitung des sehr umfangreichen Nachlasses aus Schloss Fachsenfeld durch Dr. Georg Wendt und seinen Mitarbeitern im Archiv Aalen konnte ein Teil der Unterlagen von Dr. Olga von Koenig-Fachsenfeld ausgewertet werden, und weitere Forschungen sind vonnöten. Bedanken möchte ich mich auch bei Hannes Täuber, dem Geschäftsführer der Stiftung Schloss Fachsenfeld, der mir voller Sachkenntnis und Engagement kurzfristig und unbürokratisch das Schloss zeigte. Ohne die Zuarbeit von Björn Bürger, Landesarchiv Berlin, Herrn Kleinmann von der Friedhofsverwaltung Berlin und Katja Sester, Gemeinde Renchen, würden viele Details zu Dr. Hildemarie Streich fehlen.

Literatur

Freud, S. (1926). *Die Frage der Laienanalyse.* GW XIV, S. 207–286.

Ludwig-Körner, C. (1998). *Wiederentdeckt – Psychoanalytikerinnen in Berlin.* Psychosozial-Verlag.

Ludwig-Körner, C. (2021). Psychoanalytikerin als Beruf – eine wechselvolle Geschichte. *Forum der Psychoanalyse, 37*, 165–181.

Ludwig-Körner, C. (2022). *Und sie fanden eine Heimat. Leben und Wirken der Mitarbeiterinnen von Anna Freud in den Kriegskinderheimen.* frommann-holzboog.

Einleitung

Was alle Frauen in diesem Buch verbindet, ist die Analytische Psychologie nach C. G. Jung. Deswegen werde ich im Folgenden eine kurze Einführung in die Entwicklung der jungianischen Gesellschaft geben und dabei die acht im Buch vorgestellten Frauen berücksichtigen.

Carl Gustav Jung, der 1913 nach der Distanzierung von Freud mit der »Analytischen Psychologie« eine eigene Richtung entwickelt hatte, gewann in Deutschland zunächst nur langsam Einfluss. Im Gegensatz zu den Freudianerinnen und Freudianern, die in Berlin 1910 ein eigenes Institut aufbauten und schnell Regeln entwickelten, wie eine Ausbildung zu sein habe (was weltweit übernommen wurde und in den Grundprinzipien bis heute gilt), wurde man »Jungianer(in)«, wenn man zu ihm und/oder zu Toni Wolff in Zürich in Analyse ging und seine Seminare besucht hatte.

Toni Sussmann, die 1938 vor den Nationalsozialisten fliehen musste, kann man als »Urmutter« der Lehre C. G. Jungs in Berlin bezeichnen (Kap. 1). Bei ihr in Analyse waren die um ein Jahr ältere Milla von Prosch, die auch bei C. G. Jung in Zürich war (Kap. 2), und Fanny du Bois-Reymond (Kap. 3), zwölf Jahre jünger als Toni Sussmann. Auch Clara Grell, eine Kinder- und Jugendlichenpsychotherapeutin, war bei Toni Sussmann in Psychotherapie. Sie wurde später eine Mitarbeiterin von Olga von Koenig-Fachsenfeld, die die Abteilung Erziehungshilfe im Deutschen Institut für Psychologische Forschung und Psychotherapie (DI) aufgebaut und geleitet hatte, auch selbst bei C. G. Jung und Toni Wolff ausgebildet worden war (Kap. 4) und dort auch Toni Sussmann begegnet sein müsste.

Erst am 24. Dezember 1931 wurde die erste C. G. Jung-Gesellschaft in Deutschland gegründet, eingetragen ins Vereinsregister am 17. Juli 1934. Vorsitzende war Eva Moritz – die auch bei Toni Sussmann (Kap. 1) in Lehranalyse war –, wobei die Gesellschaft in den Zeiten des DI weiterbestand und sich zu Beginn des Zweiten Weltkriegs auflöste. Fanny du Bois-Reymond war bei der Gründungsversammlung dabei (Kap. 3).

Im Juli 1936 folgten die Berliner Psychoanalytiker(innen) – nach vielen Beratungen unter anderem mit Anna Freud und Ernest Jones – dem staatlichen Kompromissvorschlag eines alle psychotherapeutische Schulrichtungen zusammenfassenden Instituts.[1] Das DI stand unter der Leitung des Juristen, Nervenarztes und Adlerianers Matthias Heinrich Göring, einem Cousin von Hermann Göring. Aus der Verbindung der Richtungen Freuds, Adlers, Jungs und anderer psychotherapeutischer Ansätze (wie autogenes Training und Atemtherapie) sollte eine »Neue Deutsche Seelenheilkunde« entwickelt werden (Ludwig-Körner, 1998). Für die jungianische Richtung standen Eva-Sophie Moritz, Wolfgang Müller Kranefeldt und Adolf Weizsäcker an der Spitze. Fritz Künkel und Edgar Herzog vertraten die Individualpsychologie und Felix Böhm, Carl Müller-Braunschweig und Harald Schultz-Hencke standen für die freudianische Richtung. Das Institut wurde am 30. September 1939 von der Deutschen Arbeitsfront (DAF)[2] übernommen, ab Januar 1943 vom Reichsforschungsrat unterstützt und vom 1. Januar 1944 hieß es offiziell »Reichsinstitut für psychologische Forschung und Psychotherapie« im Rahmen des Reichsforschungsrates. Das DI gliederte sich in verschiedene Abteilungen und Unterabteilungen.[3] Ihre Aufgabenstellung zeigt, dass die »Seelenheilkunde« nicht allein als medizinische Fragestellung aufgefasst wurde, auch wenn die Abteilungen meistens von Medizinern geleitet wurden.

Hans von Hattingberg unterstand die Abteilung Forschung und die Bibliothek. Bei ihm war, in seiner Münchner Zeit, Olga von Koenig-Fachsenfeld in Analyse gewesen, die dann von 1939 bis 1943 Leiterin der Erziehungshilfe wurde, einer Unterabteilung der Poliklinik, bis sie 1943 von dem Individualpsychologen Gottfried Kühnel abgelöst wurde (Kap. 4).

1 Regine Lockot hat auf der Webseite der DGPT hervorragend herausgearbeitet, wie es nach der Machtergreifung der Nationalsozialisten und der Vertreibung der jüdischen Kollegen und Kolleginnen zur Entstehung des DI kam (https://dgpt.de/ueber-uns/geschichte-der-dgpt/psychoanalyse-1918-1975).

2 Die DAF war 1933 nach der Zerschlagung der Gewerkschaften durch die Nationalsozialisten als Einheitsverband der Arbeitnehmer und Arbeitgeber gegründet worden. Mehr oder weniger waren alle Laienpsychotherapeut(inn)en, das heißt die Nicht-Mediziner(innen), gezwungen, Mitglied zu werden.

3 1941 wurden 14 Angestellte und zwei Hausangestellte beschäftigt.

Die Abteilung Poliklinik unterstand Gerhard Scheunert[4] und – solange er an der Front war – vertretungsweise Johannes Heinrich Schultz, unterstützt von John Rittmeister (Lockot, 1985, S. 193). Dieser wurde wegen seiner Mitwirkung in der Roten Kapelle am 26. September 1942 verhaftet und am 13. April 1943 in Plötzensee hingerichtet.

Aus den uns noch zugänglichen Materialien lässt sich schwer die Gesinnung der Psychoanalytiker(innen) oder ihre Meinung zum nationalsozialistischen Gedankengut entnehmen. Es bleibt offen, ob die Mitgliedschaft in Untergliederungen der NSDAP ein Hinweis auf eine nationalsozialistische Einstellung ist oder vielleicht eine »pragmatische Lösung«, um eine der wenigen Arbeitsstellen zum Beispiel in Mütterschulen oder Einrichtungen mit Kindern zu bekommen.

Alle Ausbildungskandidat(inn)en und Kolleg(inn)en wurden auf ihre arische Herkunft hin überprüft. So findet man in der Kartei von Dr. phil. Andrea von Harbou, die zusätzlich Medizin studierte und am 1. Dezember 1944 als Ausbildungskandidatin aufgenommen wurde, die Bemerkung: »Frau v. H. ist Mischling 2. Grades. Sie hat den Antrag gestellt, ein Stipendium zu bekommen, doch konnte dieser Bitte nicht entsprochen werden. 01.12.1944«

Es gab eine Ausbildungsabteilung für Psychologen (Gustav Heyer) und Ärzte (Johannes Heinrich Schultz). Gustav Heyer, der ebenfalls von München ans DI wechselte, kannte Olga von Koenig-Fachsenfeld aus ihrer Münchner Studienzeit, ebenso Adolf Weizsäcker (verantwortlich für Heilerziehung). Die Literarische Abteilung und die Abteilung Weltanschauung wurden von Werner Achelis geleitet, der eng mit Milla von Prosch befreundet war (Kap. 2). Weitere Abteilungen waren die Kriminalpsychologische Abteilung (Marie Kalau vom Hofe)[5], die Abteilung für Begutachtung und Katamnesen (Felix Boehm), ferner die Abteilung für

4 Er war seit 1933 Mitglied der NSDAP (was er lange verleugnete), bis 1935 »poliz. Leiter(zellenleiter), dann im Nationalsozialistisches Kraftfahrkorps, NSKK (San, Obertruppenführer)« (Dateikarte DI). Auch J. H. Schultz war bei der NSKK, Gerdhild von Staabs, die durch den Sceno-Test bekannt wurde, war ebenfalls Parteimitglied, sowie Marie Kalau vom Hofe u. a. m. Viele waren jedoch bei Unterabteilungen wie NSV, DAF, NS-Ärztebund etc. Harald Schultz-Hencke war einer der wenigen, der laut Datei des DI weder in der NSDAP war noch einer Untergliederung der NSDAP angehörte.

5 Die einzigen Frauen, die im DI (Unter-)Abteilungen leiteten, stammten entweder aus einem Adelsgeschlecht wie Dr. phil. Olga Freiin von König-Fachsenfeld oder heirateten einen Adeligen wie Dr. med. Marie Kalau vom Hofe.

Bewegung, Atmung, Ton (ohne Angabe) und die Abteilung für Betriebspsychologie (ohne Angabe).

1938 wurde der Titel »Behandelnder Psychologe« für diejenigen eingeführt, die kein Medizinstudium, aber einen akademischen Abschluss hatten.[6] Nach den Richtlinien des Reichsministeriums des Inneren konnten in begründeten Ausnahmen auch Nicht-Akademiker(innen) dazu gezählt werden. Dies wurde wohl immer wieder praktiziert, so bei Milla von Prosch (Kap. 2), Siegrid Gräfin zu Eulenburg (Kap. 7), Gerda Leverkus (Kap. 5) und Fanny du Bois-Reymond (Kap. 3). Da die Behandelnden Psychologen zu den Heilberufen zählten, konnten die Betreffenden vom Einzug in den Arbeitsdienst freigestellt werden. Knapp zwanzig Prozent aller Mitglieder und in Ausbildung Befindlichen trugen diesen Titel.[7]

Neben dieser Ausbildung gab es die Möglichkeit, eine Weiterbildung zusätzlich zum eigentlichem Beruf zu absolvieren. Diese dauerte ein Jahr mit Lehranalyse, und die so Ausgebildeten (»Beratende Psychologen«) durften danach nicht psychotherapeutisch behandeln, sondern das erworbene Wissen nur im ausgeübten Beruf anwenden (Lockot, 1985). Es wurden besondere Vorlesungen »für Erziehungshilfe« angeboten, die von Kindergärtnerinnen und Volkspflegerinnen rege besucht wurden und die zur Abteilung von Olga von Koenig-Fachsenfeld gehörten (Kap. 4).

Durch die »Gleichschaltung« aller Richtungen im DI kam es auch zu einer einheitlichen Ausbildung. Von 1936 bis 1945 gab es am DI in Berlin viermal mehr ausgebildete Jungianerinnen und Jungianer als Freudianerinnen und Freudianer. Dreimal so viele Ausbildungskandidat(inn)en wählten im »Göring-Institut« die Richtung des Ariers Jung im Vergleich zu der von Freud (Ludwig-Körner, 1998).

Schon in den 1920er Jahren hatte sich besonders in Deutschland, aber auch in Österreich, der Schweiz und anderen europäischen Ländern, eine Psychotherapiebewegung vor allem in der ärztlichen Psychotherapie entwickelt, die sich 1929 in der Allgemeinen Ärztlichen Gesellschaft für Psychotherapie (AÄGP) organisierten. Das Ziel dieses Zusammenschlusses war die Etablierung der Psychotherapie als Behandlungsmethode psychischer Leiden und die Entwicklung eines allgemeingültigen Ausbildungswegs. So wandte sich Olga von Koenig-Fachsenfeld 1936 in einem Brief an

6 1940 wurde er vom Reichsministerium rechtlich anerkannt.

7 Auswertung der Kartei des Deutschen Instituts für Psychologische Forschung und Psychotherapie (2021).

den Jungianer Otto Curtius mit der Anfrage, ob sie als Nicht-Medizinerin Mitglied werden könnte (Kap. 4). C. G. Jung wurde 1930 als Zweiter Vorsitzender in den Vorstand der Vereinigung gewählt, und als Ernst Kretschmer, Vorsitzender und Herausgeber des verbandseigenen *Zentralblatts für Psychotherapie*[8], nach der Machtergreifung der Nationalsozialisten 1933 zurücktrat, wurde C. G. Jung der Vorsitzende (bis 1939). Dieser erreichte nach langen Verhandlungen eine rechtliche Neuordnung der Gesellschaft mit der Einzelmitgliedschaft für jüdische Kolleginnen und Kollegen (Kirsch, 2007, S. 202). 1934 wurde dann die Internationale Allgemeine Ärztliche Gesellschaft für Psychotherapie (IAÄGP) (Jaffé, 1968) mit unabhängig voneinander agierenden Landesgruppen und Gesellschaftssitz in Zürich statt Berlin gegründet (wenngleich die meisten Vertreterinnen und Vertreter weiterhin in Berlin waren, wie z. B. J.H. Schultz). C. G. Jung war Vorsitzender und auch Herausgeber des *Zentralblatts*. Nach Jaffé (1968, S. 87) versuchte er in der politisch neutralen Schweiz dem Druck des Nationalsozialismus standzuhalten und eine Unabhängigkeit für die Gesellschaft zu bewahren, was ihm nur bedingt gelang und heftige Kritik einer Anbiederung mit dem Nationalsozialismus einbrachte. Die Geschäftsführung der Internationalen Gesellschaft wurde im September 1940 vom Leiter des Deutschen Instituts für Psychologische Forschung und Psychotherapie, Matthias Göring, übernommen.

Auf die heftig kontrovers diskutierten Auseinandersetzungen (Bair, 2005; Jaffé, 1968; Lockot, 1985; Rasche, 2012), inwieweit C. G. Jung nicht genügend Abstand zum Nationalsozialismus genommen hat bzw. Antisemit war, kann hier nicht eingegangen werden, ebenso wie auf grundlegende theoretische Unterschiede in der Jung'schen und Freud'schen Lehre, zumal sich beide im Laufe der Zeit immer wieder veränderten (Bennet, 1963; v. Franz, 1974; Roesler, 2010).[9]

Wie ging es den hier vorgestellten Frauen in dieser Zeit? Toni Sussmann, Jüdin, musste im Februar 1938 mit ihrer Familie nach London

8 Das *Zentralblatt für Psychotherapie* war neben Johannes Heinrich Schultz und Rudolf Allers vor allem von Arthur Kronfeld, einem engen Freund Kretschmers, gegründet worden, der wegen seiner jüdischen Abstammung sein Mitwirken einstellen musste. https://de.wikipedia.org/wiki/Carl_Gustav_Jung.

9 Genauere Details über die Geschichte der Psychoanalyse in Berlin bietet die von Regine Lockot erstellte Webseite zur Geschichte der DGPT oder die Webseite der Jung-Gesellschaft: https://dgpt.de/ueber-uns/geschichte-der-dgpt/psychoanalyse-1918-1975 und https://www.jungberlin.de/die-gesellschaft/geschichte/

flüchten. Fanny du Bois-Reymond, »Vierteljüdin«, wurde ihre Analyse bei Sussmann nicht anerkannt, und dem Krankengymnast Hauke Hiller verweigerte Gustav Heyer, der ja für die Ausbildung der Behandelnden Psychologen zuständig war, die Analyse bei Fanny du Bois-Reymond als Lehranalyse anzurechnen, da sie »nicht arisch« sei (Kap. 3). Sie überlebte den Zweiten Weltkrieg in Potsdam und emigrierte 1945 in die Schweiz. Milla von Prosch pendelte zwischen ihrem Wohnort in Kallinchen (Nähe Zossen), wo sie ein Kinderheim besaß, und Berlin und hielt im DI Seminare (Kap. 2). Sie wird Olga von Koenig-Fachsenfeld gekannt haben, zumal sie in Großsachsenheim die Wirtschaftliche Frauenschule besucht hatte, die von deren Tante gegründet worden und auf die auch Olga gegangen war (Kap. 4). Milla von Prosch gelang die Flucht vor den Russen über die Elbe nicht mehr, sodass sie nach Kallinchen zurückkehrte und dort verarmt überlebte. Etwas Geld konnte sie sich nebenbei durch ihre Ausbildung als Chiropraktikerin und Osteopathin verdienen (Kap. 2).

Der um die Ärztin Käthe Bügler 1945 entstandene unabhängige jungianische Arbeitskreis, dem unter anderem Ada Müller-Braunschweig, Gerda Leverkus (Kap. 5), Regina Lepsius (Kap. 6), aber auch der Atemtherapeut Cornelis Veening angehörten, löste sich 1949 auf, zumal C. G. Jung für eine Zusammenarbeit mit dem Institut für Psychotherapie und der Neoanalyse plädiert hatte. Über die Auseinandersetzungen der Fortführung des DI nach dem Krieg schreibt Dittrich (1996) ausführlich. Bemühungen der Bildung eines eigenständigen jungianischen Instituts oder einer neuen C. G. Jung-Gesellschaft wurden nach Ende des Zweiten Weltkriegs zugunsten einer Beteiligung am Aufbau eines gemeinsamen Instituts mit freudianischen Kolleginnen und Kollegen zurückgestellt (Institut für Psychotherapie e. V., Berlin), und erst am 17. Juni 1977 wurde in der Koserstraße ein C. G. Jung-Institut gegründet. Neben dem C. G. Jung-Institut in München und in Stuttgart ist es eines der drei Institute der Deutschen Gesellschaft für Analytische Psychologie (DGAP). Die DGAP ist Mitglied der Deutschen Gesellschaft für Psychoanalyse, Psychotherapie, Psychosomatik und Tiefenpsychologie (DGPT), des Dachverbandes der unterschiedlichen psychoanalytischen Gesellschaften.[10]

10 https://www.jung-institut-berlin.de/ueber-uns/ und https://www.jungberlin.de/die-gesellschaft/geschichte/

1947 wurde die Ausbildung nach C. G. Jung in Zürich systematisiert (Kirsch, 2000, S. 5) und 1948 wurden das C. G. Jung-Institut in Zürich (»Jung-Universität«) und die Stuttgarter Akademie gegründet. Vorausgegangen war, dass 1943 Dr. Olga von Koenig-Fachsenfeld zusammen mit Marie Laiblin und Jutta von Graevenitz ein Sub-Institut des Deutschen Instituts für Psychologische Forschung und Psychotherapie in Stuttgart aufgebaut hatten, das 1945 von den Alliierten geschlossen und 1948 von Wilhelm Laiblin wieder aufgebaut wurde.[11]

Inzwischen bestehen Jung-Gesellschaften an vielen Orten in Deutschland und Europa. Als Ergänzung zum C. G. Jung-Ausbildungsinstitut in Berlin (innerhalb des Instituts für Psychotherapie e. V., Goerzallee 5 in Berlin) wurde im März 2010 die C. G. Jung-Gesellschaft e. V. mit dem Ziel gegründet, »die Analytische Psychologie Carl Gustav Jungs einem breiten Kreis von Interessenten zugänglich machen. […] Wir verstehen uns als Ergänzung zum C. G. Jung-Institut Berlin und sind verbunden mit der DGAP und der IAAP, d. h. der deutschen und internationalen jungianisch-psychotherapeutischen Fachgesellschaft.«[12]

11 Auf der Homepage des Instituts findet man: »Der Gründungsvorstand des Institutes bestand aus dem Vorsitzenden Dr. Wilhelm Bittner und seinen Stellvertretern Dr. Hermann Gundert und Dr. Felix Schottlaender. In den Dozentenrat wurden Dr. Manfred Breuninger, Dr. Vera Scheffen, Wilhelm Laiblin und Dr. Jutta von Graevenitz gewählt.«

12 https://www.jungberlin.de/die-gesellschaft/

Literatur

Bair, D. (2005). *C. G. Jung. Eine Biographie.* Albrecht Knaus Verlag.
Bennet, E. A. (1963). *C. G. Jung. Einblicke in Leben und Werk.* Rascher.
Dittrich, K. A. (1996). Die ersten Institutionalisierungsbemühungen der deutschen Psychoanalytiker nach dem 2. Weltkrieg in München, Frankfurt und Stuttgart, dargestellt anhand von Dokumenten aus den Jahren 1945 und 1946. *Luzifer-Amor: Zeitschrift zur Geschichte der Psychoanalyse,* 9, 39–67.
Jaffé, A. (1968). *Aus Leben und Werkstatt von C. G. Jung. Parapsychologie, Alchemie, Nationalsozialismus, Erinnerungen aus den letzten Jahrzehnten.* Rascher.
Kirsch, T. B. (2000). *The Jungians. A Comparative and Historical Perspective.* Routledge.
Kirsch, T. B. (2007). *C. G. Jung und seine Nachfolger. Die internationale Entwicklung der Analytischen Psychologie.* Psychosozial-Verlag.
Lockot, R. (1985). *Erinnern und Durcharbeiten. Zur Geschichte der Psychoanalyse und Psychotherapie im Nationalsozialismus.* Fischer. Überarbeitete Neuauflage Psychosozial-Verlag, 2002.
Ludwig-Körner, C. (1998). *Wiederentdeckt. Psychoanalytikerinnen in Berlin.* Psychosozial-Verlag.
Ludwig-Körner, C. (2021). Psychoanalytikerin als Beruf – eine wechselvolle Geschichte. *Forum der Psychoanalyse, 37,* 165–181.
Rasche, J. (2012). *C. G. Jung in den 1930er Jahren. Nicht idealisieren. Aber auch nicht verkleinern. Analytische Psychologie,* 43/168, 222.
Roesler, C. (2010). *Analytische Psychologie heute. Der aktuelle Stand der Forschung zur Psychologie C. G. Jung*s. Karger.
v. Franz, M. L. (1974). *C. G. Jung. Leben Werk und Visionen.* Huber. Neuauflage Königsfurt, 2001.

1 Antonia (Toni) Francesca Sussmann geb. Borchardt

»Urmutter« der Berliner Jungianerinnen und Jungianer und Theodor Däublers Muse[1]

11. Mai 1883 Berlin – 28. Mai 1967 Brighton

Weshalb Toni Sussmann in Vergessenheit geriet, obwohl sie in Berlin die Erste war, die Patient(inn)en im Sinne der Jung'schen Analytischen Psychologie behandelte und seine Lehre an Interessierte weitervermittelte, mögen die Leserinnen und Leser selbst beurteilen. Ihr Leben wurde jedenfalls nicht nur von C. G. Jung, sondern in hohem Maße auch von dem Dichter Theodor Däubler beeinflusst, mit dem sie bis zu dessen Tod verbunden war.

Antonia Francesca Sussmann wurde am 11. Mai 1883 in Berlin als Tochter des zuvor in London ansässigen jüdischen Fabrikanten Meinhardt Borchardt und seiner aus Danzig stammenden Ehefrau Henriette Bernstein geboren. Ihre Eltern hatten in Berlin eine Stroh-, Filzhut- und Federnfabrik, in der ab 1910 Damenhüte und künstliche Blumen hergestellt wurden. Nachdem Meinhardt Borchardt 1915 während einer Zugfahrt plötzlich tot zusammenbrach, führte seine Witwe die Firma bis zu ihrem 74. Lebensjahr allein weiter. Sie verstarb am 9. September 1940 im Jüdischen Krankenhaus in Berlin.

Toni Sussmann muss ein sehr nachdenkliches Kind gewesen sein. In ihren Erinnerungen schreibt sie:

> »Ich *war 5 Jahre* alt. Da hab ich einmal bei Tisch plötzlich ausgerufen: ›Ich möchte blind sein‹. Warum fragte die Mutter entsetzt? ›Weil ich zuviel sehe‹. Ich *sah* einfach, wie sie alle logen, ich schaute durch sie hindurch. Es war fürchterlich.«[2]

---

1 Überarbeitete Fassung des Artikels: Antonia Francesca Sussmann geb. Borchardt, eine vergessene Jungianerin. *Analytische Psychologie, 45*(178), 2014, 422–443. Dank gilt Ulrike Günther geb. Popp für Ihre Mithilfe bei der Recherche vor über 25 Jahren.

2 Aus ihren Erinnerungen, die Toni Sussmann 1940 in Luton Agnes Selo diktierte. (Archiv der Akademie der Künste, Berlin (AdK), 1.17.149, S. 38; Hervorh. i. O. unterstrichen).

Als sie mit neun Jahren begann, ein Tagebuch zu schreiben, reflektierte sie, dass es doch nicht möglich sei, an sich selbst zu schreiben. So entwickelte sie einen Tagebuch-Briefwechsel zwischen einer »Dorothea« und einem »Theodor« – als erahnte sie damals schon ihre spätere Begegnung mit dem Schriftsteller Theodor Däubler. »Ich möchte so leben, dass ich jeden Augenblick sterben kann«, vertraute sie dem Buch an«.[3]

Mit 19 Jahren heiratete Toni Borchardt den vierzehn Jahre älteren Augenarzt Richard Sussmann, der 1892 in Berlin seine Approbation erhalten hatte.[4] Drei Monate nach der Geburt ihrer Tochter Vera Dorothea (geboren am 13. März 1904) erkrankte Toni Sussmann schwer an Tuberkulose in beiden Lungen. Sie durfte sich dem Säugling nicht mehr nähern und musste abstillen. Die Ärzte prognostizierten eine Lebenserwartung von maximal zwei Jahren, doch sie war fest entschlossen zu überleben. Glücklich verheiratet, mit einem kleinen Baby, war es ihr nicht einsichtig, dass sie früh sterben sollte. Unter andauerndem Fieber leidend kam sie in ein Schweizer Sanatorium, wo sie einen *»Heiltraum«* hatte: In ihrem Traum war sie sehr krank und saß in einem Liegestuhl im Sanatorium. Sie sah einen sehr kleinen Vogel, etwa ein Viertel so groß wie ein Spatz, der wunderschön gefärbt war, rot, blau und gelb, ein herrlicher Vogel. Der Vogel schaute sie im Traum an; sie öffnete ihre Bluse, und der Vogel flog hinein und pickte sie zwischen ihre Brüste. Es war sehr schmerzhaft, und sie schrie und erwachte. Sie glaubte, der Vogel habe etwas geöffnet; es war fremdartig, dort gepickt zu werden. Von da an hatte sie kein Fieber und keine Symptome mehr. Sie erklärte den Ärzten, dass sie jetzt gesund sei und nach Hause ginge. In ihrer Wahrnehmung sei ihr Chakra geöffnet worden, und dieses habe die Heilung bewirkt. Toni Sussmann hatte diesen Traum über fünfzig Jahre später ihren Schüler(inne)n während einer Weiterbildung in England als Beispiel für einen Heiltraum erzählt, der auch von Jung veröffentlicht worden sei.[5]

Nach ihrer Genesung war Toni Sussmann vom Wintersemester 1905

3 Diese »Erinnerungen an Theodor Däubler« diktierte Toni Sussmann 1940 in Luton Agnes Selo. Quelle: Archiv der Akademie der Künste, Berlin (1.17.149, S. 38).

4 Er war das jüngste von sechs Kindern und stammte aus Leobschütz, Oberschlesien; sein Vater, Louis Sussmann, war Lederhändler. Wie seine Brüder besuchte er das dortige humanistische Gymnasium und machte mit siebzehn Jahren sein Abitur. Sein Medizinstudium schloss er in München ab.

5 Toni Sussmann. A tribute to Toni Sussmann from some of her students. o. J. S. 43f. (nicht veröffentlicht).

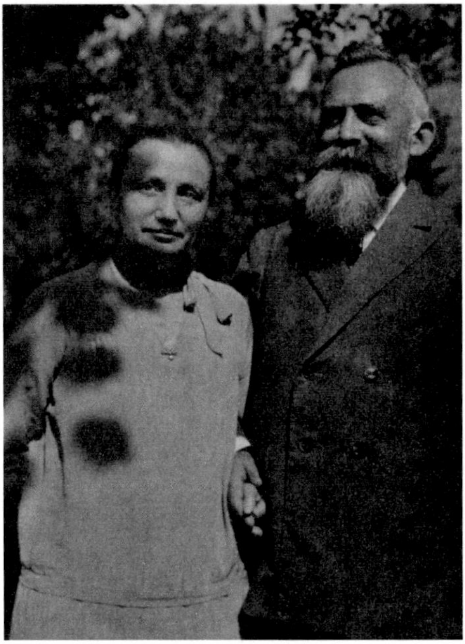

Abb. 1: Das Ehepaar Sussmann
(Foto: AdK, Archiv 652)

bis Sommersemester 1908 Gasthörerin im Studiengebiet Psychologie und Pädagogik an der Königlichen Friedrich-Wilhelm-Universität Berlin. Ohne Abitur, wie fast alle Frauen ihrer Generation, hatte sie nach einem Besuch der Höheren Töchterschule zuvor Seminare des Froebel-Vereins belegt. Es ist anzunehmen, dass sie ihre Gasthörerschaft beenden musste, als im Sommersemester 1908 auch in Berlin Frauen endlich ein Studium erlaubt wurde. In ihrem Erleben scheint es sich jedoch um ein »Vollstudium« gehandelt zu haben.[6]

1911 verlegte Richard Sussmann seine Augenarztpraxis, die sehr gut besucht wurde, einige Häuser weiter von der Berliner Straße 102 zur Hausnummer 130, wo auch die Familie lebte. Richard Sussmann genoss in Berlin einen guten Ruf als Operateur und besaß neben seiner Praxis einen Teil einer Klinik im Westend Berlins. Ehrenamtlich arbeitete er vom 5. September 1917 bis zur Eingemeindung Charlottenburgs in Groß-Berlin im Jahre 1920 in Charlottenburg als Stadtrat. 1920 zog die Familie in eine große Sieben- bis Acht-Zimmer-Wohnung in Berlin-Westend, Linden-Allee 26, dritte Etage, mit Wintergarten. Bald konnte sich die Familie »auch ein kleines Wochenendhaus mit großer, verdeckter Terrasse in einer Siedlung zwischen Werder und Lehnin, Bork-Siedlung, ca. 6000 qm. groß, mit sehr vielem Obst,

6 Im Archiv der Humboldt-Universität gibt es keine Personalakte über sie. Es ist anzunehmen, dass sie als wissenschaftliche Hilfskraft gearbeitet hatte. Nach ihren Angaben hatte sie auch psychologische Studien in Nancy und Metz gemacht (Entschädigungsakte 170165). Recherchen an den Universitäten dort konnten dies nicht belegen; sie wird nicht unter den Studierenden in Metz (von 1900–1920) geführt.

Gemüse und einem Stückchen Wald« leisten. Sie besaßen ein Auto, hatten zwei Hausangestellte und einen Gärtner. »Was wir an Geld erübrigten, legten wir in Büchern und Kunstwerken an; wir hatten eine Bibliothek von ca. 3000 Büchern und an Kunstgegenständen eine Lehmbruck-Büste und Werke von Barlach, Jochen Krasch Skulpturen und andere.«[7]

Arbeit als Therapeutin in Berlin

Als Toni Sussmann zu einem ersten Gespräch mit C.G. Jung nach Küssnacht kam, um als Schülerin der Analytischen Psychologie zu beginnen, war ihr, als sie die Eingangstür durchschreiten wollte, als hielte sie eine Hand zurück, und sie las die Inschrift, die im Stein über der Tür eingraviert war: »Vocatus atque non Vocatus, Deus aderit« (»Gerufen und nicht gerufen, wird Gott gegenwärtig sein«). Dieser Satz wurde zum Zentrum ihres Seins. Später fuhr sie immer wieder zu Jung.[8] Zwei Briefe aus dem Jahr 1931 von Jung an Sussmann zeigen ihr Interesse an seiner Arbeit.[9] Vermutlich war sie die erste jungianische Lehrtherapeutin in Berlin. C.G. Jung bescheinigt ihr am 4. Dezember 1933:

> »Hiermit bestätige ich, dass ich Frau TONI SUSSMANN von Charlottenburg-Berlin schon seit 1916 kenne. Sie hat im Laufe der Jahre mehrfach

7 Angaben von Toni Sussmann, Entschädigungsakte der Entschädigungsbehörde Berlin, Aktz. 170165.

8 Unter anderem war sie im Herbst 1931 zusammen mit Agnes Selo in Küssnacht und auch 1934 mit Franz Grünbaum.

9 »Liebe Frau Sussmann! Meine beste Gratulation zu Ihrem ›Avancement‹! Ich stecke nicht dahinter. Ich habe von diesem Journal auch noch nie etwas gehört. Ich unterstütze Ihre Bemühungen selbstverständlich gerne, soweit dies in meiner Macht steht. Ihre Idee, über die Geschichte der Ya zu schreiben, finde ich sehr gut. Über den Cursus im Herbst ist noch nichts entschieden. Ich muss zuerst ausruhen, bevor ich neue Pläne machen kann. Sobald aber etwas ausgemacht ist, werde ich Ihnen berichten. Mit besten Grüssen Ihr stets ergebener C.G. Jung« (Brief vom 15. Juli 1931). Ein weiterer Brief vom 8. September 1931 von Jung lautet: »Liebe Frau Sussmann! Gegen Übersetzung meiner Schriften ins norwegische habe ich nichts einzuwenden. Ich glaube, es ist noch nichts übersetzt, will mich jedoch erkundigen. Die Warnung könnte sich darauf beziehen, dass ich ins Collective verschmiert werden soll. Bern möchte mir eine Professur abhängen. Ich bin sehr zweifelhaft. Das deutsche Seminar findet statt vom 5ten bis 10ten Oct. in Küssnacht. Sie werden demnächst eine Einladung erhalten. Mit herzlichen Grüssen Ihr stets getreuer C.G. Jung«.

> bei mir gearbeitet und hat sich als eine ebenso tüchtige wie gewissenhafte Therapeutin und Erzieherin erwiesen. Sie ist in meiner Psychologie theoretisch und praktisch völlig ausgebildet und hat gerade der Einführung meiner Psychologie in Deutschland unschätzbare Dienste erwiesen. Sie arbeitet in meinem Namen und Auftrag.«[10]

Toni Sussmann gehörte dem »Psychoanalytischen Club« in Zürich an. Erst ab 1925 begann Jung regelmäßig Seminare abzuhalten, und zwar in englischer Sprache, da viele aus dem Ausland in seiner Methode ausgebildet werden wollten. Von 1928 bis 1939 hielt er regelmäßig jedes Semester ein englischsprachiges Seminar, an dem sowohl Patient(inn)en als auch Auszubildende teilnahmen (Kirsch, 2000, S. 3f.). Nachdem er eine Professur an der Eidgenössischen Technischen Hochschule innehatte, konnten Studierende und andere Interessierte auch in deutscher Sprache eine fundamentale Einführung in seine Theorie erhalten. Die analytische Ausbildung bestand zu der Zeit aus der Teilnahme an Seminaren und einer (damals noch kurzen) eigenen Analyse, die von ihm und Toni Wolff abwechselnd durchgeführt wurde (»Multiple Analyse«), wobei die zu Analysierenden zuerst C. G. Jung und manchmal noch am selben oder darauffolgenden Tag Toni Wolff sahen.[11] Es war zur damaligen Zeit C. G. Jung völlig überlassen, ob er jemandem hinterher in einem Brief bescheinigte, dass sie oder er bei ihm ausgebildet worden war. Manche, die diese Bescheinigung sehnsüchtig erwarteten – zum Beispiel Fanny du Bois-Reymond (Ludwig-Körner, 1998) –, erhielten sie nie, während andere, die gar nicht geplant hatten, Analytikerin oder Analytiker zu werden, damit von ihm überrascht wurden. Manchmal empfahl er Personen an andere Kolleg(inn)en, um weiter ausgebildet zu werden, andere wiederum wurden mit minimaler theoretischer Ausbildung von ihm als Analytikerin oder Analytiker akzeptiert, so etwa Hilde Kirsch. Erst 1947 wurde mit einer systematisierten Ausbildung in Zürich begonnen (Kirsch, 2000, S. 5).

10 Entschädigungsakte 1701655 E5. Vermutlich hatte Toni Sussmann Jung um diese Bestätigung gebeten, nachdem ihr Mann Richard kurzfristig in einem Konzentrationslager inhaftiert war, dann jedoch nochmals freikommen konnte.

11 Toni Wolff kam 1910 als Patientin zu Jung. Er nahm sie, seine Frau Emma und ein Fräulein Moltzer 1911 zum Psychoanalytischen Kongress in Weimar mit. Spätestens ab 1912/13 verband sie eine enge Beziehung, von der alle – auch Emma Jung – wussten und die bis zum Tod von Toni Wolff 1953 hielt. Emma Jung und Toni Wolff arbeiteten zusammen im Analytisch-Psychologischen Club und Toni Wolff soll des Öfteren zum sonntäglichen Mittagessen in der Jung-Familie geweilt haben (Kirsch, 2000, S. 4f., 8).

Bereits 1916 hatte Toni Sussmann die um ein Jahr ältere Milla von Prosch in Analyse genommen, die bis 1920 – sicherlich mit Unterbrechungen – durchgeführt wurde, denn zeitgleich ließ sich Milla von Prosch 1916/1917 auch von Johann Jaroslaw Marcinowski in Sielbeck behandeln (Ludwig-Körner, 2000). Auch die beiden Kinder Milla von Proschs waren eine kurze Zeit bei Toni Sussmann in Behandlung. So erinnert die Tochter Milla von Proschs, dass sie bei Toni Sussmann einen Aufsatz mit dem Thema »Der Unterschied zwischen einem Vogel und einem Hering« schreiben musste, mit dessen Ergebnis Toni Sussmann zufrieden war. Sie erinnert sich auch an deren Mann Richard »mit seinem großen, dunklen Bart und vor allem an den Schäferhund der Familie Sussmann, der Wolfsblut in den Adern hatte und Mäntel von Patienten, die im Flur hingen, zerrissen hatte«[12]. Toni Sussmann unterstützte Milla von Prosch auch bei ihren Überlegungen, ein eigenes Kinderheim in Kallinchen aufzubauen. James Kirsch war in den Jahren 1922 bis 1926 über 300 Stunden bei Toni Sussmann in Lehranalyse (Lammers, 2014, S. 32).

Eine weitere Ausbildungskandidatin von Toni Sussmann war Fanny du Bois-Reymond, die Enkelin von Emil du Bois-Reymond, die sie ab 1935 bis zu ihrer Emigration 1938 behandelte. Toni Sussmann muss eine starke Ausstrahlung auf ihre Patientinnen und Patienten gehabt haben.[13] Auch Fanny du Bois-Reymond sei in ihrer seelischen Entwicklung stark von ihr beeinflusst worden (Ludwig-Körner, 1998, S. 52ff.). Viele weitere Vertreterinnen und Vertreter der Kinder- und Jugendlichenpsychotherapie und/oder der Jung'schen Analyse waren bei Toni Sussmann entweder in Psychotherapie und/oder in Lehranalyse, wobei anzunehmen ist, dass sie auch an den von Sussmann angebotenen Weiterbildungskursen teilnahmen: Hildegard Stackmann ging von 1932 bis 1935 mit Unterbrechungen zu Toni Sussmann in Therapie und von 1935 bis 1936 machte sie bei ihr eine Lehranalyse.[14] Clara Grell, ebenfalls eine Kinder- und Jugendlichenpsychotherapeutin und Mitarbeiterin der Abteilung Erziehungshilfe im Deutschen Institut für Psychologische Forschung und Psychotherapie (Oberborbeck,

12 Milla von Prosch Junior, Brief vom 5. Januar 1999.

13 Dietrich von Sauberzweig, Ronald Hindmarsh, mündliche Gespräche.

14 Hildegard Stackmann war Mitglied der C.G. Jung-Gesellschaft ab 1939 und der DGPT ab 1965, Mitarbeiterin der Abteilung Erziehungshilfe des DI (Oberborbeck, 1995). Sie gehörte auch zu dem Kreis, der von Toni Sussmann bei Einladungen zu Theodor-Däubler-Lesungen bedacht wurde (Archiv der Akademie der Künste, Berlin, 1.17.365).

1995), war von März 1935 bei Toni Sussmann in Psychotherapie (Mitglied im BP und der DGPT ab 1965). Auch die Kinder- und Jugendlichen-Psychotherapeutin Herta Lübbeke, Mitglied der C.G. Jung-Gesellschaft seit 1939, war zuerst bei ihr in psychotherapeutischer Behandlung und von 1930 bis 1935 in Lehranalyse. Hillo Hauck, von Beruf »Gymnastiker«, unterzog sich, nachdem er ab Herbst 1929 zuerst bei Toni Sussmann in Psychotherapie war, später nochmals bei Fanny du Bois-Reymond einer Analyse, wobei er Gustav Heyer anfragte, ob diese Analyse als Lehranalyse angerechnet werden könne (Ludwig-Körner, 1998, S. 55f.). Erika Weymann war ebenfalls bei Toni Sussmann in Lehranalyse und besuchte regelmäßig die Däubler-Abende.[15] Auch die Witwe Dr. rer. pol. Susanne Boie war zuerst bei Toni Sussmann in Psychotherapie, bevor sie dann später zu Lucie Heyer und ab November 1944 zu Ada Müller-Braunschweig in Lehranalyse ging. Weiterhin waren Otto Haendler, der Nervenarzt Dr. Eduard Kretzer (1937–1938), der zuvor von 1934–1937 bei Dr. Grünbaum in Analyse war und 1943 im Krieg fiel, Hans Leers (1935–1937) sowie Eva-Sophie Moritz, Vorstandsmitglied der 1931 gegründeten C.G. Jung-Gesellschaft, bei Toni Sussmann in Lehrtherapie. Frau Moritz war fünf Jahre älter als Toni Sussmann. Die um neun Jahre jüngere Hedwig Hübner war seit 1926 zuerst Patientin und wurde später eine Schülerin von Toni Sussmann. Sie hatte bis zu ihrer Auswanderung Kontakt mit ihr, »der sich auch auf die private Ebene ausdehnte«[16]. Der Individualpsychologie Viktor Emil von Gebsattel (Mitglied der DGPN ab 1965) und die Kinder- und Jugendlichenpsychotherapeutin Helene Wünsche, Mitglied der C.G. Jung-Gesellschaft seit 1939, waren bei Toni Sussmann in Kontrollanalyse (Oberborbeck, 1995).

1931 war in Berlin die erste deutsche C.G. Jung-Gesellschaft gegründet worden. Für die Ausbildung ihrer Schüler und Schülerinnen hatte Toni Sussmann Abendkurse eingerichtet, die mit ca. 30 Personen pro Kursus sehr gut besucht waren. Mitschriften aus einigen ihrer Kurse aus den Jahren

15 Erika Weymann (Mitglied der DGPT ab 1965) arbeitete mindestens seit 1933 selbst als Psychotherapeutin. Bei ihr war unter anderem Hildegard Jetter in den Jahren 1933, 1934, 1936 (jeweils während der Ferien) in Therapie. Jetter war seit 1942 Ausbildungskandidatin am DI und ihre Lehranalytikerinnen waren Helene Wünsche (ab Juli 1942) und Marianne Stark (ab Herbst 1944) (Quelle: Datei des DI).

16 Eidesstattliche Versicherung von Hedwig Hübner vom 6.1.1954, Entschädigungsakte 170165, M 12.

1932 bis 1935, die aus dem Nachlass von Marianne Stark stammen,[17] legen nahe, dass sie damals bereits eine eigene Auffassung vertrat, in der viele Bezüge zum Yoga vorhanden sind, aber auch zu anderen Kulturen. Zwar wird immer wieder auch auf C. G. Jung Bezug genommen, aber auch unter anderem auf Werner Achelis, Theodor Däubler, Dante, Goethe, Nietzsche, Kierkegaard, Hegel, Kant, Buber oder Rilke. Die Kurse scheinen so aufgebaut gewesen zu sein, dass in jeder der meist vierzehntägig stattfindenden Sitzungen ein Schwerpunktthema behandelt wurde. Toni Sussmann brachte Bilder oder Träume von Patient(inn)en oder ihr bekannten Personen mit und bearbeitete gemeinsam mit den Kursteilnehmenden eine Fragestellung. Am Ende jeder Sitzung wurde eine Aufgabe zu einem Thema verteilt, zum Beispiel »Sinn und Erlebnis des Wortes« (28. April 1933), zu dem die Teilnehmenden ihre Gedanken, Bilder, Träume Toni Sussmann vorher schriftlich zuschicken sollten. Aus den Beiträgen ergaben sich wieder neue Themen. Toni Sussmann behandelte also keine eindeutig festgelegten thematischen Bereiche, sondern nahm Anstöße aus der Gruppe auf, um neue Themen zu bearbeiten.

Da es sich um Mitschriften handelt, bei denen unklar bleibt, ob sie ausschließlich aus der Feder Marianne Starcks stammen oder auch von anderen, kann natürlich nur bedingt auf die Seminarinhalte rückgeschlossen werden. Scheinbar völlig unabhängig von der politischen Außenrealität wurden Themen behandelt, die den Eindruck erwecken, als seien diese Seminare innerpsychische Inseln, als gebe es keinerlei Bezüge zu dem zunehmenden Druck des nationalsozialistischen Regimes. Geht man jedoch von einer innerpsychischen Einheit aus, so gibt es thematische Zusammenhänge. So lautet der Titel eines Kursabends: »Durch Politik zur Freiheit, durch Politik zum Ziel«. Bei anderen Sitzungen wurden die Themen des »Weges« und der »Brücke« behandelt.

Am 11. April 1935 scheint der letzte der Kursabende stattgefunden zu haben, bei dem die Anima-Entwicklung thematisch beendet wurde. Toni Sussmann schloss den Kurs mit Worten von Rilke und Däubler:

---

17 Dank gilt Prof. Dr. Eva Jaeggi, von der ich die Materialien bekam. Erhalten ist nur der zweite Teil der Kursprotokolle aus den Jahren 1933 bis 1935, ab dem achten Kursabend, mit einigen Lücken. Begonnen hatte der Kursus bereits 1932. Die Protokolle erwecken den Eindruck, von verschiedenen Personen angefertigt worden zu sein, da sie in der Form und vom Schrifttypus sowie der Sprachwahl sehr unterschiedlich sind. Die Termine werden oft von einer Sitzung zur nächsten festgelegt, scheinen also nicht vorher bekannt gewesen zu sein.

> »Ich bete innerst und in der Seele, Erlaube mir, ein trautes Lied zu singen.« [...] »So den Tag gestalten, von diesem Innersten aus, immer ist es dieses etwas im Mann, oder in der Frau, das führen sollte und sich rächt, wenn es nicht zur Führung gelangt.«[18]

Beide Sussmanns hatten eine gut gehende Praxis, aber das Leben wurde aufgrund der NS-Gesetze für sie zunehmend schwieriger.[19] Toni Sussmann musste erleben, dass sie an einem Däubler-Abend nicht teilnehmen durfte, da sie Jüdin war. 1935 zogen sie innerhalb Berlin-Charlottenburgs von der Linden-Allee 26 in die Hessenallee 6 um und ab Oktober 1937 in die Soorstraße 6. Richard Sussmann wurde gezwungen, seine Augenarztpraxis in Berlin aufzugeben. Er war als »Volljude« kurze Zeit in einem Konzentrationslager inhaftiert worden, aus dem er nochmals befreit werden konnte. Im Februar 1938 emigrierte Toni Sussmann nach London, und ihr Mann folgte am 17. August 1938. Sein Bruder Felix Sussmann wurde mit seiner Frau und Tochter im Oktober 1942 deportiert. In den Akten des Amtsgerichts Charlottenburg wurde er mit Wirkung vom 30. November 1942 für tot erklärt.[20]

»Ein Mythos zu zweit«[21] – Toni Sussmann und Theodor Däubler (1876–1934)

Toni Sussmanns Leben wurde nicht nur von C. G. Jung, sondern im hohen Maße von dem Dichter Theodor Däubler beeinflusst.

---

18 Mitschriften Unterlagen Marianne Stark, S. 1f.

19 Hans Blüher schätzte das monatliche Einkommen der beiden damals zwischen 1.500 und 2.000 RM ein. Toni Sussmann hatte Dr. Hans Blüher (Berliner Straße 53 in Berlin-Hermsdorf) und den Bürgermeister Arlbert Horlitz aus Berlin-Grunewald als Zeugen für Wiedergutmachungsansprüche genannt (Brief von Blüher vom 29. Oktober 1954, Entschädigungsakte 170165). Toni Sussmann gibt in ihrem eigenen Schreiben vom 16. Februar 1954 an die Wiedergutmachungsbehörde an, dass ihr verstorbener Mann aus seiner Praxis ein bedeutendes Einkommen bezog, das sie auf mehr als 2.000 RM monatlich schätzte.

20 Akte des OFP Berlin, Aktz. 05205-31/17264 (Sussmann, Felix). Er besaß ein Grundstück in Berlin N, Stubbenkammerstraße 11 und 12 (Amtsgericht Charlottenburg 14 II 294/47, dort Schreibung Suessmann Felix).

21 Zitat aus Toni Sussmanns Erinnerungen an Däubler (AdK, 1.17.149, S. 68).

Mit 34 Jahren hatte Theodor Däubler 1910 sein mehrbändiges Epos *Nordlicht* geschrieben, in dem er mit über 30.000 Versen eine lyrisch-epische Privatkosmologie schuf. Ebenso üppig wie dieses Werk, aber auch wie die Vielzahl seiner Schriften, war er von Gestalt. Er regte viele seiner Zeitgenossen zu Gemälden, Karikaturen und Plastiken an und gehörte in den zwanziger und dreißiger Jahren zur Künstlerszene Berlins. Von Ernst Barlach gibt es allein 46 Kunstwerke, die Theodor Däubler zum Thema haben. Außerdem entwarf Barlach in dem Romanfragment *Seespeck* ein Portrait Däublers.

Däubler führte zeitlebens ein sehr unstetes Leben. Wie getrieben hielt es ihn höchstens ein paar Jahre an einem Ort, meist nur wenige Monate. Er liebte die südlichen Länder, Italien, Frankreich, Griechenland. Vermutlich reiste er aber auch so viel, da er immer unter Geldmangel litt und als Reisegefährte von Mäzenen und Mäzeninnen seinen Lebensunterhalt bezahlt bekam. Freundinnen und Freunde versuchten immer wieder, Theodor Däubler Preise und Stiftungsgelder zukommen zu lassen, um ihn aus seinen permanenten Geldnöten zu befreien.

Toni Sussmann sah Theodor Däubler vermutlich 1916 erstmals im Deutschen Theater in Berlin.

> »Ich sah eine mächtige Gestalt mit schneeweißem Gesicht und damals noch blauschwarzem Haar und Bart. Wie der fliegende Holländer sah er aus. Da stand er auf, aus der ersten Reihe, bevor die Vorstellung begann und blickte sich um. Dieser Blick des einsamsten Menschen, der Menschen sucht. Dieser Blick traf mich ins Innerste.«[22]

Um ihn kennen zu lernen, wandte sie sich an den Schriftsteller Hans Blüher, mit dem sie seit 1915 befreundet war.[23]

> »›Hans kannst Du mich nicht heute in die Oper begleiten? Da ist immer ein Mann; er hilft mir in den Mantel, er geht hinter mir die Treppe hinunter, er folgt mir. Ich möchte, dass du mich mit ihm bekannt machst.‹ H. B. fragte ›Wie sieht er aus?‹ ›So und so.‹ ›Das ist T. D., dessen Werk auf deinem Schreibtisch steht. Du weisst, du kannst von mir als Freund alles fordern, was du willst. Dies nicht. Zu diesem Schicksal gebe ich

22 AdK, 1.17.149, S. 42, 2a.

23 Die Freundschaft hielt bis zu ihrem Lebensende (s. Blühers Brief vom 29. Oktober 1954).

> nicht die Hand. Das ist zu schwer für dich.‹ Es war nach dem Konzert. Wieder ging D. hinter mir. Ich drehte mich auf halber Treppe fragend um: ›T.D.?‹ Er sagte ›T.S.?‹ Und so geschah es. [...] Nach dieser ersten Begegnung, sofort am selben Abend, bevor er überhaupt wußte, was wird, hat D. seiner Freundin abgeschrieben. Er schrieb von dieser entscheidenden, *schicksalsschweren* Begegnung.[24] ›Ich weiss noch, wie Theo das erstemal ins Zimmer kam. Der erste Tag nach der ersten Begegnung. Wir waren in meinem winzigen Zimmerchen zusammen, haben nicht viel Wesentliches gesprochen. Däubler hat nur sehr intensiv geschaut. Abends 10 1/2 Uhr kamen Hans Blüher und ein bis zwei Leute. Vollmond schien ins Zimmer. Däubler sprach vom Mond. Er erzählte mir von der ›Silbernen Sichel‹. Ich kannte das ›Nordlicht‹ und nicht die ›Silberne Sichel‹. Da sagte jemand im Kreis zu mir: ›Sie sind ja das Mondhafte, der Mond‹. Mit einer Leidenschaft fuhr ich den Betreffenden an: ›Um des Himmels Willen, ich bin nicht Mond, ich bin Erde. Mich mondhaft anzusprechen! (Ein ungeheuer starker Gegensatz). Ich sehe D. noch da sitzen und mit einer Zartheit auf meine ausbrechende Leidenschaft lauschen, die mich noch nachträglich sehr erschütterte (Auf dieses Gespräch hin hat mir Theo die silberne Sichel mit der Inschrift geschickt).‹[25] ›Nach diesem ersten Besuch, wobei wir kaum sprachen, erhielt ich am nächsten Morgen diese Zeilen: ›Unbrechbar der Deine. Theo.‹ Das Wort ›unbrechbar‹ war unser Leuchter durch die ganze Zeit. In D's Leben stand ich an erster Stelle. (Richard hat das anerkannt).«[26]

Sie erinnert, wie sie den ersten Brief von Theodor Däubler erhielt: »Ich weiss noch, ich war zum Schlittschuhlaufen verabredet. Auf dem Wege zur U-Bahn übergab mir der Briefträger den Brief«. Sie sagte ihre Verabredung ab und ging alleine in den Wald. »Als ich dann nach Stunden nach Hause kam, hatte ich das Gefühl, nicht Stunden, sondern Jahre waren inzwischen vergangen. [...] Sehr oft kam ein *Brief*, den auch jeder andere geschrieben haben könnte. Bis dann mittendrin das *eine* Wort stand.«[27]

---

24 AdK, 1.17.149 S. 43, 2b.

25 1915 erschien bei Jakob Hegner in Hellerau bei Dresden Däublers einzige Sammlung kürzerer lyrischer Gedichte *Der sternhelle Weg*. Im Herbst 1915 schrieb er auf Hiddensee an seinem zweiten Prosaband *Mit silberner Sichel*.

26 AdK, 1.17.149, S. 44; Hervorh. i. O. unterstrichen.

27 Diktiert von Toni Sussmann am 14. Februar 1940 in London-Luton (AdK, 1.17.146, S. 46; Hervorh. i. O. unterstrichen).

Die Art der Beziehung zwischen Toni Sussmann und Theodor Däubler bleibt widersprüchlich und uneindeutig. Dies entspricht dem Bestreben von Toni Sussmann.

> »D. hat mir nicht nur einmal, sondern auch in Gegenwart mehrerer Menschen, in sehr ernstem Gespräch gesagt, dass wir beide eines Tages Mythos sein werden. Z. B. sagte Toni: ›Theolein, das können *wir* uns nicht leisten.‹ D. darauf: ›Toni, du hast recht, wir dürfen nicht vergessen, dass wir eines Tages Mythos sein werden.‹ (Wie Dante-Beatrice, wie Michelangelo-Vittoria). Toni: ›Theolein, das weiss ich von der ersten Begegnung an.‹ – Das ist auch der Grund, warum ich soviele Privatsachen zerreisse. Denn jede Privatsache verhindert auf Jahre hinaus den Mythos.«
>
> »Alle persönlichen Briefe sind vernichtet. Sie waren klar und eindeutig. [...] ›Es gibt keine Trennung und keine Zeit‹. Alles andere war gleichgültig.«[28]

Es bleiben Vermutungen, was Richard Sussmann bewog, sich in diese Konstellation zu fügen. Es gibt eine Aussage von Richard Sussmann: »Ja, ich bin der Page meiner Frau«, die sich vermutlich auf diese Freundschaft bezieht.[29] Vielleicht war es auch die innere Verbundenheit mit dem Dichter, denn Richard Sussmann dichtete selbst. Im April 1932 schrieb Theodor Däubler in sein Tagebuch:

> »Ich bin sinnlich, die Erotik ist bei mir aber sehr übergeschlechtlich, ja außergeschlechtlich. Liebeserlebnisse hatte ich kaum. Ich habe geliebt, doch unglücklich; ich wurde geliebt, aber unglücklich. Unselig mehr als einmal. Das bisschen, was mir zukam, ward herumgetragen, gegen mich ausgemünzt. Aber ich bleibe sehr genussfähig« (zit. nach Kemp, 1984, S. 50f.).

Sicherlich war Toni Sussmann Däublers Anima bzw. er ihr Animus. Hellseherisch fast ist der Satz aus einem Brief von Däubler, den er 1926 von Capri aus schrieb: »Toni schreib mir doch mal einen Liebesbrief. Machs doch den späteren Studenten nicht so schwer. Gib Ihnen doch etwas Handfestes.« Das Handfeste ist jedoch nicht überliefert.

28 AdK, 1.17.149, S. 44; Hervorh. i. O. unterstrichen.
29 AdK, 1.17.149, S. 138.

»Das Geheimnis, das uns bis zum letzten Atemzug zutiefst verband, – und nichts mit einer sogenannten Quatsch-Liebesgeschichte zu tun hatte. Es war tausendmal mehr.«[30]

»Gottlob war ich, Toni, nie verliebt in Theo. Ein Glück, das ich das nie war. Es hätte auch dem Werk viel genommen.«[31]

Sie sieht sich als die Erde, auf der er steht. »Er hätte den Boden unter den Füssen verloren, wäre wahnsinnig geworden. Das ist die Gefahr gewesen.« [...] »Ein dünner Seidenfaden hält mich noch an diesem Leben. Du hältst ihn um Deinen kleinen Finger gewickelt«, schrieb er in einem Brief an sie.[32] Die Jahre 1919 und 1920 waren für Toni Sussmann, wie sie schrieb, eine sehr schöne und sehr schwere Zeit.

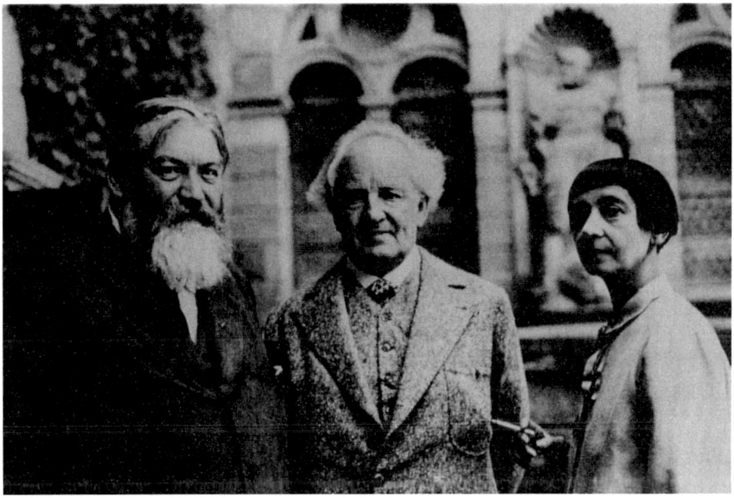

Abb. 2: Theodor Däubler, Gerhard Hauptmann, Toni Sussmann (Foto: AdK, Archiv 611)

»Es wurde viel gearbeitet. Um zu leben und zu halten und nie zu zerstören – dazu gehörte ein Kraftaufwand, der unvorstellbar war. Und alles wurde echt

30 AdK, 1.17.149, S. 50, 2c.

31 AdK, 1.17.149, S. 67, 3a.

32 AdK, 1.17.149, S. 58, 2d und 2c.

und wahr gelebt. Man bedenke: Krieg, zwei Haushalte,[33] der Beruf. Dann wurde Däubler krank, Gürtelrose. Danach Richard. Die Hauptsache, daß nichts dabei kaputt gehen durfte.«[34]

Toni Sussmann meinte über sich selbst:

»Wenn ich gefragt würde, was ich im Leben geleistet habe? Nicht viel. Aber wenigstens, daß *Richard* an dieser Tatsache ›Theo‹ nicht zugrunde gegangen ist, sondern erwacht ist. Richard hat immer das Persönliche tragen helfen, mit unendlich Verständnis.«[35]

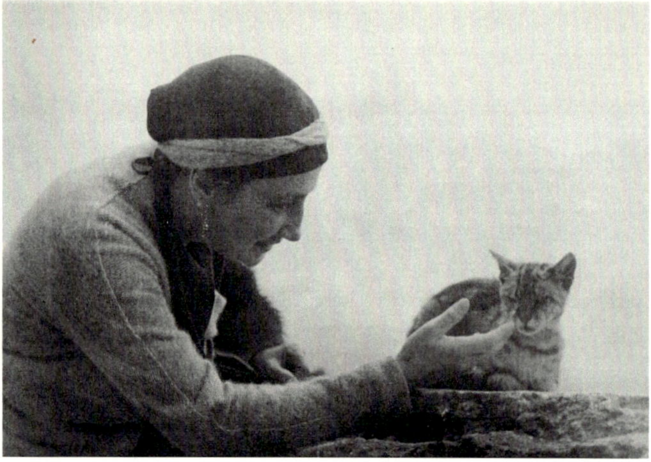

Abb. 3: Toni Sussmann (Foto: AdK, Archiv 611)

Nachdem Däubler, der sich zwischen 1921 und 1926 ausschließlich in Griechenland aufgehalten hatte, wieder nach Berlin kam, richteten die Sussmanns einen großen Presseempfang für ihn aus, bei dem sie ihn erstmals in der Öffentlichkeit mit »Du« anredete. Sie genoss es, mit Däubler in der Öffentlichkeit aufzutreten. Oft habe sie zu hören bekommen: »Da kommen die Geistesaristokraten.«[36]

33 Sie meinte damit vermutlich die Wohnung in Berlin und ihr Ferienhaus in Bork.

34 AdK, 1.17.149, S. 42, 2.

35 AdK, 1.17.146, S. 77; Hervorh. i. O. unterstrichen.

36 AdK, 1.17.146, S. 5f.

Weihnachten 1929 verbrachte Däubler bei Sussmanns. Toni Sussmann hatte inzwischen erkennen müssen, dass Däubler einige seiner Werke von Freunden hatte schreiben lassen.

> »Warum das alles? Warum dieser Betrug? Wie das verständlich machen? Es ist umso schwerer zu verstehn, weil Däubler selbst allen andern eine Erklärung aufdrängt, die durchaus missverständlich ist. Er will, man solle glauben, er habe aus äusserster Not seine Hand zu solchen Fälschungen hergegeben, weil ›der Deutsche den Dichter verhungern läßt‹. Not liegt nicht vor. Däubler bestätigte es mir. Warum also diese Machenschaften, die seinen Namen und ihn schädigen? Die Erklärung dafür: Man läßt ihn tatsächlich verhungern. Nicht leiblich, aber geistig. Man gibt ihm nichts zurück, für all das, was er gibt und gegeben hat. (...) Er fühlt sich allein, ohnmächtig, um sein Bestes gebracht. Da kehrt sich Liebe in Hass, er hasst sich selbst und wird elend und krank« (Sussmann, 1943, S. 33f.).

So sind die vielen Einladungen zu Lesungen im Hause Sussmanns vielleicht auch als Unterstützung zu verstehen, ihn weiter einem Publikum bekannt zu machen. Zu denjenigen, die bei den von Sussmanns organisierten Abenden anwesend waren, gehörten unter anderem die Jungianerinnen und Jungianer James Kirsch, Erika Weymann, Marianne Stark, Dr. Franz Grünbaum (und Lucie Grünbaum), Hilde Stackmann (und ihr Mann Erich Karl Stackmann), Hedwig Hübner und Ilse Delius.[37]

Toni Sussmann schien ihre Sprechstunden ganz danach auszurichten, wann Däubler Zeit für sie hatte. Ihr lang gehegter Wunsch, ihn auf einer seiner vielen Reisen zu begleiten, wurde im März 1931 endlich umgesetzt, nachdem viele Vorhaben entweder an der Ambivalenz seitens Däublers oder den dann immer eintretenden Erkrankungen ihres Mannes scheiterten.

---

37 Weitere Teilnehmer(innen) waren unter anderem Lilli Blumenfeld, H. und Erni v. Dincklage, Hildegard und Friedrich Neumann, Margarethe Schulze, Lotte Damerau, Johanna Michaelis, Ilse Herzfeld, Auguste Schmidt, Friedrich Mattenklott, Elisabeth Bredint, Lili Aschaffenburg, Elisabeth von Keyt, Margarethe Schütze, Elke Damerau, Lili Aschaffenburg, Lucie Brinkmann, Else Herzfeld, Fr. E. Riecke, Dr. Schmitz und Fr. Schmitz, Hans Lubig, Arnold Schlesinger, Alfred Wollschläger, Dr. Norbert Boeder, Agnes Selo, mit der Däubler und Sussmanns befreundet waren, sowie Edith Bell, Theodor Däublers Schwester.

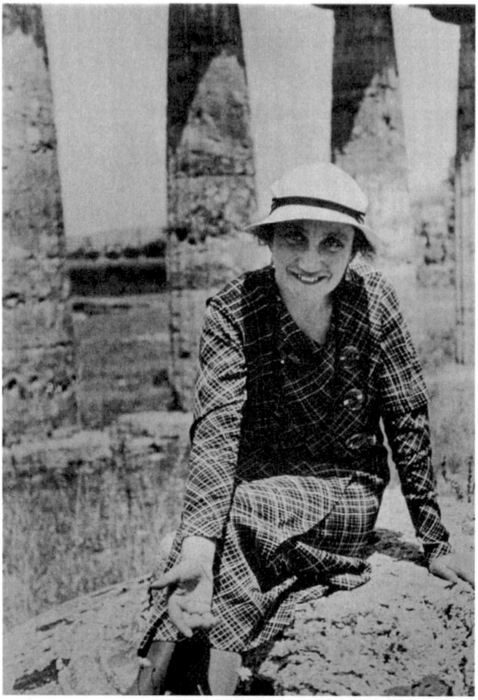

Abb. 4: Toni Sussmann 1931 während ihrer Reise mit Theodor Däubler (AdK, Archiv 611)

Abb. 5: Theodor Däubler und Toni Sussmann 1931 (AdK, Archiv 611)

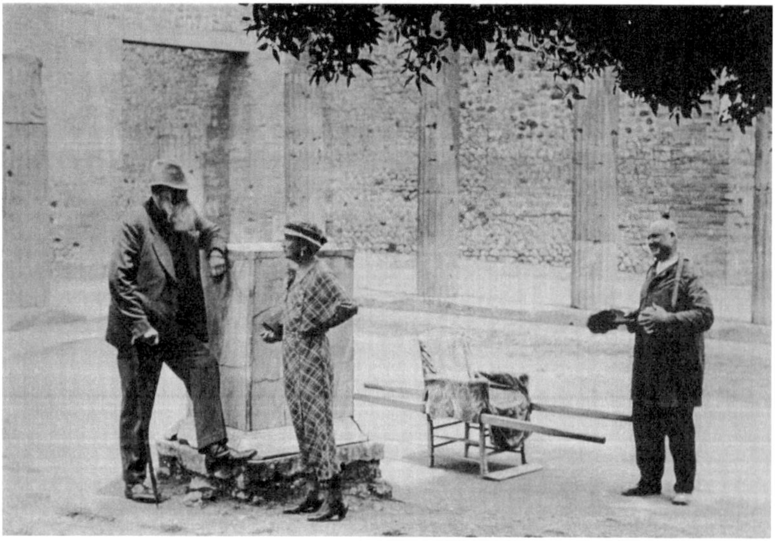

»Lungenentzündung (rein psychologisch)«, diagnostizierte sie die Erkrankung ihres Mannes. »Vor der *gemeinsamen* Reise hatte Däubler Angst, dass Toni auf der Reise sterben würde, an Typhus, Ruhr usw. wegen Klima, Bergsteigen, Reisen über den Parnass etc., schrieb sie in ihren Aufzeichnungen.«[38]

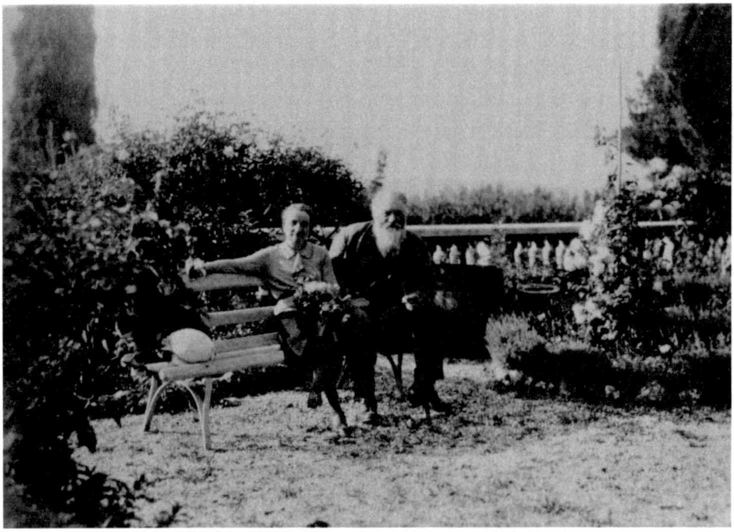

Abb. 6: Toni Sussmann und Theodor Däubler auf einer Bank

Ende des Jahres wurde die Lungenkrankheit Theodor Däublers diagnostiziert, verschiedene Kuraufenthalte folgen, die er unterbrach, um am 14. April 1932 die Verleihung der Goethe-Medaille entgegenzunehmen und um im Mai am PEN-Kongress in Budapest teilzunehmen, nachdem er im April nochmals zum Präsidenten der deutschen Sektion des PEN-Clubs gewählt worden war. Ab Anfang August 1933 weilte er im Sanatorium St. Blasien; die Kosten trug Toni Sussmann. Anfang April 1934 verlobte sich Sussmanns einzige Tochter. Kurz darauf, im Mai, fuhr sie nochmals zu Däubler in das Sanatorium und von dort mit Franz Grünbaum »zu Jung und als Gegengewicht zu St. Blasien dann nach Paris«. Begleitet von Franz Grünbaum, Toni Sussmann und seiner Schwester Edith starb Däubler am 14. Juni 1934 in St. Blasien. Es wurde eine Totenmaske von ihm an-

38 AdK, 1.17.146 S. 4 und S. 7; Hervorh. i. O. unterstrichen.

gefertigt, die später von Barlach in Erz gegossen wurde. Theodor Däubler wurde auf dem Waldfriedhof in der Heerstraße, Berlin, begraben, wie er es sich gewünscht hatte.[39]

> »Das Grab an seiner Seite hat er als mein Grab bestimmt. Da es mir peinlich war, einen Fremden an Däubler's Seite im Grabe zu wissen, fragte ich Theo's Schwester Edith B., ob sie gewillt wäre, ihre Grabstelle auf einem anderen Friedhof aufzugeben und das Nebengrab an Däubler's Seite zu übernehmen. Sie willigte ein. So kauften wir nun vier Grabstellen für: Richard Sussmann, Toni Sussmann, Theodor Däubler und Edith B. Das sollte ein kleiner Garten werden. Im Sinne Däubler's ein Garten für uns alle« (Sussmann, 1943, S. 11f.).

Toni Sussmann soll bei ihrer Emigration viele Koffer mit Manuskripten und Werken von Theodor Däubler nach England mitgenommen und die Ausfuhr persönlicher Wertgegenstände vernachlässigt haben, so wichtig war ihr Däublers Werk. Nach ihrer Emigration bemühte sie sich von England aus um die Werke Däublers. Über Alfred Döblin, der Däubler gut kannte, kamen diese Unterlagen 1964 an die Stiftung Akademie der Künste in Berlin.[40]

Emigration und Arbeit in London

Noch von Deutschland aus besorgte sich Toni Sussmann verschiedene fachliche Bescheinigungen, um in London weiter arbeiten zu können. Das Ehepaar Sussmann wurde vom Earl of Sandwich unterstützt und siedelte sich in London in Golders Green Gloucester Place 91 an.

Es war sicherlich nicht leicht für sie, sich als 55-Jährige eine neue Existenz in einem fremden Land aufzubauen, obwohl sie es vor sich selbst auch abwehrte.

> »Weil ich meiner Sache so sicher bin, so sicher sehe ich, was in hundert Jahren sein wird. Deshalb sitze ich hier so vergnügt und unbekannt in dem kleinen

39 Seine Schwester, Elisabeth Bell geb. Däubler, hatte Toni Sussmann eine Vollmacht gegeben, die Beerdigung von Theodor Däubler auszurichten.

40 Weitere Bestände sind im deutschen Literaturarchiv Marbach und in weiteren privaten Sammlungen.

Haus in England, und amüsiere mich, wenn ich bei irgendjemand Visiten machen muss, – ich – um vielleicht einen Patienten zu bekommen, dem ich das Leibweh, psychologisch genommen, wegzukurieren habe. Das interessiert mich im Grunde gar nicht. Im Grunde bin ich ganz woanders. Und gerade deshalb – geschehen diese Heilungen hier noch schneller als in Deutschland.«[41]

Dr. Gillespie vom Guy's Hospital London und Dr. J. Bendit, Arzt an der Tavistock-Klinik, bestätigten Toni Sussmann im Januar 1938, dass sie eine sehr gut ausgebildete Kollegin sei, die sicherlich innerhalb kürzester Zeit ihre Englischkenntnisse so gut verbessern würde, dass sie ohne Schwierigkeiten praktizieren könne. Sie würden sehr gerne mit ihr zusammenarbeiten.[42] Im Januar 1938 erhielt sie eine »gutachterliche Aussage« eines ihrer früheren Kontrollanalysanden in Berlin, des Facharztes für Psychiatrie und Nervenheilkunde Freiherr von Gebsattel:

»Frau Toni Sussmann ist mir seit 14 Jahren bekannt. Sie hat eine große Zahl von nervenleidenden Patienten und problematischen Persönlichkeiten in geradezu hervorragender und einzigartiger Weise behandelt und sie teils zur Gesundheit, teils neuen, produktiven Leistungen entgegengeführt. Sie ist eine ausgezeichnete Psychologin, mit tiefgründigen Kenntnissen und einer außergewöhnlichen Fähigkeit, die schlafenden Kräfte im Menschen zu wecken und sie in Leistungen zu überführen. Sie hat alle psychoanalytischen Schulen, insbesondere die von Professor Jung durchstudiert und erprobt und eine eigene, selbständige Methode entwickelt, deren ausgezeichneten Erfolge ich bei vielen Patienten zu beobachten Gelegenheit hatte. Dr. E. Freiherr v. Gebsattel, Chefarzt des Sanatoriums Schloss Fürstenberg«[43]

Am 18. Juli 1942 schrieb ihr C. G. Jung nochmals eine Bescheinigung:

»I herewith certify that Mrs. Toni Sussmann is a native of Berlin, where her family had immigrated from England. Her ancestors have lived for 220 years

---

41 Diktat Toni Sussmann vom Frühjahr 1940, S. 65.

42 »Mrs. Toni Sussmann brings with her high recommendations from some of the best known psychologists in Germany and Switzerland, who speak very highly of her work, I am of opinion that her work should prove of value to many and I should myself value the opportunity of collaboration with her, in view of her special knowledge and approach to the subject« (Dr. L. J. Bendit, 26. Januar 1938; Entschädigungsakte 170165 E5).

43 Entschädigungsakte 1701655 E6.

> in London before her father emigrated to Germany. Mrs. Sussmann has studied medicine for 2 years and philosophy and psychology for 3 years at the University of Berlin. She is a pupil of Professores Stumpf, Lewandowsky, Wertheimer and Köhler. She has spent 2 years at the Institute for Psychology of the University of Berlin as voluntary assistant. After 1916 she has also worked and studied for several years with myself in Zürich, where she has been trained as a practical psychologist. In the least 12 years she also acquired extensive knowledge of Eastern (Indian) philosophy. In 1933 [sic] she has given up her large psychological practice in Berlin and has settled in London, where she obtained a permit to live and work permanently. There she was the collaborator of Dr. Lawrence Bendit, specialist for psychotherapy. Her husband is a doctor. She has published a series of psychological papers and has delivered many courses on practical psychology. I can recommend Mrs. Sussmann as a conscientious and efficient psychologist.«[44]

Inwieweit Toni Sussmann Kontakt zu den Jungianer(inne)n in London aufnahm, ist bisher ungeklärt. 1935 waren Peter Baynes, Culver Barker, Michael Fordham, Helen Shaw und eine Laienanalytikerin Elsie Backinsale in London; 1936 wurde innerhalb des Analytischen Psychologischen Clubs eine Medizinische Gesellschaft gegründet, und die Laienanalytiker(innen) bildeten ihren eigenen Zirkel. Nach kurzer Zeit schlossen sie sich mit den medizinischen Kolleg(inn)en zusammen, um die Gesellschaft der »praktizierenden Analytiker« zu gründen. Ab 1939 wurden Standards für die Ausbildung von der Medical Society of Analysts formuliert (Kirsch, 2000, S. 40f.). Thomas Kirsch, dessen Vater James Kirsch bei Toni Sussmann in Analyse war, erwähnt sie in seinem Buch *The Jungians* (2000) nicht, sondern nur Gerhard und Hella Adler und Erna Rosenbaum, die ebenfalls noch nach London emigrieren konnten. Erst im Briefwechsel zwischen C.G. Jung und James Kirsch (Lammers, 2014) taucht ihr Name auf. In den *James Kirsch Papers* der Library of Congress[45] findet man den Hinweis, dass James in den späten 1920er Jahren bei Toni Sussmann in Analyse war und später zu C.G. Jung und Toni Wolff nach Zürich ging.[46] 1933 flüch-

44 Entschädigungsakte 1701655 E9.

45 Library of Congress Manuscript Division Washington, D.C. (http://hdl.loc.gov/loc.mss/eadmss.ms016049)

46 James Kirsch wurde 1901 in Guatemala als Sohn einer jüdischen Kaufmannsfamilie geboren, die 1907 nach Berlin zurückkehrte. Nach Abschluss seines Medizinstudiums in

tete er nach Palästina, lebte dann von 1935 bis 1940 in London und ist dort sicherlich Toni Sussmann wieder begegnet.

Es scheint so, dass Toni Sussmann später nicht mehr zum engeren jungianischen Kreis gezählt wurde, obwohl sie weiter ausbildete und nach ihren eigenen Angaben Vorträge in Berlin, Jerusalem, Athen, Istanbul und London hielt. Dem Briefwechsel Jung/Kirsch ist zu entnehmen, dass sich Jung ab den 1940er Jahren nicht mehr für Sussmann erwärmen konnte, weil sie sich zu sehr für fernöstliche Atemtechniken interessierte, was Jung als einen schädigenden Einfluss für den westlichen Menschen ansah.

Anna Maria Jokl erzählt in ihrem Buch *Die Reise nach London* (1999)[47], wie man ihr, die von Toni Sussmann ausgebildet worden war, in Zürich begegnete. Sie konnte 1939 kurz vor Ausbruch des Zweiten Weltkriegs noch aus der Tschechoslowakei nach England entkommen. In einer öffentlichen Bücherei fiel ihr 1946 das Buch einer Oxford-Professorin über west-östliche Psychologie in die Hände. Über umständliche Recherchen erfuhr sie von dieser Professorin, wer in London mehr darüber wisse, und ihr wurde Toni Sussmann empfohlen. Bereits beim zweiten Treffen mit Toni Sussmann schlug diese ihr vor, sich von ihr zur Therapeutin ausbilden zu lassen. Innerhalb von 24 Stunden entschied sie sich dazu, ohne zu bedenken, wie sie alles finanzieren konnte. Toni Sussmann nahm kein Honorar für die zweistündige Lehranalyse, die über zwei Jahre ging (Jokl, 1999, S. 53) – in der Hoffnung, wie Jokl meinte, eine geeignete Kandidatin gefunden zu haben (ebd., S. 38). Sie schilderte Toni Sussmann als »eine bachstelzenhafte, kleine, ältere Dame mit grauem Knoten und wasserklaren blauen Augen, von einer natürlichen Authentizität, die ihre Kleinheit erst später realisieren ließ« (ebd., S. 53f.).

Anna Maria Jokl fuhr 1947 zusammen mit einer weiteren Kandidatin namens Helen[48], die ebenfalls bei Toni Sussmann ausgebildet worden

Heidelberg arbeitete er ab 1922 in Berlin als Psychiater. Von 1941 bis zu seinem Tod 1949 praktizierte er in Los Angeles.

47 Auf das Buch Anna Maria Jokls machte mich dankenswerterweise Anne Springer aufmerksam.

48 »Helen, eine Witwe Anfang Vierzig aus der konservativen upper middle class, doch ohne deren Snobismus oder Beschränktheit, war eine kultivierte, heitere und reife Frau. Wir harmonierten ausgezeichnet trotz so unterschiedlichen Herkommens; verbrachten die drei oder vier Monate in Zürich im tagtäglichen Beisammensein und halfen uns gegenseitig, den Schocks der dortigen Realität zu begegnen. Denn wir waren mit hohen Erwartungen, vor allem, was das menschliche Niveau betraf, in die Züricher Gralsburg

war, auf Empfehlung Sussmanns kurz nach der Gründung des »Instituts für Komplexe Tiefenpsychologie« nach Zürich, um am ersten Semester dort teilzunehmen und um dort ein Diplom zu erwerben. Ungefähr siebzehn oder achtzehn Teilnehmer(innen) hatten sich teils aus England oder Amerika zu dem Seminar angemeldet. Nach Ansicht Jokls habe Toni Sussmann auch unbedingt gewollt, dass Jung sie kennenlernte. Sie wäre eine der Ersten gewesen, die in Zürich das neu eingeführte analytische Examen gemacht hätten; doch sie erinnert sich, dass Toni Wolff der 36-jährigen Anna Maria Jokl vom ersten Moment an mit »schneidender Ablehnung« begegnete, noch bevor sie mit ihr ein Wort wechseln konnte, sodass sie wider Erwarten aller das Examen nicht bestand (ebd., 58f.).[49]

Eine Patientin Toni Sussmanns war die Literatur-Nobelpreisträgerin Doris Lessing, die von Anna Jokl geschickt wurde, mit der sie befreundet war. Jokl riet ihr, ihr »Mutterproblem« bei Sussmann zu bearbeiten (Lessing, 1995, S. 52 und 54). In ihrem Buch *Das Goldene Notizbuch* gab sie ihrer Therapeutin noch den Decknamen »Mrs. Sugar« bzw. »Mrs. Marks«. In ihrer Autobiografie *Schritte im Schatten* nennt sie jedoch Toni Sussmanns vollen Namen, und das Buch enthält auch ein Foto von ihr. Sie beschreibt sie als

gekommen« (Jokl, 1999, S. 55). Helen brach nach dem ersten Semester die Ausbildung dort gemeinsam mit Bob, einem amerikanischen, ehemaligen Assistenten von Künkel, ab, der ihr Lebensgefährte geworden war. Sie gingen nach Amerika. Schwierig war für Anna Maria Jokl, dass sie kein »typisches« Abitur besaß, sondern nur ein von der Londoner Universität ausgestelltes Diplom, das sie am »College of Preceptors« erworben hatte, nachdem sie eine Prüfung in sechs Fächern bestanden hatte. Für englische Universitäten galt dies als Abituräquivalent, aber es rief große Bedenken beim Zürcher Institut hervor (ebd., S. 56). Es handelt sich um Helen Luke, die später mit Robert Alex Johnson in den 1950er Jahren in Los Angeles eine analytische Praxis aufbaute.

49 »Die weißhaarige, elegante alte Frau am Stock mit dem autoritären Auftreten einer deutschen Generalin und den harten weit aufgerissenen grünblauen Augen einer Nixe hatte mich vom ersten Moment an mit schneidender Ablehnung behandelt, bevor wir noch ein Wort gewechselt hatten. Man wußte, daß sie obgleich nicht Mitglied des Kuratoriums, die entscheidende Kraft hinter den Kulissen war. Die Züricher Fama erzählte, wie sie, lange die Gefährtin Jungs, mit ihrer scharfen Intuition ihn ins Bewußtsein zurückgeholt hatte, als er sich im Eigenexperiment soweit ins Unbewußte hatte fallenlassen, daß er nicht mehr zurückfand. Toni Wolff kam man allgemein mit furchtsamen Respekt entgegen wie einem mächtigen Idol, einer Kali, ihr und ihrem wütend kläffenden kleinen schwarzen Hund, der jedem Besucher an die Beine fuhr. Toni Wolff reagierte auf mich wie ein rotes Tuch. Niemand wußte warum« (Jokl, 1999, S. 59).

»eine kultivierte, zivilisierte, kluge alte Frau. [...] Mrs. Sussmann war Katholikin und Anhängerin C. G. Jungs. Während mir Jung lag, wie allen künstlerisch Tätigen, hatte ich keinerlei Grund, die Katholiken zu lieben. Sie war Jüdin, und ihr Mann, ein liebenswerter Alter, der an ein Rembrandtgemälde erinnert, war jüdischer Gelehrter. Sie war zum Katholizismus übergetreten. Das faszinierte mich, weil es absurd war, aber sie sagte, mein Wunsch, darüber zu sprechen, wäre lediglich ein Anzeichen dafür, daß ich meinem wahren Problem auswich. [...] Mrs Sussmann hatte sich darauf spezialisiert, Künstlern zu helfen, die blockiert waren, die nicht schreiben, malen oder komponieren konnten. Das war es, worin sie ihre Lebensaufgabe sah« (ebd., S. 52).

»Mrs Sussmann beendete oft eine Unterhaltung mit den Worten: Er, sie ist dieser oder jener Archetyp ... jedenfalls zu einem bestimmten Zeitpunkt. Ich zum Beispiel war zu unterschiedlichen Zeiten Elektra, Antigone, Medea« (ebd., S. 53).

»Wie jede(r) Analytiker freute sie sich über Träume. ›Das sind typische jungianische Träume‹, pflegte sie zu sagen, mit vor Freude leicht gerötetem Gesicht. ›Manchmal dauert es Jahre, bis jemand auf diesem Niveau träumt.‹ [...] Sie sagte, sie benutzte Freud, wenn es angebracht war, und das war, soweit ich es begriff, wenn sich der Patient noch auf einer sehr niedrigen Ebene der Individuation befand. Sie ließ keinen Zweifel daran, auf welcher Ebene ich mich ihrer Meinung nach befand« (ebd., S. 53f.).

Toni Sussmann bediente sich nach Doris Lessings Meinung »einer pragmatischen Mixtur aus Freud, Jung, Klein und allem möglichen, was ihr gerade angemessen schien« (ebd., S. 58). Als Doris Lessing in einer Sitzung einige Minuten nichts gesagt hatte, bemerkte Sussmann: »Sie wissen doch bestimmt, daß wir miteinander kommunizieren, auch wenn wir nichts sagen« (ebd.). Lessing – eine überzeugte Kommunistin – fühlte sich »verpflichtet, Gedanken dieser Art als ›mystischen Unsinn‹ abzulehnen. Sie redete nicht über Körpersprache – dieser Ausdruck und die Fähigkeiten, Posen, Gesten und dergleichen zu interpretieren, entstanden erst viel später. Sie bezog sich auf den Gedankenaustausch« (ebd., S. 59).

Der in Cambridge lebende Psychologe und Gestalttherapeut Roland Hindmarsh war von April 1945 bis März 1947 bei Toni Sussmann in Analyse. Anfangs zweimal pro Woche, dann einstündig, und als er später Philosophie und Psychologie in Cambridge studierte, noch vierzehntägig. Mittlerweile gab Toni Sussmann auch in London wieder Ausbildungskurse, die sie aber vermutlich nicht im Rahmen des Jungianischen Instituts durchführte. Er erinnert ihr großes Interesse an Meditationstechniken, die sie auch mit ihren Schülerinnen und Schülern praktizierte. Sie interessierte sich sehr für die Vedanta, eine populäre Richtung der indischen Philosophie, und andere fernöstliche Traditionen. Eine Gedenkschrift, die ihre Schülerinnen und Schüler nach ihrem Tode erstellten, enthält sowohl Aufzeichnungen Toni Sussmanns als auch Erinnerungen an Begegnungen mit ihr. Toni Sussmann, die am 25. April 1934, also kurz vor Däublers Tod, ihren jüdischen Glauben aufgegeben hatte, trat später der katholischen Kirche bei. Sie analysierte einige Mitglieder der Taem Community, eine Gemeinschaft, die von vier Kriegsdienstverweigerern im Zweiten Weltkrieg gegründet worden war. Sie hatten in den Cornwalls eine Farm bewirtschaftet und lebten davon. Später, 1943, zogen sie in die Wälder von Dean. Da sie kein Geld hatten, bezahlten sie Toni Sussmann mit Gemüse, das sie nach London mitbrachten.

Sussmann wird als eine sehr starke und einflussreiche Persönlichkeit beschrieben, die zwar keine Direktiven gab, aber trotzdem sehr bestimmt Menschen dabei half, ihren eigenen Weg zu finden. Sie zog nicht nur Künstlerinnen und Künstler an, sondern vor allem Menschen, die einen spirituellen Weg gehen wollten. So war Robert Alex Johnson (1921–2018), ein amerikanischer Jungianer und Autor, der bei Fritz Künkel 1947 in Psychotherapie war und in Zürich noch Stunden bei Emma Jung erhalten hatte, um 1954 für vier Monate täglich (auch sonntags) bei Toni Sussmann in Analyse und nahm zudem an einem Abend in der Woche an einer von ihr geleiteten Trainingsgruppe teil. Er beschreibt Toni Sussmann als

> »a master at probing into vague places in my consciousness and demanding clarity. … I could bring up any daily experience, every fear and hope, and there was no need to be tactful or on guard. I trusted her completely, an experience not often available in our power-dominated world … There was nothing I had to do to impress her or to earn her unconditional support and positive regard.«[50]

50 https://fionagardner.co.uk/2022/08/encounters-with-jungian-analysts-toni-sussman/

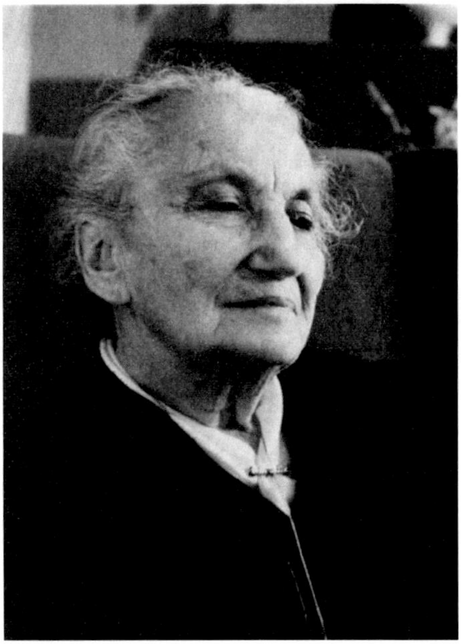

Abb. 7: Toni Sussmann im Alter

Mittlerweile findet man im Internet weitere Hinweise auf sie von Menschen, die für sich einen eigenen spirituellen Weg gefunden haben.[51]

Vom persönlichen Leben Toni Sussmanns sind leider keine weiteren Zeugnisse erhalten geblieben. Nach dem Tod ihres Mannes am 7. November 1951, nach fast fünfzigjähriger Ehe, zog sie mehrmals in London um und verbrachte ihr Lebensende bei ihrer Tochter und dem Schwiegersohn in Brighton, wo sie im Alter von 84 Jahren an Herzversagen und Arteriosklerose verstarb.[52] Es gibt von ihr kein Grab, ihre Asche wurde ihrem Wunsch entsprechend in den Downs in der Sicht der See von Woodingdean verstreut.

51 https://viewfromthebighills.blogspot.com/2017/10/

52 Sterbeurkunde IE 563419, Brighton.

Literatur

Däubler, T. (1910). *Das Nordlicht.* Florentiner Ausgabe. Georg Müller.

Huder, W. (1968). *Theodor Däubler 1876–1934. Ausstellung anlässlich der Eröffnung des Theodor-Däubler-Archivs bei der Akademie der Künste, Berlin, 24.3.–28.4.1968.* Ausstellungskatalog. Akademie der Künste.

Jokl, A. M. (1999). *Die Reise nach London.* Jüdischer Verlag im Suhrkamp Verlag.

Kemp, F. (1984). *Theodor Däubler 1876–1934 (für d. Ausst. von Juni bis September 1984 im Schiller-Nationalmuseum Marbach am Neckar).* Schiller Nationalmuseum und dt. Literaturarchiv Marbach.

Kirsch, T. B. (2000). *The Jungians. A Comparative and Historical Perspective.* Routledge.

Lammers, A. C. (Hrsg.). (2014). *C. G. Jung und James Kirsch – die Briefe.* Patmos.

Lessing, D. (1978/1995). *Das goldene Notizbuch.* S. Fischer.

Lessing, D. (1998/1999). *Schritte im Schatten. Autobiographie 1949–1962.* Hoffman und Campe.

Ludwig-Körner, C. (1998). *Wiederentdeckt – Psychoanalytikerinnen in Berlin.* Psychosozial-Verlag.

Ludwig-Körner, C. (2000). Das Kinderheim von Kallinchen. Milla von Prosch geb. von Mücke. In H. Bernhardt & R. Lockot (Hg.), *Mit ohne Freud. Zur Geschichte der Psychoanalyse in Ostdeutschland* (S. 132–169). Psychosozial-Verlag.

Oberborbeck, K. (1995). Zur Geschichte der Psychagogik und »Erziehungshilfe«. Psychotherapie bei Kindern und Jugendlichen am »Deutschen Institut« Berlin 1936 bis 1945. *Analytische Kinder- und Jugendlichenpsychotherapie, 87*, 177–244.

Sussmann, T. (1943). *Theodor Däubler. Ein Requiem.* Barnard & Westwood.

Ulbricht, H. (1951). *Theodor Däubler. Eine Einführung in sein Werk und eine Auswahl.* Steiner.

Dank gilt Christoph Kapp, Akademie der Künste, Literaturarchiv, für die Zurverfügungstellung der Fotos.

2 Anna Luise Milla von Prosch geb. von Mücke

Leiterin eines Kinderheims, Osteopathin und Chiropraktikerin

***13. November 1882 Leipzig – 7. Juli 1959 Kallinchen*[1]**

Als Anna Luise Milla von Prosch am 13. November 1882 in Leipzig geboren wurde, war ihr eher in die Wiege gelegt worden, das typische Leben einer Adeligen zu führen, und nicht als Psychoanalytikerin eines der ersten »psychologischen Heime« zu leiten. In ihrer Villa in Kallinchen, fünfzig Kilometer südlich von Berlin gelegen, führte sie von Anfang 1920 bis zum Zweiten Weltkrieg ein pädagogisch-psychotherapeutisches Kinderheim.

Ihre Mutter Emilie (Milla) geb. Alberti[2] stammte aus einer reichen Großkaufmannsfamilie, ihr Vater, Karl Holm von Mücke (geboren am 27. Juni 1854) war königlich-sächsischer Major. Milla von Prosch wuchs mit ihrer vier Jahre jüngeren Schwester Irmtraut Anneliese Milla (geboren am 26. März 1886) in Leipzig auf. Diese blieb unverheiratet und lebte zeitlebens in unmittelbarer Nähe ihrer älteren Schwester Milla und deren Familie.

Beide Schwestern von Mücke waren ausgesprochen attraktive junge Frauen, die viele Einladungen – auch zum Sächsischen Hof – erhielten.[3]

1 Überarbeitete Fassung des Artikels: Das Kinderheim in Kallinchen. Milla von Prosch geb. von Mücke. In H. Bernhardt & R. Lockot (Hrsg.) (2000), *Mit ohne Freud. Zur Geschichte der Psychoanalyse in Ostdeutschland* (S. 132–169). Psychosozial-Verlag.

2 Sie wurde am 1. Mai 1857 in Palsterkamp bei Dissen geboren. Ihre Eltern, der Großkaufmann (Schifffahrt) Heinrich Friedrich Alberti und seine Frau Luise Charlotte geb. Wehrkamp, lebten in Baltimore, wo auch die ältere Schwester am 14. November 1854 geboren wurde. Diese heiratete in erster Ehe Curt Alexander von Mücke, den um drei Jahre älteren Bruder des Ehemannes ihrer Schwester, und nach dessen Tod einen weiteren Bruder, Hans Maximilian von Mücke (Gothaische Genealogische Taschenbücher [GGT], Adelige Häuser B, Bd. III, 1958, S. 335f.). Sie lebte in Bremen in der Contrescarpe, der Straße, wo die Reeders-Familien ansässig waren.

3 Rudolf Jeske erinnert, wie schwer es ihm fiel, die Einladungen zu Bällen und Empfängen am königlichen Hof nach dem Tod Milla von Proschs zu verbrennen (Gespräch am 26. März 1999, Kallinchen).

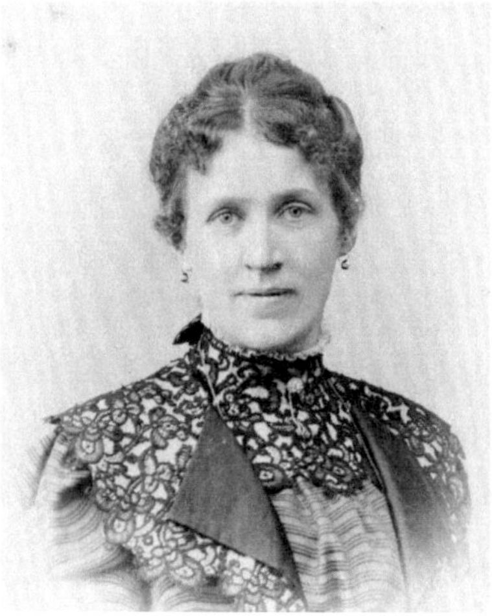

Abb. 1: Die Mutter Emilie (Milla) geb. Alberti

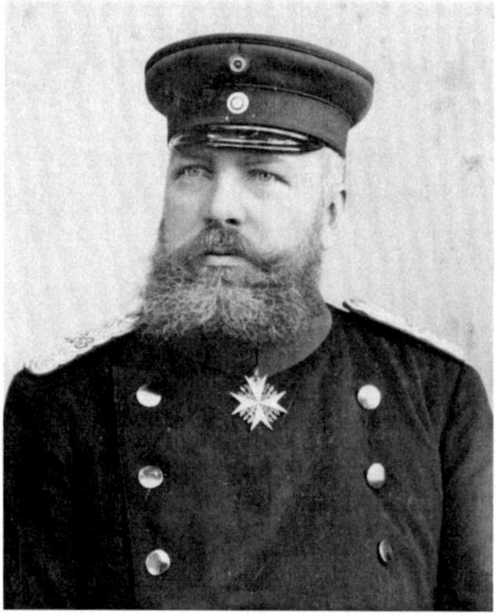

Abb. 2: Karl Holm von Mücke, der Vater Milla von Proschs

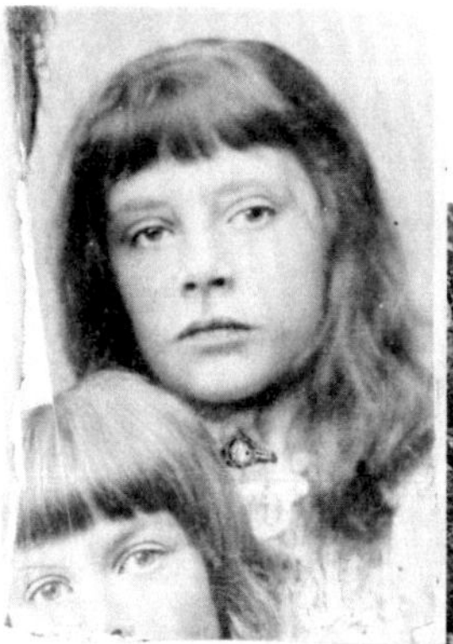

Abb. 3: Milla und Irmtraut

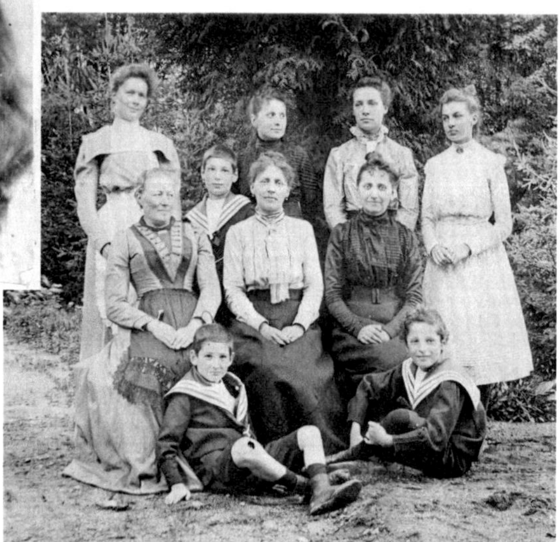

Abb. 4: In der Mitte sitzend ihre Mutter Emilie Milla von Mücke, rechts außen stehen Irmtraut und daneben Milla

Gertenschlank und über 180 cm groß, stachen sie sofort ins Auge. Früh zeigten sich ihre unterschiedlichen Begabungen. Irmtraut von Mücke zeichnete, töpferte, schuf Skulpturen, während Milla von Prosch später Menschen »formte«. Ihr Drang nach Selbstständigkeit ließ Milla von Prosch schon in jungen Jahren eigene Wege gehen, indem sie sich, wann immer möglich, der Aufsicht Erwachsener entzog; sehr früh lernte sie zum Beispiel Autofahren.

Mit 24 Jahren heiratete Anna Luise Milla von Mücke am 30. April 1906 Karl Ernst Wilhelm Erdmann Erich von Prosch (geboren am 1. Februar 1877 in Arnsdorf bei Bautzen in Sachsen), einen Gardeoffizier des Königs von Sachsen. Das Geschlecht derer von Proschs blickt auf eine alte Offiziers- und Majoren-

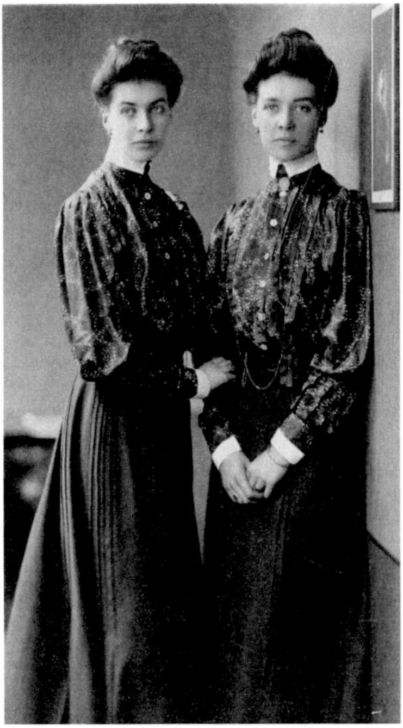

Abb. 5: Milla von Prosch (gefaltete Hände) und ihre Schwester Irmtraut von Mücke 1906

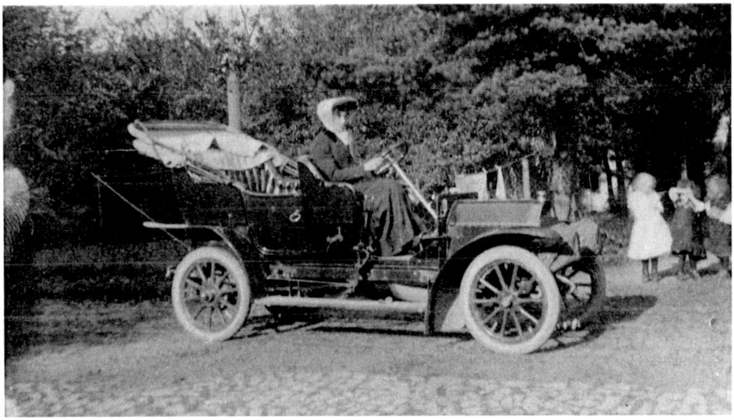

Abb. 6: Milla im Auto

laufbahn zurück, früher in preußischen, später in königlich-sächsischen Diensten.[4]

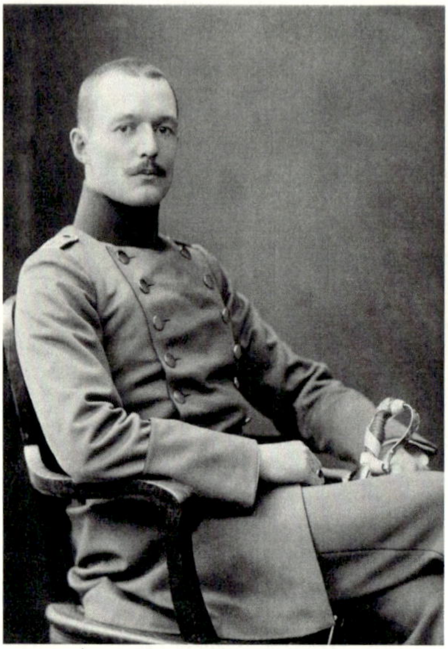

Abb. 7: Erich von Prosch 1906

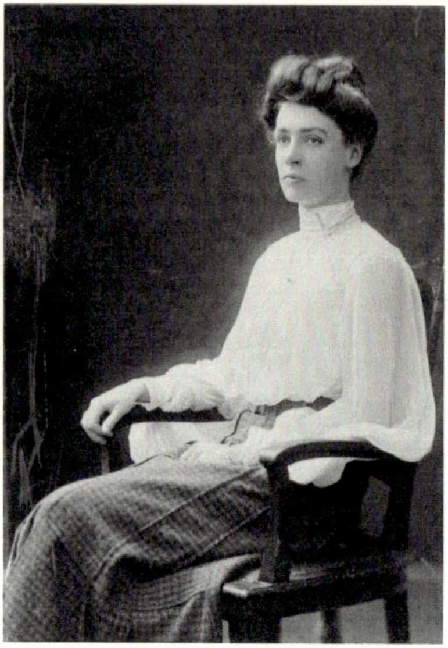

Abb. 8: Milla von Prosch 1906

Am 17. April 1908 wurden in Dresden ihre Tochter Ernestine Milla Beate und eineinhalb Jahre später (am 17. September 1909) ihr Sohn Karl Ernst Wilhelm Erdmann Erich Holm von Prosch geboren. Als die Kinder vier und fünf Jahre alt waren, entschloss sich Milla von Prosch, eine landwirtschaftliche Hausfrauenschule in Großsachsenheim zu besuchen. Es handelt sich um die Wirtschaftliche Hausfrauenschule von Helene von Koenig-

4 Der Schwiegervater Anna Luise Milla von Proschs, Carl Ernst Wilhelm Erdmann Adalbert von Prosch (geb. am 7. Oktober 1840 in Neumarkt in Schlesien), verstarb mit 57 Jahren. Er war zur Bärenjagd an der russisch-ungarischen Grenze und sei von dort nie wieder zurückgekehrt. Als Gutsbesitzer von Kleinwaltersdorf bei Freiberg, später von Arnsdorf bei Bautzen in Sachsen, und königlich-preußischer Leutnant der Landwehr hatte er mit 23 Jahren die 20-jährige Bertha Luise Stecher geheiratet. Als sie nach zehn Ehejahren verstarb, hinterließ sie drei Söhne. Mit seiner zweiten Ehefrau, Sophie Martha Thiersch (geb. am 24. Juli 1854 in Eibenstock in Sachsen), die er zwei Jahre später heiratete, hatte er zwei weitere Söhne: Erich von Prosch, den späteren Ehemann Milla von Proschs, sowie den um sechs Jahre jüngeren Sohn Walter.

Fachsenfeld, auf die auch Olga von Koenig-Fachsenfeld ging. Vermutlich hegte das Paar damals bereits Pläne, später ein eigenes Gut zu führen.

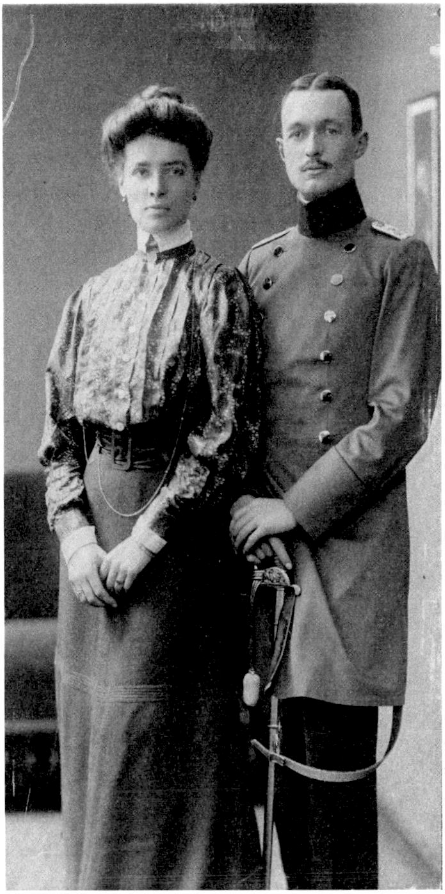

Abb. 9: Das Ehepaar Milla und Erich von Prosch 1908

Ihr am 2. Mai 1914 geborenes drittes Kind, Ernestine Beate Irmtraud, war gerade achtzehn Wochen alt, als Walter, der jüngste Bruder ihres Mannes, im Ersten Weltkrieg fiel; seine Ehefrau Maria geb. Engelschall stand vierzehn Tage vor der Entbindung ihres ersten Kindes. Milla von Proschs Ehemann war in Frankreich durch einen Lungenschuss schwer verwundet worden, und es war lange unklar, ob er überleben würde. An den Folgen dieser Verletzung – mehrere nicht operable Splitter blieben in seinem Körper – litt er lebenslang. Bevor Milla von Prosch ihren Plan umsetzen konnte, als Krankenschwester verkleidet ihren verwundeten Mann von der Kriegsfront nach Hause zu holen, war das gesamte Lazarett in französische Kriegsgefangenschaft geraten.[5] Am zweiten Weihnachtsfeiertag 1914 brach dann auch noch der Vater Milla von Proschs in Dresden »plötzlich tot vor den Füssen seiner

5 Später wurde Erich von Prosch mit anderen deutschen Offizieren in einem Hotel am Vierwaldstätter See interniert, wo ihn Milla von Prosch auch mit ihren Kindern besuchen konnte (Briefe der Tochter Milla von Prosch vom 20. August und 6. September 1999).

Frau zusammen«.[6] Diese habe den plötzlichen Tod ihres Mannes nicht überwinden können und bedurfte von da an kontinuierlich psychotherapeutische Hilfe.

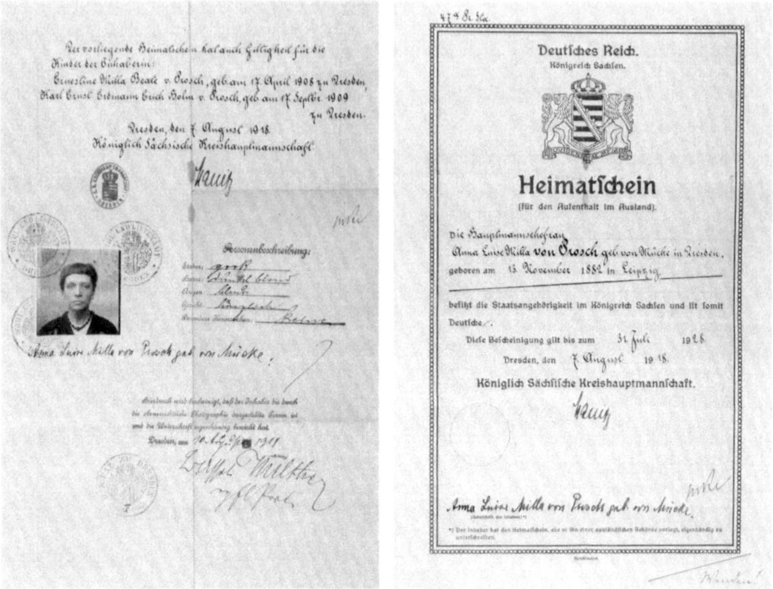
Der vorliegende Heimatschein hat auch Gültigkeit für die Kinder der Inhaberin:
Ernestine Milla Beate v. Prosch, geb. am 17. April 1908 zu Dresden,
Karl Ernst Erdmann Erich Holm v. Prosch, geb. am 17. Septbr. 1909 zu Dresden.
Dresden, den 7. August 1918.
Königlich Sächsische Kreishauptmannschaft.

Personenbeschreibung:

Anna Luise Milla von Prosch geb. von Mücke.

Deutsches Reich.
Königreich Sachsen.

Heimatschein
(für den Aufenthalt im Ausland).

Die Hauptmannsehefrau
Anna Luise Milla von Prosch geb. von Mücke in Dresden,
geboren am 13 November 1882 in Leipzig,
besitzt die Staatsangehörigkeit im Königreich Sachsen und ist somit Deutsche.
Diese Bescheinigung gilt bis zum 31. Juli 1928.
Dresden, den 7. August 1918.
Königlich Sächsische Kreishauptmannschaft.

Anna Luise Milla von Prosch geb. von Mücke

Abb. 10: Heimatschein Milla von Proschs, Dresden 1918

Aufenthalt im Sanatorium Sielbeck

Nachdem ein erster Sanatoriumsaufenthalt keine Besserung gebracht hatte, wurde Emilie von Mücke von Johann Marcinowski in dessen Sanatorium Haus Sielbeck weiterbehandelt. Marcinowski gehörte von 1912 bis zu seinem Übertritt in die Wiener Psychoanalytische Vereinigung 1919 zur psychoanalytischen Ortsgruppe Berlin. Freud (1914, S. 74) erwähnt dieses Sanatorium

6 Holm von Mücke war nach einem Reitunfall nicht mehr dienstfähig. Erst eine Obduktion, die Milla von Prosch an ihrem Vater durchführen ließ, ergab, dass bei dem Unfall Herzsehnen gerissen waren, sodass dieses nur noch »wie an einem Seidenfaden« an einer Sehne hing, die dann plötzlich riss (Briefe der Tochter Milla von Prosch vom 5. und 17. Januar sowie vom 20. August 1999).

in seinem Aufsatz »Zur Geschichte der psychoanalytischen Bewegung«: »Keine offizielle Lehranstalt hat bisher die Psychoanalyse zugelassen, erfolgreiche Praktiker, die sie ausüben, sind nur in geringer Anzahl vorhanden; nur wenige Anstalten, wie die von Binswanger in Kreuzlingen (auf Schweizer Boden), Marcinowski in Holstein, haben sich ihr eröffnet.« Marcinowski entwickelte jedoch seine eigene Art der Psychotherapie und war ab Mitte 1920 keiner bestimmten Richtung mehr zugehörig (Mühlleitner, 1992, S. 223f.).[7]

In einer Anzeige zum »Haus Sielbeck am Uklei, Post holsteinische Schweiz« warb Johann Marcinowski, der das Sanatorium mit seiner Ehefrau Gustl führte:[8]

> »Sanatorium für chronische Erkrankungen und Erschöpfungszustände, Ruhe und Mastkuren. Spezialanstalt für psychische Behandlung nervöser Zustände. Erzieherische Behandlung und Willensschulung, Arbeits- und Beschäftigungstherapie, Gymnastik und Wassersport. *Weltanschauung und Lebensauffassung als Heilfaktoren.* Große Luft- und Sonnenbäder. Abhärtung und Diätkuren. Voller Jahresbetrieb, nur 20 Kranke« (Hervorh. i. O.; Rönnpag, 1981, S. 94).[9]

7 Johann Marcinowski wurde am 13. November 1868 geboren und in einer Kadettenanstalt erzogen. Nach einer Verletzung beider Füße gab er seinen Offiziersberuf auf und studierte Medizin. Anfangs arbeitete er als Landarzt; ab 1901 leitete er Sanatorien und konzentrierte sich auf die Behandlung psychisch Erkrankter. Als einer der Ersten wandte er sich den Naturheilmethoden zu. Früh stellte er fest, »daß das Weltanschauliche im Leben des Neurotikers eine große Rolle spielt« (Stekel, 1935, S. 112). Nach Aufgabe des Sanatoriums Sielbeck und Erwerb eines Bauernhofs in Heilbrunn bei Bad Tölz (April 1919) baute er sich dort ein neues Sanatorium auf, das bis 1927/28 bestand. Ein drittes Sanatorium eröffnete er 1928 mit seiner Frau Gustl in Tübingen-Waldhausen, wo er am 13. Februar 1935 verstarb (Mühlleitner, 1992, S. 224).

8 Seine Frau Auguste Marcinowski, eine ehemalige Krankenschwester, arbeitete bereits seit 1913 in Sielbeck ebenfalls psychotherapeutisch mit. Sie hatte ihre Lehrbehandlung bei Dr. Dattner in Wien von April bis Oktober 1912 und Mai bis September 1913 erhalten und war als »Behandelnde Psychologin« ab 1936 Mitglied des DI (s. Institutsdatei).

9 In *Richters Reiseführer* von 1912/13 (zit. nach Rönnpag, 1981, S. 94) wird das Sanatorium folgendermaßen beschrieben: »Ungefähr in der Mitte des Dorfes, an einer in den Kellersee vorspringenden Landzunge, erhebt sich das in geschmackvollen Villenstil gehaltene ›Sanatorium Haus Sielbeck‹, das im Herbst 1907 durch den bekannten Nervenarzt Dr. Marcinowski begründet wurde. Die Landstraße führt etwa 300 m an dem Park und dem Gartengelände der Anstalt entlang, das hinter dem neu erbauten Badehause seinen Abschluß in den geräumigen Luftbadeanlagen an der Einmündung des

Anna Luise Milla von Prosch begleitete ihre Mutter nach Sielbeck zusammen mit ihren drei kleinen Kindern sowie ihrer unverheirateten Schwester Irmtraut und deren Freundin Frau Mutius, einer Lehrerin, die die Kinder dort unterrichtete.[10] Sie lebten dort alle mindestens ein Jahr, und auch Milla von Prosch ließ sich von dem Ehepaar Marcinowski behandeln. Ihre Tochter vermutet, dass spätestens damals ihr Interesse an einer psychotherapeutischen Ausbildung geweckt worden sei.[11]

Während ihres Aufenthaltes in Sielbeck erkrankten Milla von Prosch und ihre beiden Töchter schwer an Diphterie. Als Milla, die mit der kleineren Tochter zusammen im Bett lag, dem Drängen des immer unruhiger werdenden Kindes nachgab, das ins eigene Bettchen wollte, und es hinübertrug, brach die Dreijährige plötzlich an Herzversagen zusammen. Sie verstarb am 19. November 1917 in Malente-Germsmühlen; Milla von Prosch musste als Folge ihrer Diphterie eine Weile im Rollstuhl gefahren

Uklei-Baches in den Kellersee findet. Das Sanatorium dient mit seinen modernen Einrichtungen für Physikalisch-diätische Therapie der Pflege von Erholungsbedürftigen und der Behandlung von chronischen Erkrankungen und Erschöpfungszuständen. Bekannt ist der Leiter und Begründer indessen hauptsächlich durch die Eigenart seiner psychologischen Behandlungsweise nervöser Zustände, die neben der üblichen seelischen Beeinflussung der Kranken eine besondere Willensschulung und erzieherische Behandlung durch die moderne Arbeits- und Beschäftigungstherapie anstrebt. […] Das Sanatorium ist auch während des Winters voll in Betrieb. Es hat seinem intimen Zweck entsprechend nur 20 Fremdenzimmer, die von ihren Balkonen aus einen entzückenden Blick auf den Sonnenuntergang am Kellersee bieten. Die behaglichen großen Räume dieses vornehmen Landsitzes sind auch im unwirtlichen Winter ein reizender Aufenthalt und beliebter Erholungsplatz. Die Badeeinrichtungen werden auch den Sommergästen des Ortes gerne zur Verfügung gestellt.« Heute befindet sich in den Räumen seit 1945 das Institut für Virusforschung und Experimentelle Medizin, das zum Verbund der Christian-Albrechts-Universität Kiel gehört, Leitung Prof. Dr. Andreas Lembke, dem an dieser Stelle für seine Information gedankt sei.

10 So erinnert die damals ungefähr siebenjährige Ernestine Milla von Prosch, wie alle auf dem zugefrorenen Kellersee herumschlitterten, auch ihre Lehrerin Frau Mutius. Diese übersah jedoch ein Eisloch, das Fischer in den See gehackt hatten. »Sie konnte natürlich selbst rauskrabbeln, es war ja nicht groß, aber wir Kinder haben uns herrlich gefreut, zum Entsetzen von Patienten des Sanatoriums. Viele lagen zur Mittagsruhe in offenen Lauben mit Blick auf den See und erlebten das! Wir bekamen natürlich einiges zu hören, was uns sicher nicht sehr störte« (Brief vom 5. Januar 1999).

11 Laut Datei des DI war Milla von Prosch bei »Marcinowski I und II« in Psychotherapie.

werden. Ihre Schwester Irmtraut von Mücke versorgte in dieser schweren Zeit ihre Nichte und den Neffen.[12]

Ihr Weg zur Psychotherapie

Milla von Prosch war laut Datei des DI von 1916 bis 1920 bei Toni Sussmann in Psychotherapie. Es ist anzunehmen, dass sie diese immer wieder unterbrach, denn 1916/1917 war sie selbst auch bei Marcinowski in Sielbeck und von 1919 bis 1920 erhielt sie ihre »Lehrbehandlung bei Karl Abraham und Hanns Sachs«. Toni Sussmann, ein Jahr jünger als Milla von Prosch, war wiederum selbst bei Marcinowski in Analyse gewesen. Sie hatte sich ab 1916 von C. G. Jung ausbilden lassen; im selben Jahr war Milla von Prosch bei ihr wiederum in Analyse. Auch die beiden Kinder Milla von Proschs waren eine kurze Zeit bei Toni Sussmann in Behandlung.

1931 war in Berlin die erste Deutsche C. G. Jung-Gesellschaft gegründet worden. Es bleibt unklar, weshalb Milla von Prosch, die auch bei C. G. Jung in Zürich in »Fortbildungsbehandlung« war, erst 1939 der C. G. Jung-Gesellschaft angehörte, zumal sie bereits 1923 Lehranalysen durchführte.[13] Dokumentiert ist, dass sie von 1923 bis 1925 Elli Achelis-Lehbert in Lehrbehandlung hatte und von 1924 bis 1926 auch Werner Achelis.[14]

---

12 Brief von Frau Dr. Erika Ehlers vom 8. März 1999. Milla von Prosch trauerte lange um diese Tochter. Sie berichtete Frau Ehlers geb. Briegleb, eine der jungen Lehrerinnen, die im Kinderheim Kallinchen mitarbeiteten, wie sie auf dem langen einsamen Fußweg von Kallinchen zum Bus bzw. Zug, der sie nach Berlin bringen sollte, ihren Schmerz und ihre Trauer ungestört und von niemanden bemerkt laut aus sich herauslassen konnte (Brief vom 25. August 1999).

13 Am 19. November 1939 wird Milla von Prosch bei der Generalversammlung der C. G. Jung-Gesellschaft als Mitglied genannt (Lockot, 1985, S. 51); in der Datei des DI steht ebenfalls das Jahr 1939.

14 Werner Achelis (1897–1982) studierte zuerst Philosophie und Psychologie und promovierte darin. In enger Verbindung mit Hans Blüher vertrat er eine konträre Meinung zu Freuds Auffassung der Sexualität, deren Störungen Achelis als »metaphysisches Problem« betrachtete (s. Briefwechsel mit Freud vom 30. Januar 1927 in Freud, 1960). Er studierte zudem Medizin (Abschluss 1939) und promovierte und habilitierte sich darin (Cocks, 1975, S. 96). Am 11. Februar 1927 heiratete er Elli Lehbert (Degener, 1935, S. 345), die wie er bald Lehrtherapeutin wurde. So war unter anderem Wolfgang Hochheimer bei Werner Achelis in Lehranalyse (Quelle: DI). Werner Achelis, Mitglied der NSDAP seit 1933 (Cocks, 1985, S. 260), leitete im DI die »Literarische Abteilung« und die Abteilung

Ein dritter Lehranalysand von ihr war Kurt Gauger, der von 1926 an bei ihr in Behandlung war. In der frühen Zeit der Psychoanalyse gab es noch nicht die heutigen Abstinenzregeln, sodass Sigmund Freud seine Tochter analysieren konnte oder Melanie Klein ihren Sohn, Ehepaare den gleichen Lehrtherapeuten hatten, Lehrtherapeuten ihre Analysandinnen heirateten bzw. eine Liebschaft mit ihnen eingingen.[15] So war es damals auch

»Weltanschauung« (Lockot, 1985). Cocks (1985, S. 76ff.) beschreibt, wie sich seine »neokonservative Kritik an der materialistischen, industrialisierten, westlichen Gesellschaft und seine Auffassung zum Geschlechterverhältnis (»Vermännlichung der Frau«) mit nationalsozialistischen Gedanken vermischten.

15 Weitere Lehrtherapeuten von Dr. Kurt Emil Otto Gauger waren laut Datei des DI Werner Achelis und Hans von Hattingberg. Cocks (1975, 1985, S. 121f.) beschreibt Gauger (1899–1959) und seine Involviertheit mit dem Nazi-Regime ausführlich. Er promovierte 1922 nach einem Studium der Psychologie, Philosophie und Pädagogik in Philosophie (über Eduard von Hartmann) und schrieb Gedichte (»Gotische Gedichte«) und Erzählungen und fuhr drei Jahre zur See. Nach seiner Rückkehr nach Deutschland begann er 1926 wegen seiner Depressionen bei Milla von Prosch eine Analyse. Es soll ihr Einfluss gewesen sein, dass er ein Medizinstudium aufnahm. Durch Beziehungen seines langjährigen Freundes Kurt Zierold erhielt er aus Fonds finanzielle Unterstützung für sein Studium und widmete sich fortan der Psychotherapie. Gauger war mit Werner Achelis befreundet. Sie verband nicht nur die jungianische Psychotherapie und ein romantisch-philosophisches Interesse, sondern er war auch der Geliebte von Achelis Frau Waltraut. Nach seiner Behandlungserlaubnis 1930 behandelte er Waltraud Achelis, deren Analyse in eine Lehranalyse überging (von 1930 bis 1934). Dies scheint jedoch die einzige Lehranalyse Fritz Gaugers gewesen zu sein. Gauger war auch mit dem Sohn Milla von Proschs befreundet (Julie und Milla von Prosch 27. März 1999). Als Mitglied des Hochseesportverbands Hansa e.V. seit 1928 trat er bereits am 1. Mai 1933 der NSDAP bei, nachdem der Club von der NSDAP übernommen worden war. 1934 trat er in Marineuniform mit SA-Kennzeichnung beim Allgemeinen ärztlichen Kongress für Psychotherapie auf und vertrat Ansichten der NSDAP. 1934 erschienen sein Buch *Politische Medizin. Grundriss einer deutschen Psychotherapie* und der Aufsatz »Psychotherapie und politisches Weltbild«. Da seine in der Nähe des Kurfürstendamms liegende psychotherapeutische Praxis nicht gut lief, wandte er sich wieder an Zierold, dem Direktor der »Kammer für Filmverwertung«, und erhielt durch ihn eine Direktorenstelle in der Reichsanstalt für Film und Bild. Viele Mitglieder des DI misstrauten Gauger, der kein aktives Mitglied des Instituts wurde. Nach Zierold soll er nie ein »rabiater Nazi« gewesen sein, sondern sich bemüht haben, die Psychotherapie vor den Nationalsozialisten zu schützen, indem er Göring als Protektor benutzte (Cocks, 1985, S. 127). Cocks schildert Gauger als einen kleinen, untersetzten Mann mit Minderwertigkeitsproblemen und starker Kurzsichtigkeit (nach dem Krieg soll er an einer psychogenen Blindheit gelitten haben), angewiesen auf Anerkennung und Bestätigung anderer. Bei der britischen Entnazifizierung erhielt er die Kate-

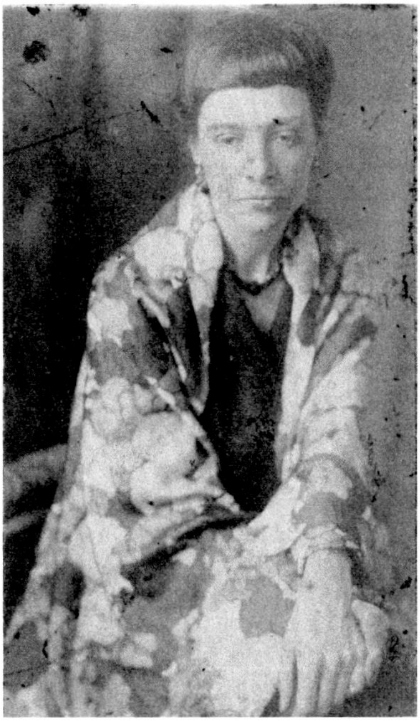
Abb. 11: Milla von Prosch 1918

nicht befremdlich, wenn sich Lehrtherapeut(inn)en mit ihren Analysand(inn)en anfreundeten, wie dies im sogenannten »Achelis-Kreis« der Fall war. Ihm gehörten Werner Achelis, Elli Achelis-Lehbert, Waltraud Achelis, Kurt Gauger und sicherlich auch Milla von Prosch an. Inwieweit Hans Blüher bei den Treffen zugegen war, ist unbekannt. Es war eine Gruppe, die sich jugendbewegt mit philosophisch-literarischen und psychotherapeutischen Themen beschäftigte.

In dem Vorwort des 1928 erschienenen Buchs *Von der Liebe zu unseren Kindern. Ein nachdenkliches Buch für alle* schrieb Elli (Achelis-) Lehbert: »Dieses Buch, das ich allein der Zusammenarbeit mit *Frau Milla von Prosch* verdanke, sei ihr in Liebe und Dankbarkeit in die Hände gelegt« (Hervorh. i. O.). In der erweiterten Neuauflage 1949 mit dem Titel *Du und das Kind* fehlt diese Widmung und damit der Hinweis, dass wohl viel aus dem ersten Werk Gedankengut Milla von Proschs war.[16]

gorie 5, weil er jüdische Kollegen vor der Gestapo bewahrt hatte (Cocks, 1975, S. 102). Julie und Milla von Prosch erinnern ihn als zugewandten, hilfreichen Arzt und Freund der Familie. Nach dem Krieg betreute er im Friedlandheim die Spätheimkehrer; zum Lebensende lebte er in Düsseldorf.

16 Die Schwiegertochter Julie von Prosch schreibt in einem Brief vom 30. Mai 1999: »›Du und das Kind‹ hat meine Schwiegermutter alleine herausgebracht, in der 2. Auflage überarbeitete Milla von Prosch mit Frau Achelis-Lehbert das Buch, und beide waren als Autoren angegeben. In der 3. überarbeiteten Auflage ist Dr. Lehbert Alleinherausgeberin und hat Milla von Prosch nicht mehr erwähnt oder nur im Text, was meine Schwiegermutter sehr empörte. Von der ›Liebe zu unseren Kindern‹ ist mir nicht bekannt, ob oder wieweit meine Schwiegermutter mitgearbeitet hat.« Nach Erika Ehlers (Brief vom 5. Januar 1999) betonte Elli Achelis-Lehbert, die später eine Praxis in Göttingen hatte, immer, wie viel sie von Milla von Prosch gelernt hatte.

Milla von Prosch hielt im DI Vorlesungen. So wird sie zum Beispiel im Wintersemester 1941/1942 als Dozentin aufgeführt, die »Persönlichkeitsentwicklung« lehrte. Weitere Lehrende waren derzeit unter anderem Werner Achelis, Waltraud Achelis, Gustav Heyer, Maria Kalau vom Hofe, Viktor von Gebsattel, Hans von Hattingberg, Matthias Göring, Eva Moritz, Margarete Seiff, Harald Schultz-Hencke, Werner Kemper, Felix Böhm, Julius Schirren, aber auch John F. Rittmeister, der Atemtherapeut Cornelis Veening, Wolfgang Kranefeldt, Johannes Heinrich Schultz, das Ehepaar Josephine und Rudolf Bilz, August Vetter und Olga von König-Fachsenfeld. Im Sommersemster 1939 lehrte Milla von Prosch »Psychologie des Kindes« und im Sommersemester 1944 »Tiefenpsychologie und soziale Einsichten«.

Mit ihrer 22- oder 23-jährigen Tochter nahm Milla von Prosch später am ersten »Deutschen Seminar« von C.G. Jung in Zürich teil. Die Tochter konnte durch ihre Vermittlungen eine Sitzung bei Jung bekommen. Sie erinnert einen Satz, den er ihr mitteilte: »Selbstbewusstsein bekommt man nur durch das Leben.« [17] Ihre Mutter nahm sie auch zum DI zu Fachvorträgen mit. Milla von Prosch gehörte zu den Jungianerinnen, die ihren Schwerpunkt zunehmend mehr in die Atemtherapie legten.[18] Zusammen mit ihrer Tochter ließ sich Milla von Prosch in »Atmung und Stimme« bei Clara Schlaffhorst, Gesangslehrerin, und Hedwig Andersen, einer Klavierlehrerin, in deren Atemschule in Hustedt bei Celle ausbilden; sie waren bei den Gründungssitzungen dabei. Während der Ausbildung – zu ihr gehörten Sprecherziehung, Sprechübungen und Gesang –, die in zeitlichen Abständen von einigen Monaten erfolgte, lebte man vor Ort.[19] 1935 ließ

17 Er regte sie an, Träume und alles, was sie bedrückt, zu malen. »Ich habe das beibehalten und habe mir im Leben meinen Kummer oft von der Seele gemalt, tue es heute noch.« Jung war es auch, der sie zu Batikarbeiten und Mandalas anregte. Damals blieb sie für vier Wochen in Zürich und ging zu einer seiner Mitarbeiterinnen in Therapie. Bis heute stellt sie sehr schöne Aquarelle, Mandalas und Batikarbeiten her (Briefe vom 6. Februar und 5. März 1999, Gespräch am 27. März 1999, Weingarten).

18 Als spezielle Behandlungsart Milla von Proschs wird in der Datei des DI »Atemtherapie und Stimmbildung« angegeben.

19 Die miteinander befreundeten Gründerinnen Clara Schlaffhorst (1863–1945) und Hedwig Andersen (1866–1957), die aus Ostpreußen stammten, hatten 1916 in Rotenburg an der Fulda die Rotenburger Schule für Atem-, Sprech- und Gesangskunst gegründet, wo Kinder und Jugendliche (zwischen sechs und zwanzig Jahren) für eine Weile aufgenommen wurden. Dem Heim war eine Ausbildungsstätte »für junge Mädchen, die die Rotenburger Arbeit als Lebensberuf wählen«, angegliedert. Diese Rotenburger

sie sich in Dresden zudem in »Chiropraktik und Osteopathie und Hand-Heilpraxis« ausbilden und machte einen Massagekurs.[20]

Schule wurde von Maria Selbmann-Schlaffhorst und Anka Schulze weitergeleitet, nachdem Clara Schlaffhorst und Hedwig Andersen im Oktober 1926 (bis 1942) in Hustedt bei Celle eine neue Ausbildungsstätte aufbauten, »wo in der Hauptsache Mädchen zwischen 20 und 30 zur Berufsausbildung, aber auch andere pädagogisch und stimmliche Berufstätige aufgenommen werden, und zwar vorzugsweise zu wiederholtem Studium mit Unterbrechung durch andere Tätigkeit. ›Mit Stimme und Atmung des Menschen arbeiten, heißt an seinem innersten Leben arbeiten‹; darum kann das dafür Wichtige nicht in Schnellkursen mechanisch und gedächtnismäßig erlernt, er muss in eigener Entwicklung erlebt werden« (*Das Werdende Zeitalter*, VII, 1928, Sept., S. 313f.). Clara Schlaffhorst hatte aufgrund ihrer eigenen Stimmschwierigkeiten als Sängerin neue Wege entdeckt, wie richtige Atmung nicht nur Stimm-, sondern auch psychische Probleme heilen kann (Henning, 1977, S. 1293). Erika Ehlers, die als Lehrerin bei Milla von Prosch in Kallinchen arbeitete, war zweimal in Hustedt. »Ich war beeindruckt von einigen Stunden bei Frau Schlaffhorst, denn die Wirkung dieser wenigen Minuten Arbeit (20 Minuten) hatte tiefgreifende Wirkung gehabt. [...] Frau Schlaffhorst war zweifellos eine geniale Persönlichkeit, manche nannten sie auch ein Genie« (Brief vom 8. März 1999). Auch der Sohn Milla von Proschs war zeitweise dort (Beate Milla von Prosch, Briefe vom 27. Februar und 5. Januar 1999). Am Ende ihres 1928 veröffentlichten Aufsatzes »Seelische Behandlung und Atemschulung im Kinderheim« zitiert Milla von Prosch Hedwig Andersen und Clara Schlaffhorst. Gustav Heyer nennt sie in seinem Buch *Der Organismus der Seele* (1958, S. 161) »die große Atemlehrerin und -mutter«.

20 Das Diploma lautet: »*Zimmer's Fachwissenschaftliche Privat-Lehrkurse in Chiropraktik und Osteopathie*. Salutem! Hierdurch wird bezeugt, daß Frau Milla von Prosch als Inhaber dieses *Diploms* den von uns gelehrten theoretischen und praktischen Privat-Lehrkurs, bestehend in dem Studium der Anatomie, Osteologie, Nervologie, Symptomatologie, Palpation, Diagnose, chiropraktischen Adjustierung, osteopathischen Manipulation, Diätetik und Hydrotherapie, mit einer Abschlußprüfung erfolgreich absolviert und dadurch die Befähigung als *Chiropraktiker und Osteopath* wie auch die persönliche Eignung zur berufsmäßigen Ausübung der naturgemäßen medizin- und operationslosen *Hand-Heilpraxis* auf Grund bewiesener Kenntnisse zu unserer Zufriedenheit erbracht hat.

Zur Bestätigung dessen, wie zur Legitimation unter den Berufgenossen und dem allgemeinen Publikum, dem Milla von Prosch mit dieser Profession dienen will, haben wir heute, am 31. August 1935, in der Stadt Dresden, in Sachsen, diese Urkunde durch unsere eigenhändige Unterschrift bekräftigt. Rudolf Gebhart, Chiropraktiker und Osteopath, als Sekretär des Bundes für Chiropraktik und Osteopathie, Gustav Wolf Zimmer, amerikanischer Chiropraktiker und Osteopath als Fachlehrer« (Hervorh. i. O. fett; Auskunft über Massageausbildung: Julie von Prosch 23. August 1999, Milla von Prosch 5. April 1999).

Jugendbewegung und Reformpädagogik

Vermutlich lernte Milla von Prosch den Schriftsteller Hans Blüher durch Toni Sussmann kennen.[21] Hans Blüher wiederum verkehrte in dem Kreis von Dr. Heinrich Koerber (1861–1927), in dessen Haus in Berlin sich die frühen Anhänger von Freud trafen. Heinrich Koerber gehörte neben Karl Abraham, Iwan Bloch, Magnus Hirschfeld und Otto Juliusburger zu denjenigen, die 1908 die Berliner Psychoanalytische Vereinigung gründeten.[22] Koerber war es, der den Schriftsteller Hans Blüher auf Freuds Werke aufmerksam gemacht hatte. Hans Blüher hatte sich mit der Geschichte der Wandervogelbewegung beschäftigt[23] (1912a, b). Seine beiden folgenden Werke *Die Rolle der Erotik in der männlichen Gesellschaft* (zwei Bände: 1917, 1919) wurden damals als sehr provokant erlebt. Mit dem um sechs Jahre jüngeren Hans Blüher war Milla von Prosch bis zu seinem Tod befreundet.[24]

---

21 »Blüher, Hans, Philosoph. Schriftsteller, * Freiburg in Schlesien 17.2.1888, † Berlin 4.2.1955; wirkte durch seine von F.W. Nietzsche beeinflusste Lebensphilosophie entscheidend auf die Wandervogelbewegung; dabei fanden v.a. seine Analysen über homoerotisch gebundene Männergesellschaften von der griech. Antike bis zur Jugendbewegung Widerhall. Das Alterswerk ist eine an I. Kant und A. Schopenhauer orientierte Metaphysik der Natur und Religion« (Brockhaus Enzyklopädie, 1967, Bd. III, S. 16f.). Hans Blüher war mit Toni Sussmann befreundet (Blüher, 1953, S. 352).

22 »Kurz vor dem Krieg fanden die ersten Zusammenschlüsse der Freudschüler unter den Ärzten statt, und da die Freudsche Lehre wegen ihrer vorgeblichen Unanständigkeit als Therapie von der Ärztekammer beinahe verboten war, so hatte ich als Laie einen gewissen Vorsprung und war gern als Mitarbeiter gesehen. Ich verkehrte in den Häusern von Dr. Karl Abraham, Dr. Eitingon, Dr. Marcinowski, Dr. v. Hattingberg, und die gemeinsamen Sitzungen fanden vielfach bei Koerber statt« (Blüher, 1953, S. 253f.).

23 Hans Blüher war ein Schüler von Ludwig Gurlitt, aus dessen Klasse am Gymnasium in Berlin-Steglitz die Wandervogelbewegung hervorging. Gurlitt forderte eine »Einheitsschule«, in der Lehrer(innen) und Schüler(innen) auf einer Stufe stehen sollten. Hans Blüher war der erste Chronist der Wandervogelbewegung.

24 In zweiter Ehe war er mit der Ärztin Else Hebner verheiratet. Seine beiden Frauen, aber auch die Schwiegerväter besuchten die Familie von Prosch regelmäßig in Kallinchen. So erinnert die Tochter Ernestine Milla von Prosch, wie sie von einem der Schwiegerväter Hans Blühers Meerschweinchen geschenkt bekam, die sich im Laufe der Jahre auf die stattliche Zahl von 25 Stück vermehrten. Milla von Prosch besaß auch ein Bild von Walt Laurent, das sie einem Aufruf Hans Blühers folgend gekauft hatte, in dem er in der Zeitschrift *Die Tat* darum bat, man möge den verarmten Walt Laurent finanziell unterstützen, indem man seine Bilder kaufe. Blüher hatte Walt Laurent, einen Transsexuellen, bei Koerber kennengelernt (Blüher, 1953, S. 272).

Nach dem Sanatoriumsaufenthalt in Sielbeck lebte Milla von Prosch mit ihren beiden verbliebenen Kindern eine Weile auf dem Gut ihrer Schwägerin[25] und Schwiegermutter in Beiersdorf bei Löbau in der Lausitz, bis ihr Mann nach Jahren aus der französischen Kriegsgefangenschaft entlassen wurde. Ihre Tochter, Ernestine Milla Beate von Prosch, erinnert sich gerne an diese Zeit auf dem Gut, wo sie zusammen mit ihrem Bruder und dem gleichaltrigen Cousin Hermann die Dorfschule besuchten. Es war die Zeit im bzw. kurz nach dem Ersten Weltkrieg, und ihre Großmutter und Tante nahmen Feriengäste aus Dresden auf, um ihr Einkommen zu verbessern. »Hühner, ein paar Ziegen, Kaninchen, Fischzucht und ein großer Park – ideal für Kinder. Die Ställe waren voller Arbeitspferde, Kühe, Schweine usw. geleitet von Pächtern. Dort konnte ich zu meiner Freude Ferkeln die Flasche geben.«[26] Milla von Prosch reiste in dieser Zeit viel in die Schweiz – vermutlich um ihren am Vierwaldstätter See internierten Mann, vielleicht auch C. G. Jung zu besuchen – und traf sich mit Hans Blüher.

Um ihren Kindern eine gute Schulbildung zukommen zu lassen, schulte Milla von Prosch sie in der Freien Schulgemeinde Wickersdorf in Thüringen bei Saalfeld ein. Sie war 1906 von den Reformpädagogen Gustav Wyneken (1875–1964) und Paul Geheeb (1870–1961), dem späteren Gründer der Odenwaldschule, aufgebaut worden. Nach Wyneken war eine ideale Erziehung gekennzeichnet durch einen gesunden körperlichen Umgang, durch Offenheit gegenüber sexuellen Fragen und der Vermeidung von Angst als pädagogischem Mittel (Maasen, 1995, S. 20).[27]

25 Der Halbbruder ihres Mannes, Alfred von Prosch (1868–1938), hatte sich 1917 von seiner Familie getrennt. Das Gut wurde dann von Pächtern geführt. Emilie Julie Hermine von Prosch geb. von Döring (1879–1947) behielt das Gutshaus. Aus dieser Ehe stammen zwei Töchter (geb. 1897 und 1901) sowie ein Sohn, Hermann von Prosch (geb. 1908). Er fiel als Major der Infanterie am 3. Oktober 1941 bei Nowotscherbinow.

26 Brief vom 5. Januar 1999.

27 Geheeb wurde Leiter der Schule und Wyneken Mitleiter. Es kam bald zu Auseinandersetzungen zwischen beiden bezüglich Fragen der Koedukation und der »Kameradschaften«. Obwohl Wyneken 1910 entlassen und Martin Luserke neuer Direktor wurde, prägten Wynekens Ideen Wickersdorf weiter. Angeregt durch Hans Blüher interessierte sich Wyneken für die Jugendbewegung. Er kritisierte die Wandervogelbewegung als Jugendkultur ohne geistige Interessen. 1919 kehrte er als Direktor nach Wickersdorf zurück. Nachdem 1925 Luserke Wickersdorf verließ, arbeitete für vier Jahre Peter Suhrkamp als Leiter mit, bis er 1929 wegen Kompetenzstreitigkeiten mit Wyneken Wickersdorf verließ. Bereits Ende 1920 bezichtigte man Wyneken »unzüchtiger Handlungen« an Schülern. Nach erneuten Verdächtigungen wurde er 1931 gezwungen, die Freien

Wynekens Auffassungen wurden auch in dem von Siegfried Bernfeld gegründeten Academischen Comité für Schulreform diskutiert. Während Wyneken die Schaffenskraft eines geistigen Führers betonte, war Bernfeld der Auffassung, dass die Jugendbewegung vor allem eine Sache der Jugend selbst sei. Innerhalb des Comité hielten unter anderem Otto Fenichel, Norbert Elias, Paul Lazarsfeld und Gustav Wyneken Vorträge (Jantzen, 1969). Die Freien Schulgemeinden hatten in den 1920er Jahren den Ruf von »Kommunistenschulen«.

Wickersdorf war eine für damalige Verhältnisse große Schule mit Anfang der 1920er Jahre mehr als einhundert Schülern. Eingestellt gegen das moderne Stadtleben, mit einer Rückbesinnung zur Natur, zielte die Erziehung auf »Geistesbejahung«, »Kulturgesinnung« und humanistische Tradition. Geist als kollektives Bewusstsein – gegen Mittelmaß und Verflachung –, Gedanken, die man bei Hans Blüher, aber auch Milla von Prosch wiederfindet. Familienerziehung galt als »Noterziehung«; mit Beginn der Pubertät sollten Jugendliche die Familie verlassen. Im Vordergrund stand nicht nur die Entwicklung der individuellen Persönlichkeit, sondern die »Heranbildung eines neuen Menschen«. Mädchen und Jungen wurden in der Schule gemeinsam betreut, wenn auch noch in getrennten Häusern.[28]

Für Milla von Proschs Tochter war der Gegensatz zwischen dem Land-

Schulgemeinden zu verlassen; er lebte dann mit einem dieser Schüler in Berlin. In der Folge kam es zu Diskussionen um den pädagogischen Eros und der Konfrontation der Jugendbewegung mit der Homosexuellenfrage, angestoßen Jahre zuvor schon durch Blühers Schriften (Jantzen, 1969).

28 Befürworter der Koedukation war Paul Geheeb. Bis in die 1920er Jahre machten Mädchen nie mehr als ein Viertel der Schülerschaft aus. Faktisch blieb die Position der Mädchen zweitrangig; sie blieben eine Enklave innerhalb der Männergemeinschaft. Für Wyneken war die Koedukation nur akzeptabel, solange die Erziehung der Jungen nicht behindert wurde. Die Freie Schulgemeinde war eine höhere Lehranstalt mit neun Klassenstufen. Durch die Ausweitung des Fächerkanons kam die Schule schnell in den Ruf, ein höheres Niveau zu haben. Sie galt allgemein als teure Schule und wurde weitgehend von den Eltern finanziert. Die Schüler(innen) kamen aus finanzkräftigen Familien der Diplomatie, Künstler- und Akademikerkreisen. In den Freien Schulgemeinden war jede Gruppe organisiert: Schüler(innen) im Schülerausschuss, Lehrer(innen) in Lehrerkolloquium, Eltern in der Elternschaft, Schüler(innen) und Lehrer(innen) in Kameradschaften; ein Aufsichtsrat aus Lehrer(inne)n und Eltern trug formale Verantwortung für die Schule. Die Kameradschaften waren altersgemischt und hatten jeweils einen auserkorenen »Führer«, um den sich ein Kreis von Freund(inn)en gruppierte (Jantzen, 1969).

leben auf dem Gut in Beiersdorf und der neuen Schule zu krass; sie fühlte sich dort »schrecklich unwohl« und entwickelte sich »zu einem ausgesprochenen Einzelgänger«. Zweimal musste ihre Mutter telegrafisch herbeigerufen werden, weil ihre Tochter schwer erkrankt war. Nach einem Jahr verließ sie Wickersdorf, während sich ihr Bruder dort wohl fühlte und noch ein weiteres Jahr blieb.[29]

Milla von Prosch, in der Zeit bereits mit Hans Blüher befreundet, kannte sich in den reformpädagogischen Diskussionen und Kreisen gut aus. Später führte sie mit dem Pädagogen Dr. Fritz Klatt[30], der ein im Frühjahr 1921 von ihm in Prerow am Darß/Pommern »nach den Grundsätzen der ›neuen Erziehung‹ gegründete« Ferienschul- und Jugendheim leitete, dort gemeinsam Kurse durch.[31] Klatt gehörte zu den Wegbereitern der modernen Freizeitpädagogik. In seinen Schriften und der praktischen Erziehung betonte er den erzieherischen Wert der Sprache, die Bedeutung des Rhythmus und die Gestaltung der arbeitsfreien Zeit.

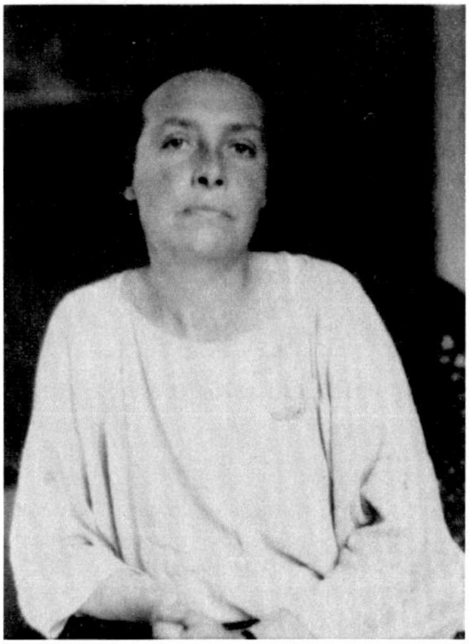

Abb. 12: Milla von Prosch o. J.

Es ist nachträglich schwer festzustellen, inwieweit Milla von Prosch auch von ihm beeinflusst wurde bzw.

29 Ihre Gruppe wurde von Wynecken geleitet; ein weiterer ihrer Lehrer war Martin Luserke (Milla von Prosch, Brief vom 17. Januar 1999).

30 Fritz Klatt (geb. am 22. Mai 1888 in Berlin, gestorben am 25. Juli 1945 in Wien) war ab 1931 Professor an der Pädagogischen Akademie in Hamburg-Altona und veröffentlichte zahlreiche reformpädagogische Werke (Meyer Enzyklopädisches Lexikon, 1975, S. 751; Brockhaus, 1931, S. 199).

31 Das Zitat stammt aus *Das Werdende Zeitalter*, (Juli 1922, S. 96). In der Datei des DI Milla von Proschs werden als Vortrags- und Vorlesungstätigkeit angegeben, dass sie Vorlesungen im Institut gegeben habe sowie in der Volksschule Prerow. In der *Zeitschrift für Individualpsychologie* (1928, 4, S. 41) findet man folgende Anzeige: »Im Volksschulheim auf dem Darß, Dr. Fritz Klatt, Prerow an der Ostsee, läuft vom 23. April bis 21. Mai ein Kursus, der sich mit der Besprechung psychologischer Grundfragen der Gegenwart (Psychologie und ihre Beziehungen zur Biologie) beschäftigt. Frau Milla von Prosch – Kallinchen NM. und Schulrat Dr. Pagel – Charlottenburg werden als Gastlehrer erscheinen.«

in welchem Maße sie andere anregte. Immerhin schätzte Hans Blüher ihre Gedanken so sehr, dass er einen mit ihr im Herbst 1918 geführten Briefwechsel zu »Mehrehe und Mutterschaft« mit ihr veröffentlichte (Blüher & von Prosch, 1919).[32] Danach verbrachten Blüher und Milla von Prosch im Herbst 1918 gemeinsame Tage in den Bergen. Milla von Prosch antwortete am 25. November 1918 auf Hans Blühers Brief vom 25. Oktober:

> »Lieber Hans Blüher!
>
> Vielen Dank für Ihren Brief. Die Antwort verzögerte sich, denn ihre Fragen zwangen mich, einiges, das nur gefühlsmäßig in mir wach wurde, in Worte zu fassen; das brauchte Zeit. Verschiedene Reisen, durch die äußeren Unruhen veranlaßt, störten auch durch Ablenkung, jetzt aber bin ich wieder im Gebirge. Von meinem Fenster aus sehe ich den Berg des ›Weißen Gottes‹, an dessen Hängen wir bei Ihrem Hiersein in der Herbstsonne saßen. Jetzt deckt ihn Schnee« (Blüher & von Prosch, 1919, S. 15).

In diesem Briefwechsel widerspricht sie an einigen Stellen seinen Ansichten hinsichtlich Eros, männlicher und weiblicher Sexualität, Vater- und Mutterliebe.

> »Das Gefühl des Mannes, das Sie Vaterliebe nennen, ist kein Gegenstück zur Mutterliebe. Die Einstellung des Vaters auf den Sohn als des Weiterführers des vom Vater begonnenen Werkes ist eine Vergewaltigung des Menschtums des Sohnes, – mancher der besten Söhne zerbrach an diesem unberechtigten Anspruch. [...] Ursprünglich hat der Mann keine Beziehung zum Kinde außer über die Frau; er liebt in seinem Kinde nur sich selbst« (ebd., S. 16).

Und an anderer Stelle (ebd., S. 20f.):

> »Höchst eigenartig und erstaunlich vielseitig sind die Eheformen des Menschen; die Form der Familie hängt durchaus von der Wirtschaftsform ab.
>
> Hunger drängt zu Tauschmittel und Besitz. Der Mann, die Möglichkeit des dauernden Besitztums begreifend, setzt sich auf eigenem Grund und Boden fest. Damit ist der Beginn einer Entwicklung gegeben, deren Ende der Kapitalismus ist. Das Weib, der physischen Gewalt preisgegeben, wird

32 Das per Fernleihe ausleihbare Buchexemplar enthält eine Widmung von Hans Blüher für Theodor Däubler aus dem Jahr 1919.

zum Eigentum des Mannes und trägt mit den Kindern, die als Arbeiter erwünscht sind, den Namen des Besitzers.

Das höchste Gefühl zwischen Mann und Mann ist das der Treue (aus der Beharrung des Stoffes + Eros). Treue wird verkörpert im Ehrbegriff.

›In solchem Dienst der Liebe ...
... eins nur bleibt,
das stärker, zarter ist; die heilige Ehre.‹

Alles, was mit Männertreue zusammenhängt, wird mit dem Ehrbegriff verschmolzen. Eigentumsverletzung macht unehrlich. Soweit auf der Welt das Weib als Eigentum des Mannes betrachtet wird, sind die ›Rechte‹ des Mannes auf das Weib durch ›Ehre‹ gesichert! Aus der physikalischen Gewalt, Liebe ausschaltend, setzt sich an Stelle einer leben tragenden Sittlichkeit eine einseitige männliche Moral, auf Treue aufgebaut. Einsicht des Mannes in die Notwendigkeit einer Ordnung, Einsicht des Weibes, sich und die Aufzucht des Kindes hier am besten zu sichern, führen zur Dauer Ehe. Hier wird der Mann am bequemsten des sexuellen Triebes Herr und kann die übrige Kraft der Arbeit geben. Das Weib legt seine Kraft ins Kind.«

Das Kinderheim in Kallinchen

Nach dem letzten Sanatoriumsaufenthalt in Sielbeck lebte die Mutter Milla von Proschs mit einer Schwester als Pflegerin in Berlin-Charlottenburg. Trotz mehrerer Sanatoriumsaufenthalte gesundete sie nicht, und am 10. Mai 1919 stürzte sie sich aus dem Fenster ihrer Wohnung zu Tode. Einen Monat zuvor hatte Milla von Prosch in Kallinchen das Anwesen der ehemaligen Ziegelei der Gebrüder Fuisting[33] gekauft, womit die Familie den letzten Rest ihres Vermögens vor der Inflation retten konnte. Kallinchen, das am Motzener See liegt, war damals ein kleines Dörfchen mit ungefähr 500 Einwohner(inne)n, »idyllisch ländlich, mit einem Storchen-

33 Es war ein Kalksandsteinbetrieb; die weißen Ziegelsteine wurden mit Frachtkähnen durch den Galluner- und Nottekanal befördert. Die Gebäude der Ziegelfabrik wurden zu einer Kaserne umgebaut. Es mag sein, dass Erich von Prosch die Ziegeleibesitzer aus seiner Militärzeit kannte, da einer der Brüder Oberleutnant gewesen ist (Rudolf Jeske, Gespräch am 26. März 1999).

nest«[34]. Es lebten dort wenige Bauern, hauptsächlich Handwerker, die ein kleines Häuschen mit Garten besaßen und sich nebenher etwas Vieh hielten. Viele kamen aus Berlin zur Erholung herausgefahren, und es gab damals bereits mehrere FKK-Strände.

Zu der 1906 im Jugendstil gebauten, mehr als fünfzehn Zimmer umfassenden Villa, an der Hauptstraße in Kallinchen gelegen, gehörten ein Park mit einem Teich und Springbrunnen, alles von einer Mauer[35] umgeben, eine Gärtnerei und ein Hektar Land. Hier baute Milla von Prosch nach Abschluss ihrer Ausbildung »ein kleines Heim für psychologische Behandlung« auf, wie sie es in Erinnerungsnotizen nannte; ideell unterstützt durch ihre Analytikerin Toni Sussmann. Es habe warnende Stimmen aus der Kollegenschaft gegeben, die befürchteten, Übertragungen könnten das Zusammenleben stören.[36]

Es gab zu der Zeit recht wenige Erfahrungen, Psychoanalyse und Pädagogik miteinander zu verbinden: Oskar Pfister entwickelte die Pädanalyse (eine Mischung aus Pädagogik, Psychoanalyse und Seelsorge), August Aichhorn arbeitete ab 1918 in der Fürsorgeerziehung des Knabenheims Oberhollabrunn, das 1920 nach St. Andrä in Niederösterreich verlegt wurde, wo es unter Aichhorns Leitung bis 1992 blieb; ab 1921 versuchte Hans Zullinger Psychoanalyse und Pädagogik in der Schule zu integrieren, acht Monate (1919–1920) experimentierte Siegfried Bernfeld mit dem zionistischen Kinderheim Baumgarten, Wera Schmidt baute (1921–1932) ein Kinderheim in Moskau auf, in dem sie neue Wege in der psychoanalytischen Erziehung erproben wollte. Nelly Wolffheim wandte ab 1922 psychoanalytische Kenntnisse in ihrem Privatkindergarten in Berlin an und 1925 schuf Anna Freud eine eigene Schule, geleitet von Eva Rosenfeld, in der Peter Blos und Erik Erikson mitarbeiteten (Ludwig-Körner, 2024). Ob die Jungianerin Julie Aichele von Milla von Prosch inspiriert wurde, bleibt ungewiss. Sie baute 1922 in Beuren ein Kinderheim auf, in dem sie ebenfalls Kinder, Jugendliche und Erwachsene betreute.[37] 1923 eröffneten Dr. Stephanie Horovitz und Dr. Alice Friedman, Schülerinnen von Alfred

34 Milla von Prosch, Gespräch am 13. Dezember 1998.

35 Nach dem Krieg konnte sie die Steine der Mauern verkaufen; sie wehrte sich allerdings heftig, als ihr ein Ackerland, das ihnen auch gehörte, weggenommen werden sollte (Interview am 26. März 1999 mit Frau Dreyer).

36 Erinnerungsnotizen Milla von Proschs.

37 Sie war ebenfalls Mitglied des DI und hielt dort einen Vortrag (Oberborbeck, 1993).

Adler, in Wien »ein Erziehungsheim für eine kleine Anzahl schwer erziehbarer Kinder«.[38] Das heilpädagogische individualpsychologisch orientierte Kinderheim von Annemarie Wolff wurde 1926 in Berlin eröffnet (Ludwig-Körner, 1998).

Carl Gustav Jung förderte früh die Kinderanalyse und vertrat 1911 auf dem 1. Internationalen Kongress für Pädiologie in Brüssel die Ansicht:

> »Solche Analysen können am besten von Frauen besorgt werden. Ich habe bereits einige Damen in Psychoanalyse ausgebildet, hauptsächlich zum Zwecke der Kinderbehandlung. Es scheint, dass das für die Frau ein neuer und schöner Beruf wird [...] und ich bin durch vielfältige Erfahrung zur Ansicht gekommen, dass Frauen vermöge ihrer natürlichen psychologischen Einfühlung gerade für diese Arbeit weit geeigneter sind als die Männer« (Kongressbericht, 1912, S. 333).[39]

Es ist zu vermuten, dass Milla von Prosch, obwohl »Jungianerin«, mit ihrer undogmatischen Einstellung auch Kurse am Berliner Psychoanalytischen Institut besuchte.[40] 1921 gab Hermine Hug-Hellmuth in Berlin Seminare zur Kinderanalyse, und 1922 wurde Ada Müller-Braunschweig als Mitarbeiterin der Berliner Psychoanalytischen Poliklinik angestellt, mit der Aufgabe, die Kindertherapie am Berliner Institut zu fördern.

Laut Datei des DI behandelte Milla von Prosch ab 1920 Patient(inn)en in »Kallinchen und auswärts«. Sie hatte sich in Berlin, in der Nähe vom Nollendorfplatz, in einer großen Wohnung ein Zimmer angemietet, wo sie übernachten und ihre Patient(inn)en behandeln konnte.[41] Auf der Zugfahrt von Kallinchen nach Berlin erledigte sie ihre Post. Sie richtete es sich so ein, dass sie am späten Vormittag von Kallinchen losfuhr, um nach einer Übernachtung am nächsten Tag zurückzukommen. Am nächsten oder übernächsten Tag fuhr sie dann nochmals für eineinhalb Tage nach Berlin.

38 *Zeitschrift für Individualpsychologie*, 1923/24, 2, 6, S. 45.

39 Erster Kongreß der Pädiologie, Brüssel 1911, Kongressbericht 1912.

40 Nach Erika Ehlers bezeichnete Milla von Prosch sich selbst als »Jungianerin, obwohl sie Freuds Arbeiten schätzte und nutzte« (8. März 1999).

41 Für ein halbes Jahr wohnte ihre Tochter während ihrer Ausbildung zur Kindergärtnerin im Pestalozzi-Froebelhaus auch in diesem Berliner Zimmer. Kam die Mutter, so schlief die Tochter auf einer Zusatz-Matratze auf dem Boden: »[D]as war für uns kein Problem. Wir waren alle nicht verwöhnt, wenn auch Offiziershaushalt, beide Eltern kamen von großen Gütern« (Brief vom 17. Januar 1999).

Meistens blieb sie nur zwei Nächte in der Woche dort. Viele ihrer Patient(inn)en waren jüdischen Glaubens, die sie entweder in Berlin sah oder die nach Kallinchen reisten.[42] Manche von ihnen blieben für mehrere Tage oder Wochen, lebten im Haus mit und erhielten in Kallinchen ihre analytischen Sitzungen. Manchmal brachten die Patientinnen und Patienten ihre Kinder mit, weil sie der Meinung waren, sie bräuchten ebenfalls Therapie, oder weil sie glaubten, Milla von Prosch könne sie besser erziehen. Bei anderen waren von vornherein die Schwierigkeiten der Kinder der Anlass, sie für eine Weile im Haus aufzunehmen, und die Mütter besuchten sie dann dort und erhielten ebenfalls einige psychoanalytische Stunden.[43] Es mögen auch die Erfahrungen mit den psychosomatischen Erkrankungen ihrer Tochter während ihres Aufenthaltes in Wickersdorf gewesen sein, wie ihre Tochter vermutet, die zum Entschluss Milla von Proschs führten, ein Kinderheim in ihrer Villa in Kallinchen aufzubauen.[44]

> »Zwei sehr große Zimmer im Parterre waren der Speiseraum und der Raum zum Spielen für die Kinder. In zwei weiteren Räumen war die Schule. In einem Seitenflügel der ersten Etage waren die Privatzimmer des Ehepaars: ein Wohnzimmer für die Familie, ein Arbeitszimmer für Frau von Prosch, und zwei kleinere Zimmer waren die Schlafzimmer des Ehepaars. Die Heimkinder lebten meist zu zweit. Die Zimmer waren wohnlich eingerichtet. Für die Patienten von Frau von Prosch, die zuweilen auch einige Tage im Haus blieben, waren zwei Gästezimmer reserviert. Die Kinder Ernestine Milla und Erich Holm von Prosch hatten zwei große Zimmer im zweiten Stock.
>
> Der Garten war aufgeteilt in ein parkartiges Gelände mit einem Teich und einem großen Gemüsegarten, dessen Erde sandig und mühsam zu bearbeiten war. Neben dem Haus begannen Wiese und Wald. Hier lebten also Familie und Kinder und Gäste nebeneinander. Einmal am Tag trafen sich alle Hausbewohner zum gemeinsamen Mittagessen. Frau von Prosch war der innere ›Mittelpunkt‹. Herr von Prosch achtete unauffällig darauf, dass

42 So kam Frau Geilen, eine Ärztin, oft nach Kallinchen und erhielt dort, aber auch in Berlin, ihre analytischen Stunden. Von ihr erwarb Milla von Prosch wiederum viel von ihrem medizinischen Wissen, da sie sich nicht scheute, selbst vom Wissen anderer zu lernen (Erika Ehlers, Gespräch am 30. August 1999).

43 In ihrem Aufsatz »Seelische Behandlung und Atemschulung im Kinderheim« (1928, S. 300) schrieb Milla von Prosch, dass sie von »Analysanden und anderen« gebeten worden sei, deren Kinder zu erziehen.

44 Ernestine Milla von Prosch, Brief vom 5. Januar 1999, sowie Milla von Prosch (1928).

Ordnung im Haus stets gewahrt blieb. Die Haustür stand den ganzen Tag offen. Es war ein zwangloses Kommen und Gehen in einer Atmosphäre, in der jeder sich zugleich frei und geborgen fühlen konnte. Für den Begriff ›Kinderheim‹ war die Zahl der Kinder zu gering. Richtiger wäre zu sagen: Herr und Frau von Prosch nahmen Kinder in ihrem Haus auf und lebten mit ihnen wie in einer großen Familie. Die Kinder nannten sie ›Papi und Mutti‹, das ging ihnen leicht von den Lippen.

Die Kinder kamen aus Familien, deren Vater im Ausland arbeitete, oder deren Eltern beide beruflich überlastet waren oder in Scheidung lagen. Soweit der Grund in den Kindern selber lag, hatten sie erhebliche Schwierigkeiten, sich in Elternhaus oder Schule einzuordnen. Die Kinder, die von den Eltern angemeldet waren, kamen (meist) aus Gymnasien. Die Kinder, die vom Jugendamt Berlin ausgewählt waren, besuchten die Volksschule.«[45]

Die Kinder kamen aus sehr unterschiedlichen Elternhäusern. Es waren Kinder, »die ihre Schwierigkeiten manchmal sich selber, meistens jedoch ihren Eltern zu verdanken hatten, die oft auch Juden waren« (Leonhardt, 1991). Ihre Eltern waren Filmschauspieler(innen), Lehrer(innen) oder Kolleg(inn)en, wie der Sohn des Jungianer-Ehepaars Achelis, der für ein halbes Jahr in Kallinchen lebte, aber auch Handwerker(innen), Arbeiter(innen). Rudolf Walter Leonhardt[46] kam mit ungefähr sieben Jahren mit seiner eineinhalb Jahre jüngeren Schwester aufgrund der schweren Erkrankungen seiner Eltern Ende 1927 oder Anfang 1928 nach Kallinchen. Nach dem Tod des Vaters konnte seine Mutter, die selbst oft im Krankenhaus lag, ihre Kinder nicht mehr versorgen; sie verstarb 1932. Milla von

45 Erika Ehlers, Brief vom 8. März 1999.

46 Der Journalist und Schriftsteller Rudolf Walter Leonhardt wurde am 9. Februar 1921 in Altenburg/Thüringen geboren. Nach einem Studium der Naturwissenschaften und Philosophie in Leipzig setzte er nach Kriegsende sein Studium (Geschichte, Deutsch, Englisch, Französisch) in Bonn, Cambridge, London fort, legte in Bonn sein Staatsexamen ab und promovierte 1950 in Bonn zum Dr. phil. Zuvor war er von 1948 bis 1950 Dozent für moderne deutsche Literatur in Cambridge, arbeitete dann von 1950 bis 1955 als Programm-Assistent beim BBC in London. Von 1953 bis 1955 war er außerdem als Londoner Korrespondent für die Wochenzeitschrift *Die Zeit* tätig; von 1955 bis 1957 gehörte er der politischen Redaktion der *Zeit* an, war anschließend bis 1973 Feuilletonchef und wurde dann stellvertretender Chefredakteur. Ab 1979 war er zudem Chefredakteur der internationalen Kulturzeitschrift *ergo* (*Munzinger Archiv*, 4/1986, *Who is Who?* 34, 1995/96, S. 820).

Prosch kannte das Ehepaar Leonhardt, die beide Pädagogen waren, über den Reformpädagogen Fritz Klatt. Walter Leonhardt erinnert sich an eine um sieben Jahre ältere »Anne«, die er damals sehr liebte, und an einen jüdischen Jungen seines Alters, der in die USA emigrieren konnte. Im Kinderheim wurden auch einzelne Kinder mit Down-Syndrom betreut. Ernestine Milla Beate von Prosch erinnert sich

> »an Ursel, die von den Kindern manchmal Dussel gerufen wurde, ein mongoloides Mädchen, das, wenn man nicht aufpasste, geradeaus lief und wenn es das Wasser war, und an einen vierjährigen Jungen. Damals trugen Kinder Schürzen mit großen Taschen quer vorm Bauch, und während wir Heu wendeten, suchte er Frösche, die nun alle wieder davonhüpften ins Moor. Es war keine psychotherapeutische Behandlung im Sinne von Einzelsitzungen, sondern die Kinder lebten einfach mit. Man hatte nicht viel. Im Sommer liefen sie meist in Badehöschen herum. Es waren auch nicht nur reiche Eltern, die ihre Kinder dorthin gaben.«[47]

Milla von Prosch schreibt in ihrem Aufsatz (1928, S. 301f.) über die Kinder:

> »Die uns zugeführten Kinder haben meist Schwierigkeiten mit der Schule. Obwohl intellektuell normal, ab und zu einseitig begabt, auch hochbegabt, erreichen sie die Klassenziele nicht, z. B. wegen Unkonzentriertheit. Oder die Einstellung gegen die Erzieher ebenso wie krankhaft starke Bindungen an Vater oder Mutter bedürfen der Auflösung; ab und zu kommt Zwangsonanie vor, die beim Kinde sehr schnell behoben werden kann. Vielleicht liegen als Störungsursache die Verschiebungen der verdrängten sogenannten Säuglingsonanie vor, die sich in unzähligen Formen äußert, wie etwa in vielem Schwatzen, Nägelkauen, Unruhe in allen Gliedern. Dann wieder sind Charakterfehler aller Arten und Grade zu beheben, Kleptomanie, Angstzustände verschiedenster Formen, die das ›Nichtkönnen‹, d. h. die Unmöglichkeit, dem Gewollten zu folgen, stets klar vor Augen führen und auch dem Laien deutlich machen, dass die Schwierigkeiten nicht mit ›schlechtem Willen‹ zu tun haben, sondern ihre Ursache in der gehemmten Willensfunktion zu suchen ist. Verträumtheit sowie Hemmungslosigkeiten spielen auch eine große Rolle. Oft betonen ängstliche Eltern den mangelnden Ap-

47 Milla von Prosch, Brief vom 5. Januar 1999.

petit der Kinder, andere bedauern das Gegenteil konstatieren zu müssen. Schwachsinnige können gefördert werden durch Ablösung nicht beachteter Angst-Neurosen, so dass dann der Besuch der Hilfsschulen möglich wird. Sie sind für die anderen Gegenstand zur Entwicklung der Hilfsbereitschaft und stören als Einzelne nicht, da die Nachahmungssucht des nervösen Kindes bei uns gebunden und abreagiert wird durch improvisierte Vorführungen, die sich im Laufe allgemeiner Unterhaltungen öfters ergeben. So ist das Bild hinter den Kulissen äußerst bunt. Für den Laien pflegt nur die größere Beweglichkeit der Kindergruppe ins Auge zu fallen.«

Erich von Prosch, im Rang eines Majors aus dem Krieg entlassen, konnte infolge seiner Invalidität nicht mehr seinem Beruf nachkommen und begann einen kleinen landwirtschaftlichen Betrieb in Kallinchen aufzubauen. Anna Luise Milla von Prosch war diejenige in der Familie, die »das Bargeld verdiente, der Vater sorgte für die Naturalien«.[48] Er war ein großer, hagerer, wortkarger, in sich gekehrter Mann, der eher im Hintergrund stand und zu Depressionen neigte.

»Wenn Frau von Prosch aus Berlin zurückkam, war ihre erste Aufgabe, sich um ihren Mann zu kümmern, ihm Erlebnisse aus Berlin zu erzählen, viel mit ihm zu lachen, bis er seine depressive Stimmung überwunden hatte. Alle Entscheidungen über Haus und Heim trafen Herrn und Frau von Prosch gemeinsam.«[49]

Wenn seine Frau sich auf den damals mühseligen Weg nach Berlin machte, begleitete er sie auf dem langen Fußweg zum Bus, der sie zum nächsten Bahnhof brachte, und trug ihre schwere Tasche, auch holte er sie vom Bus ab. »Er strahlte eine militärische Disziplin aus, jedoch ohne das dazugehörige Gebahren. Es mag auch durch seine Kleidung verstärkt worden sein, die an eine Uniform erinnerte, so wie Jäger sie trugen.«[50] Tagsüber war er mit der Landwirtschaft beschäftigt, bei der ihm teilweise die Heimkinder halfen. Abends saß er rauchend und lesend im Salon, der sich neben dem Therapieraum befand. Einmal habe Milla von Prosch einen jungen Mann behandelt, der sehr laut und wütend wurde und im Affekt mit einem

48 Milla von Prosch, Gespräch am 13. Dezember 1998.

49 Erika Ehlers, Brief vom 25. August 1999.

50 Rudolf Walter Leonhardt, Gespräch am 25. Mai 1999.

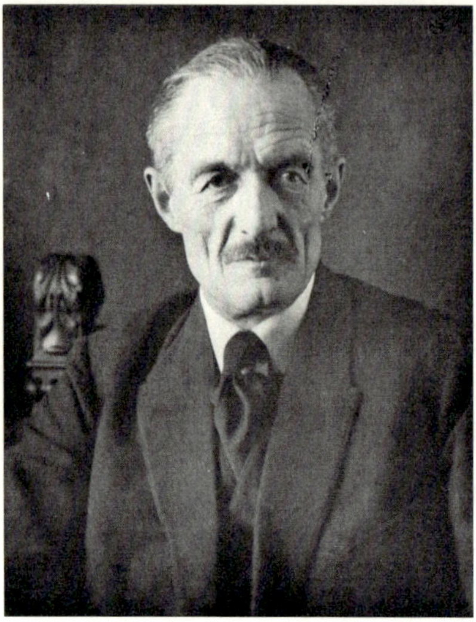

Abb. 13: Erich von Prosch 1938

Blumentopf nach ihr warf. Fortan habe ihr Mann im Salon »Wache gehalten«, um gegebenenfalls eingreifen zu können. Er war nur indirekt – durch seine pure Anwesenheit – ins Erzieherische involviert, indem er durch seine Haltung Disziplin vermittelte, ohne zu strafen. Manchmal saß eines der Heimkinder auf seinem Schoß und bekam von ihm Geschichten vorgelesen.

Die kriegsbedingte jahrelange Trennung, die veränderte Lebenssituation aufgrund der Berufsunfähigkeit und den wirtschaftlichen Folgen der Inflation, sicherlich aber auch die Erfahrungen aus den Psychotherapien und der therapeutischen Ausbildung Milla von Proschs, machten es dem Paar anfänglich schwer, wieder einen gemeinsamen Weg miteinander zu finden. Milla von Prosch wird von allen als »zupackend« und »initiativ« geschildert, so als hätte sie in der Verbindung mit ihrem Mann die »Sonnen-« und er die »Schattenseite« gelebt. Ob die Passage aus dem Briefwechsel Milla von Proschs mit Hans Blüher (1919, S. 26) auf das Ehepaar selbst zugetroffen haben mag, bleibt offen:

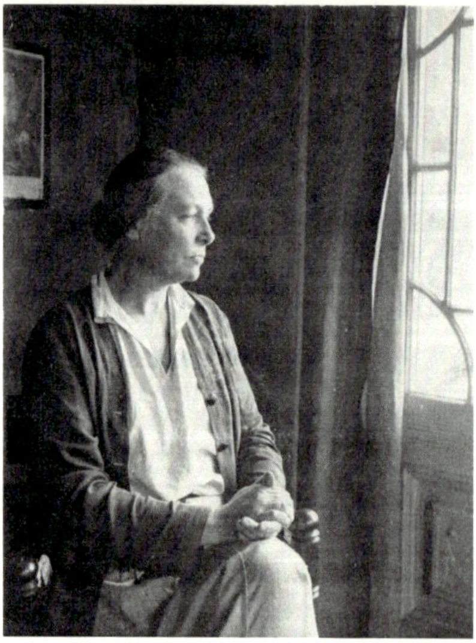

Abb. 14: Milla von Prosch 1938

> »Wenn eine Jungfer in die Ehe tritt, so ist ihre Liebesfähigkeit noch unentwickelt, sie kennt nur die geschwisterliche Liebe und lernt die mütterliche dazu – dann tritt meist der Still-

stand in der gesamten Entwicklung ein, und aus dem Miteinander der Eheleute wird ein Nebeneinander, das mit Resignation ertragen, meist aber mit Selbstbetrug zugedeckt wird. Völlige Freiheit beider Teile hebt den üblichen Ehebegriff auf und ist doch der Weg zur Reifung und würde in den meisten Fällen zum Einanderwiederfinden führen. Infantile Ichsucht und Feigheit verhindern meist die Probe.«

Das Kinderheim hätte Milla von Prosch nicht ohne Hilfe führen können.[51] In ihrem 1928 veröffentlichten Aufsatz »Seelische Behandlung und Atemschulung im Kinderheim« (S. 300) schrieb sie, wie sie, als sie ungefähr 1920 das Kinderheim eröffnete, vor der Aufgabe stand, die »Hilfskräfte« auszubilden, denen analytisches Denken ungewohnt war und von denen einige selbst therapeutischer Hilfe bedurften.[52]

»Als Ziel für Erwachsene und Kinder war gesetzt: Erreichung eines Zustandes innerer Harmonie, der Einfügung in die gegebenen Gemeinschaften, unter Wahrung der Selbstbehauptung ermöglicht. Das ist ein allgemeines Erziehungsziel. Für den Charakter des inneren Betriebes war Vorbedingung, dass durch das Erlebnis eine andere als die sonst übliche Bewertung der Arbeit – als ›standesgemäß‹ oder verachtet – erreicht werden konnte, zugunsten der Bejahung der Leistung an sich, gleich auf welchem Gebiet. Die Beziehung zur Arbeit und zu jeder Leistung ist beim Nervösen stets gestört, was sich sowohl in Überbetonung wie in Ablehnung der Arbeit äußert. Zwar musste Festlegung des Arbeitsanteils jedes Einzelnen erfolgen, um das Verantwortungsgefühl zu pflegen. Trotzdem musste Selbstbedienung, soweit die heutige

51 Nicht mehr alle Personen, die dort arbeiteten, sind namentlich bekannt. Milla von Prosch (1928, S. 301) schrieb: »Arbeit und Anleitung verteilt sich auf 5 erwachsene Kräfte.«

52 »So wurde ich vor etwa 8 Jahren vor die Aufgabe gestellt, für welche Vorbilder fast ganz fehlten. Die äußerlichen Vorbedingungen ergaben sich in einem gut eingerichteten, zwischen See und Wald gelegenen Haus mit großem Garten und kleiner Landwirtschaft. Hilfskräfte, die auf dem beabsichtigten Wege zum Ziel für die verschiedenen Arbeitszweige nötig waren, fehlten damals vollständig, denn alle kamen, fachlich zwar gut ausgebildet, aus der üblichen Erziehung, gewöhnt, dem äußeren Schein zu dienen, oft in erzwungenem, unbewusst-unechten Pflichtgefühl, im Drill stehend, oft ehrgeizig, bei bestem Willen für ihre Tätigkeit doch überzeugt, dass für die sich einstellenden Schwierigkeiten die Ursache außerhalb ihres Selbst in Umständen oder anderen Menschen zu suchen wären. So musste an ihnen auch die Arbeit geleistet werden, für die die Kinder aufgenommen wurden« (von Prosch, 1928, S. 300).

> Spezialisierung es zulässt, Hausregel werden. Auch hierin war die Umstellung für die Erwachsenen besonders schwer. Handelt es sich doch darum, das allzu hilfsbereite, auf sich selbst verzichtende Übergreifen in das Arbeitsgebiet des anderen ebenso zu regeln wie das durch die Spezialisierung der Arbeit unterstützte: meine Arbeit ist das nicht, wohinter sich die egozentrische Einstellung verbirgt (soll ich meines Bruders Hüter sein?)« (ebd., S. 300f.).

Neben der Heranführung an psychoanalytisches und reformpädagogisches Denken half Milla von Prosch bei der Lösung der Probleme einiger Mitarbeiterinnen. So erhielt Hedda Franken, die als Jugendleiterin im Kinderheim arbeitete, von ihr abends Therapiestunden wegen ihres Stotterns, die ihr sehr halfen und sie für immer von ihrem Leiden befreiten.[53] Erika Ehlers erinnert sich an Analysestunden mit ihr:

> »Sie saß in ihrem Sessel, stützte den Arm oft auf die Lehne und bedeckte mit der Hand ihre Augen. So hörte sie intensiv zu. Ihre Begabung lag darin, intuitiv zu erfassen, woran der Sprechende unbewusst litt. Sie hatte den Weg zu finden, auf den sie ihn zur Klarheit führen konnte. Sie ging sehr vorsichtig dabei vor. Sie überstürzte nichts, koste es auch viel Zeit [...]. Wenn die Stunde beendet war und der Patient sich verabschiedete, fühlte er sich erleichtert, mochte er noch so viel Belastendes ausgesprochen, noch so viel Unsinn geredet haben oder Kritik hinnehmen müssen. Das bewirkte ihre Güte, dank deren der Patient sich innerlich angenommen fühlte.«[54]

Von 1928 bis 1933 arbeitete Frau Eckstein als Wirtschafterin bei der Familie von Prosch; sie war freundschaftlich mit von Proschs verbunden, und als sie aufgrund ihrer Heirat mit dem Heerespsychologen Eckstein wegzog, übernahm ihre damals zwanzigjährige Cousine Helene Zühlke die Arbeit. Eigentlich wollte sie Hauswirtschaftslehrerin werden, konnte dies jedoch aufgrund finanzieller Schwierigkeiten nicht realisieren und

53 Hedda Franken, Gespräch am 27. März 1999.

54 Erika Ehlers war ungefähr zweieinhalb Jahre bei Milla von Prosch in Analyse und fuhr auch später in den Sommer- und Herbstferien für einige Tage nach Kallinchen, um »analytisch gefördert zu werden« (Brief vom 25. August 1999). In diesem Brief berichtet sie auch, wie gegensätzlich dazu Elli Achelis-Lehbert später in Göttingen arbeitete, die zum Beispiel – aufgrund von Zeitknappheit – ihre Patient(inn)en nur noch 30 Minuten sah.

war froh, im Kinderheim ihr Geld verdienen zu können.[55] In der Küche half ihr Frieda Jeske, die als junges Mädchen, nachdem ihre Mutter früh verstorben war, bei der Familie von Prosch Arbeit fand. Sie befreundete sich bald mit der Köchin und Wirtschafterin Helene Zühlke, die ihr das Kochen beibrachte.[56] Es wurde nach der Lahmann'schen Diät gekocht: viele Säfte, frisches Gemüse und Milchprodukte. Eine Zeitlang arbeitete auch Sophie Hahn im Kinderheim mit.[57] Auch die Tochter Ernestine Milla Beate von Prosch übernahm, als eine Wirtschafterin für ein Vierteljahr bei ihrem Onkel aushelfen musste, die Aufgaben des Wirtschaftens und Kochens. »Die Kinder liebten abends Schokoladensuppe mit Eischnee drauf und noch ein Wurstbrot mit vom Fleischer gemachter Wurst vom eigenen Schwein!«[58]

> »Sie fragen nach dem Alltag? Es war wie in einer großen Familie, die erwachsenen Patienten gehörten so einfach dazu, aber ausgesprochen Schwerkranke waren nicht dabei, denke ich. Die Ernährung war eine normale und eine kindgemäße Erziehung. Das Gemüse, das Obst wuchs im Garten, die Kinder halfen mit Beerenpflücken, Pilze sammeln. Es gab erst Ziegen, später die Kuh. Es gab viel Quark, teilweise wurde auch selbst gebuttert. Hühner, Enten, Schweine, wurden klein gekauft und aufgezogen, so dass zweimal im Jahr ein Schwein geschlachtet werden konnte. Ich habe auch gemolken, gemistet, ging mit in die Spargelbeete. Der große Garten und das anschließende Gelände reichte, um Heu für die Tiere und Gemüse, Spargel

55 Helene Zühlke erinnert sich gerne an die Zeit in Kallinchen. Milla von Prosch beriet und unterstützte sie, als sie 1938 schwanger wurde und anfangs unsicher war, ob sie den Vater des Kindes heiraten sollte. Sie habe für die damalige Zeit eine völlig untypische Auffassung vertreten, indem sie betonte, dass es wichtig sei, herauszufinden, was sie wirklich wolle, und nicht unbedingt für eine Ehe plädierte. Ihr späterer Ehemann arbeitete als Gärtner auf dem Anwesen und übernahm die anfallenden Zimmermannsarbeiten. Ein zweites Kind wurde geboren und die Kinder lebten zusammen im Kinderheim mit. 1941 kehrte sie, nachdem ihr Bruder gefallen war, in ihren Heimatort Löwenstein in der Nähe von Heilbronn zurück (Gespräch am 27. März 1999).

56 So erinnert sich Rudolf Jeske, wie Frau von Prosch seiner Mutter beibrachte, wie Reis gekocht wird, denn die Dorfbewohner hätten damals Reis noch nicht gekannt.

57 Rudolf Jeske, Gespräch am 26. März 1999. Über ihr weiteres Leben (»Die rote Sophie – Facharbeiterin für Walderneuerung«) wird in der Dorfchronik *550 Jahre Kallinchen (1430–1980)* berichtet, in der jedoch weder Milla von Prosch noch das Kinderheim Erwähnung finden (Rat der Gemeinde Kallinchen, 1980).

58 Brief vom 5. Januar 1999.

und Kartoffeln anzubauen.[59] Manche Kinder hatten eigene Beete, pflanzten und besäten sie, lernten schwimmen usw. Wir waren wie eine bäuerliche Familie, nur auf einem höheren Niveau.«[60]

»Als nach dem Krieg und nach der Inflation die Menschen verarmten und sich so gut wie möglich damit abfanden, waren Herr und Frau von Prosch konsequenter. Sie wählten die Lebensart, die man damals ›das einfache Leben‹ nannte. In Kleidung, Essen, Wohneinrichtung, Reisen – und hielten diese Form des Lebens konsequent durch. Aber an den Wertmaßstäben des Adels, die nicht materieller Art waren, hielten sie fest.«[61]

Auch Milla von Prosch (1928, S. 301) betont die Familiarität ihres Heims:

»Der Familiencharakter des Ganzen wird in jeder Beziehung gewahrt und ist einheitlicher als heutzutage selbst in kleinen Familien, weil das Leben und Treiben wie im alten Landhaushalt sich im Bezirk von Garten und Haus und anschließendem Wald und Land abspielt. Zeit und Kraft werden nicht durch Bahnfahrten und weite Schulwege in Anspruch genommen, wie in der Großstadt. Jedes Kind sollte ja auf dem Land aufwachsen, um die Sicherheit des Gefühls zu festigen und alle einfachen Handgriffe, die das tägliche Leben mit sich bringt, beherrschen zu lernen. Der heutige städtische Haushalt, in dem alles gekauft wird, verwirrt ihm von Anfang an die Grundbegriffe, weil es entwöhnt, sogar durch die Hast des städtischen Lebenslaufes verhindert wird, das allmähliche Entstehen des künstlich oder natürlich Erzeugten zu bedenken; das Kind braucht Zeit und nochmals Zeit; wer erziehen will, muß immer Zeit für das Kind haben können, d.h. er muß Künstler seiner eigenen Zeiteinteilung sein.«[62]

Mit dem Haus in Kallinchen war eine ältere Ziege übernommen worden, die den Grundstock für eine kleine Ziegenzucht bildete. Zusammen mit

59 Auf ihren regelmäßigen Fahrten nach Berlin nahm Milla von Prosch Spargel oder Pilze mit, die sie an Patientinnen und Patienten, Freundinnen und Freunde verkaufte.

60 Milla von Prosch, Brief vom 7. Februar 1999.

61 Erika Ehlers, Brief vom 25. August 1999.

62 Sicherlich spricht Milla von Prosch hier über ihre eigene Erfahrung, denn nach Auskunft ihrer Tochter und Erika Ehlers behandelte sie Patient(inn)en bis spät in die Nacht hinein (Milla von Prosch, Brief vom 6. September 1999; Erika Ehlers, Gespräch am 30. August 1999). Die Betonung des Landlebens und die Abwendung von der Stadt waren wichtige Elemente der Reformpädagogik.

den »Mädels vom Dorf« hütete die Tochter Ernestine Milla Beate von Prosch die Ziegenherde.

> »Ich lebte hauptsächlich im Ziegenstall, sehe mich noch sitzend, mit einem, manchmal zwei schlafenden jungen Ziegen auf dem Schoß und lesend. Hinter unserem Garten begann der alte Truppenübungsplatz Zossen-Wünsdorf bis Jüterborg. In diesem Gelände gingen wir Ziegenhüten, ein paar Mädels aus dem Dorf, in meinem Alter kamen mit ihren Ziegen dazu.«[63]

Sie erinnert sich gerne an die Zeit in Kallinchen, die sie als ihre schönste Lebenszeit bezeichnet und die nach der Konfirmation und dem Besuch des Gymnasiums in Berlin endete.[64] Da die Familie nur einen engen finanziellen Spielraum hatte, gelang es der immer wieder erfinderischen Milla von Prosch, ihre beiden Kinder zu Berliner Familien zu geben. In der Schulzeit lebte der Sohn bei einer Familie Fischer im Grunewald, die einen Sohn mit Down-Syndrom hatten, und die Tochter kam zu der Notariats- und Rechtsanwaltsfamilie Karras nach Friedenau. In den Schulferien wurden dann die Kinder dieser Familie im Austausch in Kallinchen mitbetreut. Während der Sohn Erich Holm die Ferien oft mit Freunden verlebte und schon früh ins Ausland reiste, fuhr die Tochter, wann immer es möglich war, zurück nach Kallinchen. »Über Sonntag fuhr ich oft nach Haus, holte die Kuh aus dem Stall, nahm sie mit an den See, schwamm und sie graste.«[65]

Irmtraut von Mücke, die unverheiratete Schwester Milla von Proschs, lebte schräg gegenüber der Villa in einem eigenen Haus, dem »Birken-

63 Milla von Prosch, Brief vom 6. September 1999.

64 Ein Versuch, die Tochter in die Königin-Luise-Schule einzuschulen, scheiterte an den fehlenden Sprachkenntnissen. So wurde sie in der neu gegründeten sozialistischen Schule in Berlin-Neukölln untergebracht. Das Schulamt von Neukölln organisierte unter anderem die Verschickung von Kindern in das Ostseebad Prerow, wo Milla von Prosch Kurse hielt. Volksschulkinder wurden zur Ausbildung für das Abitur ausgesucht und fingen damals auch erst mit 14 Jahren mit Sprachen an. »In dieser Schule gab es für mich deshalb keine Schwierigkeiten, und es waren ausgesucht gute Lehrer im Gegensatz zu vornehmen Mädchenschulen«. Dort, unter Arbeiterkindern, fühlte sie sich wohl und blieb fünf Jahre. In der letzten Klasse sei sie zwar sitzengeblieben, aber das sei insofern ganz gut gewesen, da ihre Mutter sie auf die landwirtschaftliche Hausfrauenschule schicken wollte. Diese nahm jedoch erst 18-Jährige auf, und sie sei damals erst 17 Jahre alt gewesen (Milla von Prosch, Brief vom 5. Januar 1999).

65 Milla von Prosch, Brief vom 5. Januar 1999.

häuschen«, dessen Grundstück bis zum See reichte.[66] Irmtraut von Mücke zeichnete und malte sehr gut und beschäftigte sich mit Gymnastik und Kunstgewerbe. Sie arbeitete teilweise bei »Loheland« mit, einem Mädchen- und Frauenbund, in dem die damals aufkommende weibliche Gymnastik unterstützt und propagiert wurde.[67]

Im großen Raum des »Birkenhäuschens« befand sich der Gymnastikraum, wo auch manchmal unterrichtet wurde. Nichte und Neffe übernachteten bei der Tante, wenn das Haupthaus durch zu Besuch kommende Erwachsene belegt war. So lebte jeden Sommer für vier Wochen die Schwiegermutter in der Villa mit und wunderte sich über das so andere Leben, das hier geführt wurde. Es muss ein Leben voller Bewegung, »Kommen und Gehen« gewesen sein, inspiriert durch Milla von Prosch, die immer bereit war, sich mit Neuem auseinanderzusetzen. Aber nicht nur Patientinnen und Patienten kamen nach Kallinchen, sondern auch Kolleginnen und Kollegen wie Matthias Göring, der Leiter des DI, Kurt Gauger[68], Elli Achelis-Lehbert, Waltraud Achelis, die Ehefrau des Jungianers Werner Achelis, vermutlich auch Clara Happel, die – ebenso wie Martin Buber – zu den ständigen Mitwirkenden der Zeitschrift *Das Werdende Zeitalter* gehörte, außerdem Schriftsteller wie Hans Blüher mit seiner Familie.

Milla von Prosch hatte sich eine kleine vierseitige Werbebroschüre über

66 Hier lebte zuvor der Verwalter der früheren Ziegelei. Nach dem Tod Irmtraut von Mückes erbte Frieda Jeske, die bis zum Krieg als Dienstmädchen bei Milla von Prosch arbeitete, dieses Haus. Es ist heute in Besitz ihres Sohnes Rudolf Jeske.

67 »Loheland: Schule für Gymnastik, Landbau und Handwerk bei Dirlos-Rhön, gegründet 1911 in Kassel von Hedwig von Rohden und Louise Langgard. Die Schule gliedert sich in Gymnastik, Lehrerseminar, freies Lehrjahr, Werkgemeinschaft, Gartenbau-Lehrbetrieb und Werkstätten. Ferner sind der L. S. das Rhönlandschulheim (private 9 klassige Volksschule mit Internat) und ein Müttergenesungsheim angeschlossen« (Brockhaus, Bd. 11, 1970, S. 559). Je nach dem Ort ihrer Niederlassung hießen sie »Tambacher«, »Biebersteiner« oder »Loheländer« (Blüher, 1953, S. 344). Neben Handwebereien und selbst entworfenen Kleidern wurden unter anderem handgezogene Kerzen auf rohen Holscheiben stehend produziert. Die Mitglieder dieser »Bewegung« führten auch Märchen in selbstgefertigten Gewändern auf. Öfters auf Reisen, nahm Irmtraut von Mücke manchmal ihre Nichte mit. »Man übernachtete dann manchmal im Saal auf dem Fußboden. Es war eine schöne Zeit.« Irmtraut von Mücke eignete sich – angeregt durch ihre Schwester Milla – das Massieren an, ohne es jedoch als Beruf erlernt zu haben (Brief vom 6. Februar 1999).

68 Zu Emil Otto Gauger s. o. Fn. XXX.

ihr Kinderheim anfertigen lassen, die mit Bildern von Kindern beim Baden und im Schulunterricht illustriert war:[69]

»Im Privatlandhaus v. Prosch haben Kinder vom 4. Lebensjahr an zur vollen Erziehung oder für kürzere Zeit Aufnahme. Da nur eine beschränkte Zahl Kinder aufgenommen wird, gleicht das Leben im Heim dem einer großen Familie. Die Erziehung wird dem seelisch-körperlichen Zustand jedes einzelnen Kindes streng individuell angepaßt; die Pflege der Atmung steht an erster Stelle, dementsprechend finden täglich gemeinsame Übungen statt, die durch Einzelstunden und Massage ergänzt werden. *Langjährige Erfahrungen auf dem Gebiet der Kinderpsychologie ermöglicht die Erziehung sowohl nervöser als schwer erziehbarer Kinder.*

Das Haus (elektr. Licht, Bad, Zentralheizung) liegt in kleinem Dorf nahe dem See, an den Garten angrenzend weite Waldbestände. Großer Garten mit Spielplatz sowie eigener Badeplatz am See gehören zum Grundstück. Ein gemeinsamer Spielraum, mehrere Schlafräume und Einzelzimmer für größere Kinder stehen zur Verfügung. Eine kleine Landwirtschaft versorgt den Haushalt mit guten und frischen Erzeugnissen. (Diät Dr. Lahmann.)[70] Schulpflichtige Kinder erhalten im Haus durch staatlich geprüfte Lehrkraft Unterricht, der einem Privatunterricht gleichkommt; so wird das Schulpensum schnell erledigt, und den Kindern bleibt für Gesundheitspflege, Spiel und Sport viel Zeit.

Auch nervös gehemmte oder einseitig begabte Kinder finden auf diesem Wege beste Förderung.

Neben den wissenschaftlichen Fächern sind im Stundenplan rhythmische

---

69 Leider sind die Fotos dieser kaum noch leserlichen Broschüre nicht mehr reproduzierbar; Hervorh. i. O.

70 »Dr. Heinrich Lahmann, Naturarzt * Bremen 30.3.1860, † Radeberg, Vorwerk Friedrichstal 1.6.1906 als Leiter des von ihm gegründeten Sanatoriums für physikalisch-diätet. Kuren auf dem ›Weißen Hirsch‹ bei Dresden. Er stellte die Naturheilkunde auf wissenschaftl. Grundlage und vereinigte die Lehren auf einer gesunden Ernährung und Bäderbehandlung, Luft-Licht-Therapie und allgemeinen hygien. Maßnahmen (z. B. Kleidungsform). L. betonte die Wichtigkeit eines gesunden Mineralstoffwechsels (L.s Nährsalze) einer vorwiegend vegetar. Diät und erfand 1884 eine ›vegetabile Milch‹« (Brockhaus, 1970, Bd. 11, S. 42). Das Sanatorium Lahmann hatte auch die Mutter Milla von Proschs des Öfteren für Fastenkuren besucht (Ernestine Milla von Prosch, Brief vom 27. März 1999).

Gymnastik, Handfertigkeit und Gesang vorgesehen. Gelegentlich werden Wanderungen und Theaterspiele unternommen.

Ärztliche Hilfe ist in der Nähe und leicht zu erreichen.

Referenzen werden gegeben und erbeten.

Frau M. v. Prosch.«

Rudolf Walter Leonhardt schreibt in einem kleinen Aufsatz (1991) in der Wochenzeitschrift *Die Zeit* über den Ort Kallinchen und rühmt die Privatschule Milla von Proschs.[71] Eine seiner Lehrerinnen mag Erna Jensch gewesen sein, die am 3. Mai 1927 dort ihre Zweite Staatsprüfung in Anwesenheit der Schulräte Kirsch und Kolrep und des Rektors Leistritz aus Mittenwalde ablegte.[72] Sie wanderte bald nach Chile aus, wo sie der Sohn Erich Holm von Prosch später besuchte. Änna Gerber, eine weitere Lehrerin, interessierte sich sehr für die japanische Kultur. 1934 reiste sie nach Japan, heiratete den Japaner Sano und blieb für immer dort. 27-jährig arbeitete von 1933 für zweieinhalb Jahre Erika Briegleb, später verheiratete Ehlers[73], als Lehrerin im Kinderheim. Als sie mit ihrer Arbeit anfing, waren viele der jüdischen Patientinnen und Patienten schon emigriert oder warteten auf ihre Emigration. Sie erinnert, dass sie damals vier Kinder betreute:[74]

»Ich unterrichtete die Kinder in kleinen Gruppen oder einzeln und versuchte, mich nach dem Pensum ihrer Klasse zu richten. Durch den Tages-

71 »Es wäre an der Zeit, daß diesem Kleinst-Salem – es gab kaum jemals mehr als 25 Schüler, aber viele von ihnen schafften den Übergang aufs Gymnasium nach drei Jahren Grundschule – einmal ein Denkmal gesetzt würde.«

72 Dokument aus der Schulchronik, die anlässlich des 100-jährigen Bestehens der Dorfschule Kallinchen im März 1999 von Rudolf Jeske erstellt wurde, der lange im Rat der Gemeinde arbeitete (Rudolf Jeske, Gespräch am 26. März 1999).

73 Nach ihrer zweiten Lehrprüfung studierte Erika Ehlers Philologie (Deutsch und Geschichte als Hauptfächer) und promovierte anschließend mit dem psychologischen Thema »Erste Handlungsabläufe bei Kindern von 6 bis 12 Monaten«.

74 Nach 1933 kamen in das Heim nur noch wenige jüdische Kinder. Ihre Eltern konnten oft mehr zahlen und halfen somit bei der Finanzierung ärmerer Kinder. Nach ihrem Wegbleiben sank die Zahl der betreuten Kinder. Milla von Prosch (1928, S. 301) spricht von »etwa acht Kindern«, die aufgenommen wurden. Ernestine Milla von Prosch schreibt: »Es war eine kleinere Gruppe ab dem vierten Lebensjahr bis zum Jugendalter, vermutlich nie mehr als zehn Kinder gleichzeitig« (Brief vom 5. Januar 1999). In der Erinnerung von Frau Zühlke schwankte die Kinderzahl; »mal waren es sechs bis acht, dann wieder zwölf bis dreizehn Kinder« (Brief vom 27. März 1999).

plan waren geregelt: Aufstehen und Zubettgehen, die Mahlzeiten. Schulzeit und Schularbeiten unter meiner Aufsicht waren ebenfalls immer zur gleichen Stunde. Es blieb genug Zeit für Spiele, Toben und Alleinsein in ihren Stuben.

Im Unterricht kam es immer darauf an, abzutasten, wieviel an Selbstdisziplin man erwarten und fordern konnte und wie man Anforderungen allmählich steigern musste, denn von den Mitteln, die in der Schule üblich und ihnen gewohnt waren – Disziplin, Strenge und Strafen – musste man absehen, wollte man den Kindern helfen, in einer Gemeinschaft zu leben. Das war für Lehrer und Erzieher in den zwanziger Jahren Neuland und erforderte völliges Umdenken. Frau von Prosch unterstützte diesen Weg, indem sie uns Erziehern auf die psychischen Probleme der Kinder hinwies und sie uns erläuterte. Sie führte auch Einzelgespräche mit den Kindern, die für die Kinder und auch für uns Lehrer und Erzieher sehr fruchtbar sein konnten. Die Kinder kamen meist beruhigter und getrösteter aus ihrem Zimmer heraus. Frau von Prosch sparte aber auch nicht mit Kritik und Mahnungen.

Ich hatte als Junglehrerin an den Fortbildungstagen des Kreisschulrates teilzunehmen und stand in engem Kontakt zu ihm. Er hat das Kinderheim während meiner Arbeitszeit einmal besucht und mit Frau von Prosch ausführlich gesprochen. Er hatte Respekt vor ihrer Persönlichkeit, vor ihrer Leistung und vor dem Ziel, die damals ganz ungewöhnlich waren.«[75]

Nach Milla von Prosch (1928, S. 301) wurden die Einzelstunden für die Kinder in die Unterrichtszeit eingefügt, wobei es sich um therapeutische Gespräche, aber auch Atemschulung handelte. Als »Heilfaktoren« nennt sie zudem »Sonne, Luft und Wasser, Richtigstellung der Atmung und der Körperspannungen durch den Ton sowie in dem Wichtigsten: der allmählichen Sicherung der inneren Gefühlseinstellung der Kinder, der Ordnung des Seelischen, auf welcher Abrundung der Gesamtperson und der Auswirkungsmöglichkeit der Begabung gedeihen« (ebd., S. 302).

Die Erziehungsziele entsprechen den Grundsätzen des »Weltbunds der Erneuerung der Erziehung«, dem Milla von Prosch angehörte. Einer der Grundsätze lautete zum Beispiel: »Der Erzieher muß sich ehrfürchtig in die Eigenart des Kindes einleben und eingedenk sein, daß seine besonderen Kräfte sich entfalten können unter einer von innen nach außen wirkenden Disziplin, die den geistig-seelischen Fähigkeiten des Kindes vollen

75 Erika Ehlers, Brief vom 8. März 1999.

Spielraum gibt.« Erziehung soll »selbstsüchtige[m] Wettbewerb keinen Raum« geben und stattdessen an gemeinschaftliches Schaffen heranführen, wobei die Gemeinschaftserziehung koedukativ sein soll (*Das Werdende Zeitalter*, Sept. 1928, Heft 9, o. S.).

Walter Leonhardt denkt gerne an die Zeit in Kallinchen. Mädchen und Jungen teilten sich ihre kleinen Schlafsäle miteinander und durften auch zusammen in einem Bett schlafen. Es sei eine sehr freie und ideale Erziehung gewesen; sie hatten als Kinder viel Raum für sich, erfuhren dabei aber auch den nötigen Halt und wurden an Disziplin herangeführt, ohne dass sie sich je unterdrückt fühlten. So wurde auf Tischmanieren Wert gelegt und die Kinder wurden angeleitet, im Garten mitzuhelfen, indem sie kleine Aufgaben übernahmen. Das Niveau der Schule war sehr hoch, sodass er nach drei Jahren Volksschule in Kallinchen sofort die Aufnahmeprüfung für das Gymnasium in Leipzig schaffte. Früh selbstständig, fuhr er oft vom Internat in Leipzig nach Kallinchen, um Milla von Prosch zu besuchen; das letzte Mal fünfzehnjährig 1936.[76]

Anders sah es für die eigenen Kinder aus, die ihre Mutter nicht nur mit anderen Kindern, sondern auch mit erwachsenen Patientinnen und Patienten teilen mussten:[77]

> »Ich hatte ein schwieriges Verhältnis zu meiner Mutter, ich war immer eifersüchtig, mir fehlte immer Liebe. Deshalb zog ich mich in mich zurück. Und ich meine auch heute noch, es ist sicher für Kinder manchmal einfacher, wenn die Mutter beruflich nicht da ist, als wenn man getröstet werden möchte, wenn sie da ist, man läuft rauf ins Haus, das erinnere ich mich eben noch und dann steht man draußen vor der Tür, dann hängt das Verbotsschild, und es ist ein Patient drin, und man kann sich nicht trösten lassen.«

So erinnert sie, wie sie als Kind des Öfteren »auf dem Schoß der dicken, gemütlichen, mütterlichen Schäffer«, einer jüdischen Patientin, gesessen habe, die sie »Tante Schäffer« nannte. Ein andermal, mit ungefähr zwan-

76 Gespräch am 25. Mai 1999.

77 Nach Erika Ehlers »stand für Frau von Prosch an erster Stelle ihre Familie, das waren damals ihr Mann und Milla, die Tochter. […] Oft ging Frau von Prosch abends zu Milla hinauf und unterhielt sich lange mit ihr. Wenn Milla trotzdem eifersüchtig war, so lag es daran, daß zu damaliger Zeit die Mütter keinen Beruf hatten und für ihre Kinder immer zur Verfügung standen« (Brief vom 25. August 1999).

zig Jahren, habe sie Essen rührend am Herd gestanden, während eine Patientin weinend am Küchentisch saß. Sie habe sich völlig überfordert gefühlt, da ihr selbst oft so elend zumute war.

> »Meine Mutter hat sich um mich immer besonders gekümmert, aber ich habe mir trotzdem viel Liebe auch bei ihren Patienten geholt, das weiß ich, später auch bei meinen Patienten und sehr mein eigenes Leben mit Menschen, Tieren, Gärten gelebt, meist von Patienten oder wie es sich eben ergab.«

Sie habe wohl ein Mutterdefizit, da sie ihr Leben lang mit älteren Damen zusammen gewesen sei.[78] Erich Holm von Prosch lebte nach seinem Abitur vier Jahre in Amerika, studierte und promovierte in Geologie.[79]

---

78 Telefonat am 13. Dezember 1998, Brief vom 5. Januar 1999. Sie selbst machte später bei Frau Kranefeldt in Berlin wegen ihrer Depressionen und Selbstmordgedanken eine Therapie. Sie suchte sie auch gelegentlich noch 1958 zu einigen Sitzungen auf (Brief Milla von Proschs an ihre Schwiegertochter vom 3. April 1958). Ernestine Milla Beate von Prosch besuchte zuerst für ein Jahr eine landwirtschaftliche Frauenschule in Mecklenburg und ging dann nach Tübingen, um dort eine verkürzte Säuglingsschwesternausbildung zu machen. Nach ihrer Rückkehr vertrat sie für ein halbes Jahr eine Wirtschafterin in Kallinchen und fing im Anschluss ihre Ausbildung zur Kindergärtnerin an. Später arbeitete sie halbtags als Masseurin in Berlin-Niklassee. Eine ihrer Patientinnen war die geschiedene Frau von Prof. Sauerbruch, die nach einer Operation ihre Hand behandeln ließ. Als »Betreuerin und töchterliche Freundin von Frau Geheimrat Sauerbruch« wohnte sie bis zu deren Tod 1961 bei ihr. 1974 zog Ernestine Milla von Prosch in das Haus ihres Bruders in Weingarten, der damals nochmals für eine längere Zeit mit seiner Frau im Jemen weilte, und lebt seit dem Tod ihres Bruders am 24. Juli 1994 dort mit ihrer Schwägerin.

79 Nach dem Abitur 1927 in Berlin arbeitete Erich Holm von Prosch als »angelernter Landmesser und Drehwagen-Mechaniker für verschiedene U. S.-amerikanische Ölfirmen, 2 Jahre in den USA, vorwiegend an der Golfküste, und 1½ Jahre in Columbien/Südamerika« (Lebenslauf Dr. Erich von Prosch vom 12. Februar 1974). Nach seiner Rückkehr 1931 studierte er in Berlin, Königsberg und Erlangen Geologie, mit Unterbrechungen durch praktische Arbeit. Nach seiner Promotion 1938 zum Dr. rer. nat. war er bis zum Kriegsbeginn Assistent am geologischen Institut der Universität in Königsberg. »1939–1943 Wehrdienst als Pionier, später Wehrgeologe. 1943 ›U.K‹ gestellt und zu einer deutschen Erdöl- und Tiefbaufirma abgeordnet (›Erdöl für den Endsieg‹). Bei dieser Fa. (C. Deilmann Bergbau) geblieben, als Explorationsgeologe, gelegl. auch in der Produktion, bis zur Pensionierung Ende 1975. Tätigkeit in Nord- und Süddeutschland, zwei Jahre im Yemen, kürzere Zeiten in der Türkei, Spanien, Griechenland, Lybien, zum Schluss noch einmal ein Jahr im Yemen« (Lebenslauf vom 12. Januar 1983). 1939 lernte er seine spätere Frau Martha Julie Kriebel (geb.

Kriegs- und Nachkriegszeit

Im April 1945 schlossen sich Milla von Prosch und ihr Mann Flüchtlingen aus Ostpreußen an, die sich mit ihren Pferden bis Berlin durchgeschlagen hatten und nun versuchten, weiter, in den Westen zu gelangen. Sie kamen jedoch nicht mehr über die Elbe und kehrten im Mai 1945 nach Kallinchen zurück. Inzwischen hatte die russische Kommandantur ihr Haus beschlagnahmt. Provisorisch konnte das Ehepaar in einem Zimmer des Kaufmanns Wirtz in Kallinchen unterkommen.[80] Am 11. August 1945 verstarb ihr Mann. Die Dorfbewohner erinnern, dass er im Alter, wenn er zu seinen Äckern ging, die zwanzig Minuten entfernt vom Haus lagen, sich oft an den Wegrand setzen musste, um Luft zu holen. Der Lungendurchschuss habe ihm zwar immer zu schaffen gemacht, aber er habe nie darüber gesprochen. Er wird als ein stiller, in sich gekehrter Mann geschildert, »der die beiden verlorenen Weltkriege nicht verkraftete«.[81]

Nachdem die Russen die Villa geräumt hatten, teilte Milla von Prosch sie nun mit Flüchtlingsfamilien.[82] An ihrem Lebensende bewohnte sie nur noch zwei Zimmer und lebte mit sechs Mietparteien in der Villa. Als während einer ihrer Fahrten nach Berlin Kinder und Jugendliche in ihre Wohnung einbrachen und Ringe stahlen, habe sie anschließend liebevoll mit ihnen gesprochen und natürlich ihren gesamten Schmuck zurückerhalten. Sie sei überhaupt nicht auf die Idee gekommen, diese Kinder anzuzeigen, sondern es war für sie selbstverständlich, Verständnis aufzubringen, auch als sie ein anderes Mal aufs Dach der Villa kletterten und versuchten, den wertvollen Blitzableiter, dessen Spitze Platin enthalten sollte, abzusägen.[83]

am 24. Februar 1913 in Waldenburg, Schlesien) kennen, die er 1952 heiratete, und am 2. September 1953 wurde ihre Tochter Friederike Dorothee von Prosch-Bülck geboren. Nach der Wende übernahm diese mit ihrer Familie das Haus in Kallinchen, das sie in mühevoller Arbeit renovierte.

80 Milla von Prosch, Brief vom 5. April 1999. Herr Wurtz wurde von russischen Soldaten erschossen, als er ihrem Begehren nach weiterem Schnaps nicht mehr nachkommen konnte (Rudolf Jeske, Interview vom 26. März 1999; Milla von Prosch, Brief vom 20. August 1999).

81 Julie von Prosch, Gespräch am 7. Februar 1999.

82 In manchen Stuben des Dorfes fand sich Jahre später einiges aus dem Besitz der Familie von Prosch wieder (Julie und Milla von Prosch, Interview am 27. März 1999).

83 Alle der Interviewten sprachen nur positiv über Milla von Prosch und ihre Familie. »Es gibt keinen Menschen in Kallinchen, der schlecht über die Familie von Prosch geredet hat. Sie sind anerkannterweise feine Menschen gewesen« (Rudolf Jeske, Interview vom 26. März 1999).

Mühevoll versuchte sie das große Haus in Ordnung zu halten. Materialien waren schwer zu bekommen, und die Handwerksarbeiten, die sie in Auftrag geben musste, wurden nicht immer zufriedenstellend ausgeübt, zumal sie über wenig Geld verfügte.[84] Sie konnte es nicht verhindern, dass das Dach zunehmend undichter wurde und es bis in die untere Etage durchregnete. Als sie für ihre Ziegen, die sie Anfang der 1950er Jahre im Keller der Villa unterbringen musste, Heu holen wollte, stürzte sie von der Leiter und zog sich einen Oberschenkelhalsbruch zu. Geistesgegenwärtig bat sie darum, in die Charité gebracht zu werden, wo inzwischen der Sohn Prof. Sauerbruchs als Arzt arbeitete. Über ihre Tochter kannte sie diese Familie gut.

Nach dem Tod des Ehemannes und als ihr Sohn sich enger mit seiner späteren Frau befreundete, wollte Milla von Prosch gerne ihre zukünftige Schwiegertochter, Martha Margarete Else (Julie) Kriebel, kennenlernen. »Sie hat mich vorher ›beäugt‹; ich mochte sie sehr. Wir haben uns sehr gut verstanden. Ich habe bei ihr gewohnt, und sie hat uns manchmal besucht.«[85] Ihrer Schwiegertochter hatte sie den besorgten, aber unnötigen Rat gegeben, die Reiselust ihres Sohnes nicht zu bremsen. Dabei erfuhr sie, dass Milla von Prosch dem Wunsch ihres eigenen Mannes nicht nachgegeben hatte, der nach ihrer Hochzeit gerne als Soldat nach China (Tsching Tau) gegangen wäre. Milla von Prosch stand in regelmäßigem Briefkontakt mit ihrer Schwiegertochter; ihre Briefe sind voller Sorge, ihr geliebtes einziges Enkelkind Friederike, das am 2. September 1953 geboren worden war, könne die Oma vergessen.[86]

Eine der Flüchtlingsfrauen, die seit 1950 in der Villa lebte, Frau Dreyer, berichtet, dass Milla von Prosch bis zu ihrem Tod regelmäßig nach Berlin fuhr. Sie habe sich Geld durch Massieren verdient und auch ihr, die sie sehr unter Rückenschmerzen litt, (kostenlose) Massagen angeboten. Auch Rudolf Jeske meinte, dass sie ihre sehr schmalen Einkünfte – 50 Mark im Monat – bis zu ihrem Tod durch ›Massieren‹

84 Frau Dreyer erinnert die intensiven Bemühungen Milla von Proschs, die Villa zu erhalten, und wie schlecht die Arbeiten am Haus ausgeführt wurden (Gespräch am 26. März 1999).

85 Telefonat vom 5. März 1999.

86 »Ich bin immer in Sorge, daß Kiki die Kallinchen Oma vergessen könnte, und so muß ich mich doch immer mal bemerkbar machen.« Berufsbedingt lebte ihr Sohn mit seiner Familie des Öfteren im Ausland; als sie 1956 aus dem Jemen zurückkamen, hütete Milla von Prosch ihre Enkeltochter für eine längere Zeit.

aufbesserte.[87] Nach den Angaben ihrer Tochter, Schwiegertochter und Dr. Ehlers gab sie bis zu ihrem Tode Psychotherapiestunden, vermutlich in Privatwohnungen.[88]

Einige Notizen, die sie in einer Mappe mit der Aufschrift »Atem Waerland« aufhob und die ihre Schwiegertochter nach dem Tod Milla von Proschs bewahrte, zeigen, dass sich Milla von Prosch bis zu ihrem Lebensende mit Jungianischer Psychotherapie, Atmung und Bewegung beschäftigte. Milla von Prosch arbeitete in Berlin mit dem anthroposophischen Arzt Dr. André zusammen und mit der Jungianerin Sigrid Strauss.

Eineinhalb Jahre vor ihrem Tod schrieb sie in einem Brief an ihre Schwiegertochter, ihr Sohn möge in das Jung-Heft *Gegenwart und Zukunft* gucken, da es sehr gut sei. Sie versuchte auch ihre Schwiegertochter von den Vorzügen der Tiefenpsychologie zu überzeugen.[89]

---

87 Dies ist auch aus einem der wenigen erhaltenen Briefe (vom 3. April 1958), die sie an ihre Schwiegertochter schrieb, zu entnehmen. Sie lebte nach dem Tod ihres Mannes von dessen Witwenrente und einigen verbliebenen Wertpapieren, die nach dem Kriege wieder aufgewertet wurden. »Mir fiel auf, daß sie sorgfältig und sparsam mit ihrem Geld umging. Arm war sie nicht. Auch ihr Sohn war für sie finanziell eine Rückendeckung« (Erika Ehlers, Brief vom 8. März 1999). Ihre Schwiegertochter erinnert, wie Milla von Prosch in einem umgefärbten Mantel in den Westen zu Besuch kam. Sie wollte aber keinen neuen Mantel, da sie befürchtete, dann an der Grenze »gefilzt« zu werden. Stattdessen bat sie, man möge ihr lieber ein bestimmtes teures Fachbuch kaufen, über das sie dann sehr glücklich war (Julie von Prosch, Interview vom 27. März 1999).

88 Als Erika Ehlers in Wunsdorf am Gymnasium arbeitete, besuchte Milla von Prosch sie auf der Rückreise von einem ihrer Besuche bei ihrem Sohn. Sie sprach in Sorge von ihren Patienten (Brief vom 8. März 1999).

89 »Ich denke oft, wie schade es ist, daß dein Wunsch dich noch mit Tiefenpsychologie zu befassen, sich noch nicht erfüllen ließ, da es mit Gauger damals nicht paßte. Du hast ja selbst kaum Schwierigkeiten und die Lütte ist ja auch kein Problem, sie ist doch wirklich ein leicht erziehbares Kind, aber die Tiefenpsychologie hat ja nicht nur mit Abnormen zu tun, und sie hat *allgemein*-menschliche Probleme aufgedeckt, die bei *jedem* Menschen unter der Oberfläche schlummern, und deshalb sollte eigentlich jeder eine *Kurz*-Analyse durchmachen, um die Tatsache seines Unbewußten zu *erleben*, nicht nur intellektuell, sondern real; dieses Erleben ist eigentlich so viel wert, wie das, was ein gläubiger Kirchendiener nannte: eine Offenbarung gehabt zu haben. Man lernt nämlich bei sich und den anderen den Hintergrund zu sehen, so daß man nicht so leicht mehr auf sich selbst und das oft unverständliche Gebaren der anderen falsch reagiert und noch mehr Übel in die Welt setzt, *ohne es zu ahnen*. – Heute früh fand ich einen Zettel, der das Verhältnis der Mutter zur Tochter beleuchtet, und da fiel mir wieder ein, daß Du

Eine schwer entzifferbare handschriftliche Notiz lautet:

»Im Rückblick muß ich sagen, daß mein Arbeitsweg schicksalhaft und ohne bewußte Zielsetzung sich ergab. In Familienleben und sozialer Arbeit stehend, geriet ich an die damals fast völlig unbekannte Tiefenpsychologie und Psychotherapie. Nach dem für diese Belange vorgeschriebenen gründlichen Studium baute ich entgegen den Ansichten der Tiefenpsychologen, aber im Einverständnis mit der Leiterin einer meiner Analysen, Toni Sussmann, ein kleines Heim für psychologische Behandlung auf. Man war in den Kreisen der Psychologen höchst mißtrauisch gegenüber der Erfolgsaussicht für ein solches Unternehmen, weil man annahm, daß die in der Behandlung aufsteigenden negativen Einstellungen der Patienten gemeinsames Zusammenleben zerstören würden. Ich selbst hatte im Sanatorium des ersten in Deutschland teilweise psychoanalytisch arbeitenden Arztes Dr. Marcinowski die vielen Schwierigkeiten mit sogar tragischen Folgen erlebt. Aber der Erfolg glückte auf der Basis eines den Erwachsenen gebotenen einfachen Lebens. *(Die Länge der Arbeit und die Kosten machen diese Behandlungsform nur für die Wohlhabenden)* [i. O. gestrichen]. Die Leidenden kamen aus allen Kreisen, sie brachten oft auch ihre Kinder, und mehrere städtische

---

vor einiger Zeit schriebst, daß die Lütte manchmal brüllte, wenn sie Dich nicht gleich fand, wenn sie vom Spielen rein kam. Wahrscheinlich hat sich das inzwischen schon gelegt, aber das unruhige Gefühl, daß bei der gleichen Situation die Lütte auch jetzt noch erleben wird, wird sie jetzt runterschlucken und verbergen, damit ist es aber nicht aus der Welt geschafft, denn es ist, wie die Roman-Referentin schreibt, *tatsächlich* eine [...] Gegebenheit, die im [...] obigen der Lütten zum Ausdruck kommt, nämlich 1. der noch vorhandene Rest der Infantil-Bindung an die Mutter und 2. Angst, daß der unbewußte Wunsch, die Mutter möchte verschwinden, damit man zu sich selbst kommen kann, Realität geworden sei; [...] diesem Wunsch entspringt schlechtes Gewissen und Schuld gefühle, die später auf scheinbar ganz andere Situationen übertragen werden und das Leben *unnötig schwer* machen ...« In diesem Brief schreibt Milla von Prosch noch über die Bedeutung der Märchen und interpretiert das damalige Lieblingsmärchen ihrer Enkeltochter. Sehr feinfühlig bemüht sie sich, ihrer Schwiegertochter die Vorzüge einer Analyse aufzuzeigen (3. April 1958; Hervorh. i. O. unterstrichen). An dieser Stelle erwähnt sie Frau Kranefeldt, die in Berlin-Grunewald lebt, und »dann ist auch sehr gut die Analytikerin im Osten, bei der mal Holm sich über Tiefenpsychologie orientierte. – Auch *ein* sehr guter männlicher Analytiker ist im Osten. – Ach und dann könntet Ihr ja mal 1 Test machen lassen, der ist auch noch amüsant und gar nicht zeitraubend, auch Holm sollte das mal tun. Wir haben ja im Osten den [...] bekannten Testmann [...] – Nun, dies alles soll nur eine Anregung sein ...« (ebd.).

Jugendämter hauptsächlich aus Berlin-Nord – schickten, durch die Erfolge angestoßen, sogenannte schwierige Kinder. An die 25 Jahre bestand das kleine Heim, bis die Ernährungsschwierigkeiten im Krieg die Auflösung erzwangen. Inzwischen war ich dem näher gekommen, was man heute (in den USA) im weiten Sinne als ›Psycho-Somatik‹ bezeichnet, ich meine damit nicht einzelne höchst wichtige und brauchbare Methoden, wie z. B. das autogene Training von Prof. Schultz, sondern eine Auffassung vom Wesen der Menschen als eine unbewußte Einheit, für die Körper und Geist nur verschiedene Ausdrucksformen darbieten. Die Qualität dieser Auffassung wird die Zukunft bringen, wenn man dem Wunder der Sprache folgend, die Wirkungen vom Laut immer mehr erkennen wird, dass die Eigenheit eines Menschen in Charakter etc. sowohl durch Fehlspannungen auch im Organischen bedingt sein können. Die psychotherapeutische Arbeit besteht darin, die durch festgefahrene unbewußte infantile Vorstellungen erzeugten Verspannungen durch Einsicht in den Prozess der Verwicklung auf dem Weg der Behandlungsmethode bewußt zu machen, richtig einzuordnen. Diese Fehlspannungen äußern sich dem Seh-geübten deutlich in der Gebärde, die beim Neurotiker unruhig, beim Geisteskranken eckig und auch gebrochen ist. Der Rhythmus ist gestört. Vielleicht gibt es heute Spezialisten, die Rhythmus und Takt physiologisch begründen. Mir ergab sich, daß Takt mit der Zähzahl zusammenhängt und mit dem normalen Zustand des motorischen Nervensystems getragen wird, während Rhythmus aus dem fließenden Strom stammt, das im vegetativen Nervensystem gespeist wird. Neurosen sind wie schon von Spezialisten als Rhythmusstörungen bezeichnet worden. Die lösenden Einsichten in den Behandlungen sind meist von mehr oder weniger starken affektiven Äußerungen begleitet, z. B. von tiefen Seufzern und heftigen Atemzügen.«

Irmtraut von Mücke lebte bis zu ihrem Lebensende in ihrem »Birkenhaus« in Kallinchen; lediglich die letzten Wochen verbrachte sie im Krankenhaus Mittenwalde, wo sie am 28. Januar 1958 verstarb.[90] Milla von

90 »I's Tod kam ja unerwartet; ihr Zustand hat immer als ein *schwerer* Druck auf mir gelegen. […] in den 3–4 J., war ich immer 2 3X bei ihr, und ich besinne mich nicht ein einziges Mal, daß ich beim Weggehen […] dann draußen keine Tränen hatte und es immer eine Weile dauerte bis ich die Depressionen los war. […] So habe ich jetzt einesteils eine kleine Erleichterung, anderenteils fragt man sich, ob man immer richtig handelte. Die letzten Monate habe ich ihr in allem nachgegeben. Unter paar Briefen, die sie bei ihren Papieren im Krankenhaus hatte, war auch der von dir vom Sommer. […] Ich muß diese

Prosch berichtete in Briefen (18. und 24. Februar 1958) von der Haushaltsauflösung und wie sie für die Antiquitäten ihrer Schwester 700 Ostmark erhalten habe, Geld, das sie gut gebrauchen konnte.[91] Der Tod der Schwester und die damit verbundene Haushaltsauflösung scheinen sie sehr belastet zu haben, sodass sie unter Herzbeschwerden litt. Der einzige Trost in dieser Zeit war die Hoffnung auf den bevorstehenden Besuch ihres Sohnes und seiner Familie.

Im Sommer 1959 – es war Kirschenzeit – hatte Milla von Prosch eigentlich eine Verabredung mit Bekannten.[92] Als sie jedoch nicht, wie ansonsten üblich, pünktlich an der Straße stand, um mitgenommen zu werden, und man ihre Wohnungstür von innen verschlossen fand, stieg Rudolf Jeske über den Balkon in die Wohnung ein. Sie hatte einen Schlaganfall erlitten, lag auf dem Boden und versuchte, ihr Bein zu massieren. Als sie aus der Wohnung getragen wurde, strich sie über die Strukturtapete des Zimmers – so als wüsste sie, dass es ein Abschied für immer würde. Nach einem zweiten Schlaganfall verstarb sie am 7. Juli 1959 auf der Krankenstation von Deutsch-Wusterhausen.[93] Sie wurde neben ihrem Mann und ihrer Schwester auf dem Friedhof in Kallinchen beerdigt.[94] Ihre Schwiegertochter löste zusammen mit Frieda Jeske und ihrem damals 19-jährigen Sohn die kleine Wohnung von Milla von Prosch auf. Noch

Änderung in meinem Leben durchstehen – da wir bloß 2 waren, ist die Bindung doch stark. Zwar waren wir selten einer Meinung, aber jeder wußte, daß er sich auf den anderen verlassen konnte. – Es fanden sich Stöße meist guter Zeichnungen von ihr, ehe sie in die Gymnastik und dann zu Schmitt ging. Eine Menge Zeug noch von meinem Vater!! Alles geordnet, aber man muß doch alles durchsehen. Es sind viele Feuer. J. hilft rührend. Leider kann ich Euch nichts schicken, man bekommt nie die Erlaubnis, z. B. Nachrufe, die auch *sehr* alt sind« (den Brief vom 18. Februar 1958 musste Milla von Prosch »mal wieder bei Kerzenlicht schreiben«; Hervorh. i. O. unterstrichen).

91 »Ich bekomme für die alten Sachen von Irmtraut an 700 M Ost; das kommt aufs Konto & ich hole mir dann von dort, was ich brauche. Hoffentlich wird die Erbschaftssteuer nicht zu hoch. Es ist sehr viel zu bedenken, um alles zu ordnen; aber die Vorteile, die ich habe, tun mir alle leid, weil Irmtraut sie verpaßt hat. So genau wie sie war griff sie oft doch daneben, im ganzen Jahr stand eine Wohnung leer, weil immer zu klein und die Frau, die absolut rein wollte, wollte I. nicht haben. Nun kommt sie doch rein, und I. fehlte die Miete. I.'s Wohung ist auch schon vermietet …« (Brief vom 24. Februar 1958).

92 So erinnert sich Frau Dreyer (Gespräch vom 26. März 1999). Sie lebte neun Jahre mit in der Villa.

93 Rudolf Jeske, Gespräch vom 26. März 1999.

94 Die Gräber sind inzwischen eingeebnet.

heute erinnert er sich, wie schmerzhaft es für ihn war, »all die Briefe mit königlichen Wappen, Einladungen zum sächsischen König, auch Bücher, die keiner mehr wollte, den Flammen zu überlassen«. So wurde leider der Rest der Korrespondenz Milla von Proschs, der den Krieg überlebte, vernichtet, da ihre Schwiegertochter befürchtete, sie nicht aus der DDR mitnehmen zu können. Übrig geblieben sind lediglich ein Ex Libris des Malers Karsch, dass er für sie 1918 gemalt hatte, und ein Gemälde aus dem Familienbesitz.

Literatur

Achelis-Lehbert, E. (1949). *Du und das Kind: Antworten auf brennende Erziehungsfragen.* 3. Aufl. E. Klett 1975.

Blüher, H. (1912a). *Wandervogel. Geschichte einer Jugendbewegung. 2 Bände. I. Heimat und Aufgang. II. Blüte und Niedergang.* Berlin-Tempelhof.

Blüher, H. (1912b). *Die Wandervogelbewegung als erotisches Phänomen.* Berlin-Tempelhof.

Blüher, H. (1917, 1919). *Die Rolle der Erotik in der männlichen Gesellschaft. Eine Theorie der menschlichen Staatsbildung nach Wesen und Art. I. Band: Der Typus inversus; II. Band: Familie und Männerbund.* Eugen Diederichs.

Blüher, H. (1953). *Werke und Tage. Geschichten eines Denkers.* Paul List Verlag.

Blüher, H. & von Prosch, M. (1919). *Mehrehe und Mutterschaft. Ein Briefwechsel.* Eugen Diederichs.

Cocks, G. (1975). *Neue Deutsche Seelenkunde 1933–1945.* University of California, Los Angeles, Xerox University Microfilms.

Cocks, G. (1985). *Psychotherapy in the third Reich. The Göring Institute.* Oxford University Press.

Degener, A.L. (Hrsg.). (1935). *Wer ist's? Unsere Zeitgenossen.* 10. Aufl. Degener.

Hierdeis, H. (1971). *Kritik und Erneuerung: Reformpädagogik 1900–1933.* Werner Raith.

Freud, S. (1914). Zur Geschichte der psychoanalytischen Bewegung. *GW X*, S. 41–113.

Freud, S. (1960). *Briefe 1873–1939.* Hrsg. v. E. Freud. 2., erw. Aufl. 1968. Fischer.

Gauger, K. (1934a). *Politische Medizin. Grundriß einer deutschen Psychotherapie.* Hanseatische Verlagsanstalt.

Gauger, K. (1934b). Psychotherapie und politisches Weltbild. *ZfP*, 7, 158–168.

Gauger, K. (1940). *Christoph. Roman einer Seefahrt.* Hohenstaufen.

Henning, A. (1977). Atemtherapie als Psychotherapie. In D. Eicke (Hrsg.), *Die Psychologie des 20. Jahrhunderts. Bd. III: Freud und die Folgen* (S. 1274–1294). Kindler.

Heyer, G. (1958). *Der Organismus der Seele.* Kindler TB.

Jantzen, H. (1969). *Jugendkultur und Jugendbewegung. Studie zur Stellung und Bedeutung Gustav Wynekens innerhalb der Jugendbewegung.* dipa Verlag.

Lehbert, E. (1928). *Von der Liebe zu unseren Kindern. Ein nachdenkliches Buch für alle.* Erich Matthes.

Leonhardt, R.W. (1991). Hilfe für Kallinchen. *Wochenzeitschrift Die Zeit*, 25. April 1991.

Lockot, R. (1985). *Erinnern und Durcharbeiten. Zur Geschichte der Psychoanalyse und Psychotherapie im Nationalsozialismus.* S. Fischer.

Lorenz, E. (1920). Hans Blüher: Die Rolle der Erotik in der männlichen Gesellschaft. Eine Theorie der menschlichen Staatsbildung nach Wesen und Art. I. Band: Der Typus inversus; II. Band: Familie und Männerbund. Jena: Eugen Diederichs. Rezension. *Imago,* IV, 92–94.

Ludwig-Körner, C. (1998). *Wiederentdeckt. Psychoanalytikerinnen in Berlin.* Psychosozial-Verlag.

Ludwig-Körner, C. (2024). Leben und Wirken von Anna Freud und Dorothy Burlingham. In: M. Dörr & M. Kratz (Hrsg.), *Zur Geschichte der Psychoanalytischen Pädagogik* (S. 1–19). Beltz Juventa. Enzyklopädie Erziehungswissenschaft Online. https://www.doi.org/10.3262/EEOxxx

Maasen, T. (1995). *Pädagogischer Eros. Gustav Wyneken und die Freie Schulgemeinde Wickersdorf.* Verlag rosa Winkel.

Mühlleitner, E. (1992). *Biographisches Lexikon der Psychoanalyse.* edition discord.

Oberborbeck, K. (1993). Julie Aichele (1887–1946): Eine der wenigen Kindertherapeutinnen in Deutschland zwischen 1933 und 1945. *Anal. Psychol.* 24, 184–203.

Radde, G. (Hrsg.). (1993). *Schulreform – Kontinuität und Brüche. Das Versuchsfeld. Berlin-Neukölln 1912 bis 1945.* Leske und Budrich.

Rat der Gemeinde Kallinchen (Hrsg.). (1980). *550 Jahre Kallinchen. 1430–1980.* Broschüre.

Reimers, B. I. (1998). Volksbildung und Volkshochschulbewegung. In D. Krebs & J. Reulecke (Hrsg.), *Handbuch der deutschen Reformbewegungen: 1880–1933* (S. 355–367). Hammer.

Rönnpag, O. (1981). Sielbeck – schon 1907 Kurort. *Blätter für Heimatkunde,* 24, 94f.

Schlaffhorst, C. & Andersen, H. (1928). *Atmung und Stimme. Gesammelte Aufsätze und Vorträge.* Georg Kallmeyer Verlag.

Stekel, W. (1935). Nachruf auf Johann Marcinowski. *Psychotherapeutische Praxis,* 2, 112.

von Prosch, M. (1928). Seelische Behandlung und Atemschule im Kinderheim. In: *Das Werdende Zeitalter. Eine Monatsschrift für Erneuerung der Erziehung,* 9, 299–326.

Frau Ulrike Günther (geb. Popp) sei an dieser Stelle für Ihre Hilfe bei den Recherchearbeiten gedankt.

3 Fanny du Bois-Reymond

Gärtnerin, Jungianerin ohne akademische Weihen

4. Juli 1891 Berlin – 18. März 1990 Rickenbach/ Südschwarzwald[1]

Fanny du Bois-Reymond starb fast 100-jährig nach einem bewegten, unorthodox verlaufenden Leben. Obwohl die Enkelin des berühmten Physiologen Emil du Bois-Reymond im gehobenen Bildungsbürgertum aufwuchs, gehörte sie noch zu der Generation von Frauen, die zwar eine sehr hohe Bildung durch Privatlehrer erworben hatten, aber keine akademischen Weihen erlangen konnten. Zwar wurden später zwei Aufsätze von ihr in renommierten Fachzeitschriften veröffentlicht, aber der Zutritt zum engeren Kreis um Carl Gustav Jung, den sie sehr verehrte, blieb ihr, einer gelernten Gärtnerin, verwehrt. Bis ins hohe Alter suchte sie brieflichen Kontakt zu Jung, wurde aber immer wieder von ihm zurückgewiesen und scheiterte letztendlich in ihrem Wunsch, mit ihm wissenschaftlich zusammenzuarbeiten.

Am Deutschen Institut für Psychologische Forschung und Psychotherapie in Berlin, wo sie ihre psychoanalytische Ausbildung erworben hatte, blieb ihr der offizielle Status einer Lehranalytikerin versagt, da sie »das Erfordernis einer rein arischen Abstammung nicht erfüllt«.[2] So verdichten sich in der Biografie von Fanny du Bois-Reymond persönliche und gesellschaftlich wirksame Konflikte zu einem einzigartigen, aber vielleicht doch in jener Zeit nicht untypischen Lebensweg: die Auswirkungen des Antisemitismus, die Entwertung als Frau ohne akademischen Abschluss und die Zurückweisung durch einen verehrten Lehrer, den sie wohl in ähnlicher Weise idealisierte wie ihren eigenen Vater.

---

1 Überarbeitete Fassung, erstmals abgedruckt in: Ludwig-Körner, C. (1998). *Wiederentdeckt. Psychoanalytikerinnen in Berlin*. Psychosozial-Verlag, S. 44–67.

2 Fanny du Bois-Reymond galt als »Vierteljüdin« (Lona du Bois-Reymond, Brief vom 2. Januar 1998). Das Zitat stammt von Heyer aus der Akte des Ausbildungskandidaten Hillo Hauk des DI (1941).

Herkunft und Kindheit

Fanny du Bois-Reymonds Urgroßvater, Felix-Henri du Bois-Reymond (1782–1865), stammte aus Neuchâtel (Schweiz) und soll sich aus armen Verhältnissen hochgearbeitet haben. Er lebte später in der »französischen Kolonie«[3] in Berlin. Mitglieder dieser Kolonie unterstützten ihn, sodass er Medizin, Physik und Philosophie studieren konnte. Später arbeitete er am preußischen Hof im Außenministerium. Sein Sohn Emil Heinrich du Bois-Reymond (1818–1896)[4] studierte anfangs Physik und Mathematik und wandte sich dann der Medizin zu. Er wurde durch seine Entdeckung der elektrischen Erregbarkeit der Nerven, der physiologischen Grundlage aller Bewusstseinsvorgänge, berühmt. Neben Virchow war er Professor an der medizinischen Fakultät der Universität Berlin, Direktor des Physiologischen Instituts und Leiter der Königlichen Akademie der Wissenschaften. Befreundet mit Helmholtz und in geistiger Nähe zu Brücke suchte er, dem Pantheismus, der Naturmystik und dem Vitalismus durch den Nachweis der Wirksamkeit physikalisch-chemischer Kräfte im Organismus zu begegnen. Seine materialistische Anschauung des Geistes, sein Suchen nach einem physiologischen Substrat für alle geistig-seelischen Vorgänge, beeinflusste auch Freud.[5] Von Emil du Bois-Reymond stammt der berühmte Satz: »Ignoramus et ignorabimus.«[6] Fanny du Bois-Reymond, seine Enkelin, sollte sich später dagegen gerade mit den vom Großvater abgelehnten, verborgenen, göttlichen Kräften, die sich in der Natur manifestieren, beschäftigen: mit Mystizismus und Zenbuddhismus. Sie verschrieb sich der Lehre Carl Gustav Jungs, und später wurde

3 Das war der Sammelbegriff für alle französischen Niederlassungen in Berlin, die die aus Frankreich vertriebenen Hugenotten gegründet hatten. Das Edikt von Potsdam von Kurfürst Friedrich Wilhelm von 1685 hatte den Flüchtlingen besonderen Schutz und besondere Rechte in Preußen eingeräumt. Sie hatten sich vor allem in der Innenstadt und in den neuen kurfürstlichen Städten niedergelassen, die westlich der alten Stadtmauer angelegt worden waren, so die Dorotheenstadt und die Friedrichstadt. Berlin war die stärkste französische Kolonie in Brandenburg. Die Schweiz, aus der Fanny du Bois-Reymonds Urgroßvater kam, war ebenfalls ein bevorzugtes Zufluchtsgebiet der Hugenotten gewesen (Fischer, 1988).

4 Ein jüngerer Bruder von ihm (Paul) war ein bekannter Mathematiker.

5 Freud wollte gegen Ende 1874 das Wintersemester in Berlin verbringen, um direkt bei Emil du Bois-Reymond, Hemholtz, aber auch Virchow Vorlesungen zu hören (Gay, 1989, S. 46).

6 »Wir wissen es nicht, und wir werden es nicht wissen.«

sie eine Anhängerin des Philosophen und Zen-Kenners Karlfried Graf Dürckheim.[7]

Emil du Bois-Reymond lernte seine spätere Frau Jeanette Claude, eine Engländerin, anlässlich der Vorführung seiner wissenschaftlichen Versuche bei einer Tagung der Royal Academy in England kennen. Als Mitbesitzerin chilenischer Silberminen brachte sie ein beträchtliches Vermögen in die Ehe ein. Das Paar kaufte sich im Norden Potsdams[8] ein riesiges ehemaliges Weingut, auf dem ein eher einfaches Haus stand, und verwandelten das ca. zwei Hektar große Gebiet in eine Parklandschaft. »El Arenal«,[9] wie sie es nannten, wurde der Sommerwohnsitz, auf dem sich die große Familie traf. Es war ein Ort, an dem kulturelle und geistige Begegnungen der weitläufigen Familie mit ihrem Freundeskreis stattfanden[10] und sportliche Aktivitäten gepflegt wurden – das alles naturverbunden und umgeben von einem einfachen ländlichen Leben.

Von den neun Kindern des Emil du Bois-Reymond und seiner Ehefrau

7 Graf Karlfried Dürckheim (1896–1989) studierte zuerst Philosophie in München (bei dem Husserl-Schüler Alexander Pfänder) und in Kiel, später Psychologie. Durch seine Frau Enja von Hattingberg (verstorben 1939) kam er früh mit der Psychoanalyse, aber auch mit Künstler- und Schriftstellerkreisen in Berührung. Meister Ekkehart, Laotse, Buddha wurden seine Lehrmeister. 1923 promovierte er (»Erlebnisformen, Ansätze zu einer analytischen Situationspsychologie«). Bereits während seiner Assistentenzeit (1925–1931) bei dem Ganzheitspsychologen Felix Krüger in Leipzig arbeitete er mit Maria Hippius zusammen, mit der er nach dem Zweiten Weltkrieg in Todtmoos-Rütte eine »Existential-Psychologische Bildungs- und Begegnungsstätte« schuf. 1930 folgte die Habilitation, 1931 die Professur für Psychologie an der Pädagogischen Akademie in Breslau, 1932 schließlich die Professur für Psychologie an der Pädagogischen Akademie in Kiel. Als freier Mitarbeiter in der Englandabteilung des Büros von Ribbentrop wurde er mit einem Forschungsauftrag des Erziehungsministeriums nach Japan geschickt (1937–1947); nach Beendigung des Zweiten Weltkriegs wurde er dort inhaftiert (Graf Dürckheim, 1973). Durch seine umfassende Kenntnis des Zen-Buddhismus, aber auch der Philosophie gilt Graf Dürckheim als Vermittler zwischen östlichen und westlichen Formen der Mediation. Zusammen mit Maria Hippius ist er der Begründer der »Initiatischen Therapie mit meditativen Praktiken, Za-Zen, Personaler Leibtherapie, Selbsterfahrung am Instrument und in künstlerischer Tätigkeit« (Graf Dürckheim, 1972a). Wehr (1988) zeigt u.a. die Verwobenheit von Graf Dürckheim mit dem Nationalsozialismus auf.

8 Kapellenstraße 15

9 Das bedeutet auf Arabisch Sandwüste, da das Grundstück zunächst nur eine unbebaute sandige Fläche war.

10 du Bois-Reymond, L. *Emil du Bois-Reymond.*

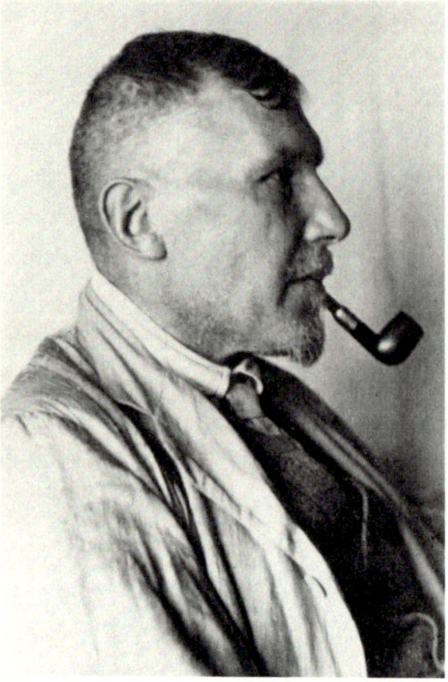

Abb. 1: Der Vater Alard du Bois-Reymond (1860–1922)

Jeanette Claude war Alard du Bois-Reymond,[11] der Vater von Fanny du Bois-Reymond, das vierte. Er studierte Maschinenbau und arbeitete während seiner Ausbildung zeitweise in einem Patentanwaltsbüro. Nach dem plötzlichen Tod des Inhabers bat die Witwe ihn, vorläufig die Büroleitung zu übernehmen. Später zahlte er sie aus und wurde Inhaber einer berühmten, sehr gut laufenden Anwaltspraxis.

Seine Frau, Lili Hermine Hensel (1864–1948), war die Enkelin der Musikerin und Komponistin Fanny Hensel,[12] der Schwester von Felix Mendelssohn-Bartholdy. Sie wurde als Jüngste von zwei Söhnen und zwei Töchtern im ostpreußischen Groß Barthen geboren. Alard du Bois-Reymond beschrieb die Familien seiner Schwager und Schwägerinnen, die einen engen Zusammenhalt bildeten, als »eingebildeten, versnobten Klüngel, aber hochintelligent und außerordentlich witzig und charmant«.[13]

Alard du Bois-Reymond schuf sich ein neues »El Arenal«, indem er etwa zwei Kilometer nördlich davon am Jungfernsee auf einem riesigen Grundstück ein zweistöckiges, aus Norwegen importiertes Holzhaus bauen ließ, das er »Udröst« nannte. Hier wuchs Fanny du Bois-Reymond mit ihren Geschwistern auf. Sie wurde am 4. Juli 1891 in Berlin geboren,

11 Geboren am 24. November 1860 in Berlin; gestorben am 6. September 1922.

12 Fanny Hensel wurde am 4. November 1805 in Hamburg geboren und lebte ab 1811 mit ihrer Familie in Berlin. 1825 kaufte ihr Vater Abraham Mendelssohn-Bartholdy ein großes Anwesen in der Leipzigerstr. 3, das damals vor den Toren Berlins im Grünen lag, umgeben von einem sieben Morgen großen, parkartigen Garten. Dort lebte Fanny Mendelssohn-Bartholdy mit ihrem späteren Mann Wilhelm Hensel, einem anerkannten Portraitmaler. Sie starb am 14. Mai 1847 plötzlich während der Probe zu einer Sonntagsmusik in Berlin an einem Hirnschlag.

13 Aufzeichnungen von Lona du Bois-Reymond: »Die Kinder von Sebastian Hensel – Sohn von Fanny Hensel-Mendelssohn-Bartholdy«.

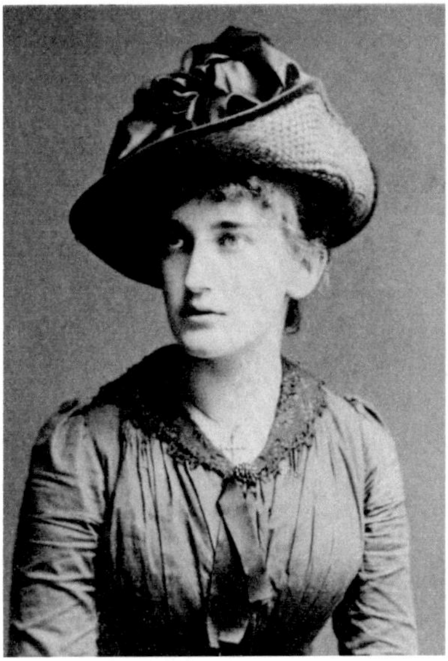

Abb. 2: Die Mutter Lili du Bois-Reymond geb. Hensel (1864–1948)

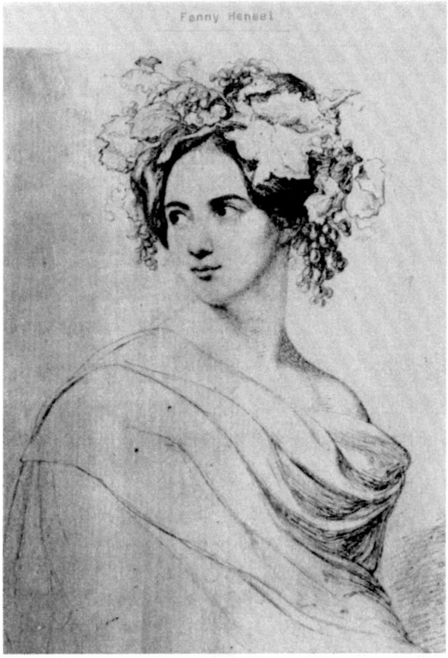

Abb. 3: Fanny Hensel (1805–1847), die Schwester Felix Mendelsohn-Bartholdys und Urgroßmutter von Fanny du Bois-Reymond

ein Jahr nach ihrem Bruder Felix. Eine um zwei Jahre jüngere Schwester Eleonore (Lola) sowie ein fünf Jahre jüngerer Bruder Roland und die um acht Jahre jüngere Schwester Lea folgten.

In der Kindheit Fanny du Bois-Reymonds wirkte das geistige Erbe zweier berühmter Familien des Großbürgertums. Die Kinder der du Bois-Reymonds genossen eine exquisite Erziehung. Ihre Schwester Lola schrieb über ihren Vater, sein erster Grundsatz bei allem, was er lehrte, war, Selbstvertrauen und das Verantwortungsgefühl der Kinder zu wecken – sei es auf pädagogischem, wissenschaftlichem oder sportlichem Gebiet. Er war der Ansicht, dass man das, was man sich selbst zutraue, dann auch könne und dass nur der Wertvolles leiste, der die Verantwortung suche.[14]

»Udröst« war ein Paradies für Kinder, sie konnten reiten, baden, in einem der vielen Boote der Familie den See befahren oder im Winter Schlittschuh laufen. Die Werkstatt und die Bootshäuser luden zum Handwerkern ein.

14 du Bois-Reymond, L. *Alard Emil du Bois-Reymond.*

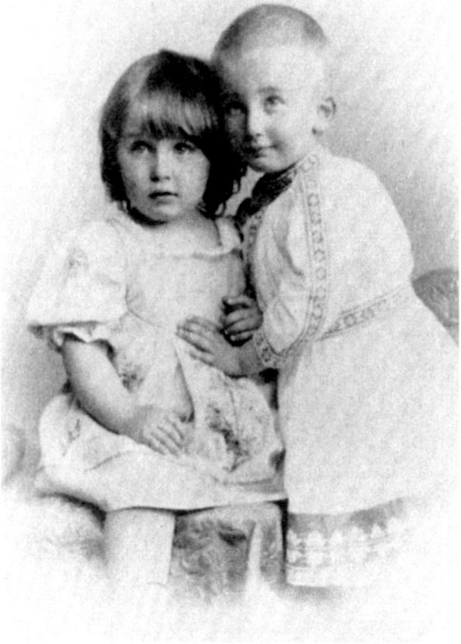

Abb. 4: Fanny du Bois-Reymond (links, etwa zweijährig, mit ihrem Bruder Felix)

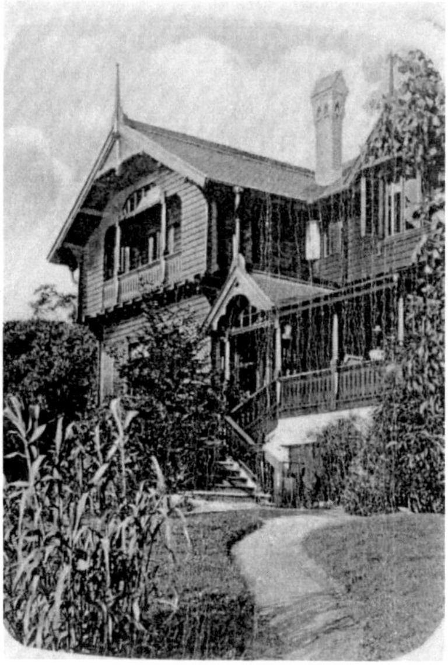

Abb. 5: Das Haus der Eltern, »Udröst«, Potsdam, Bertinistraße 23

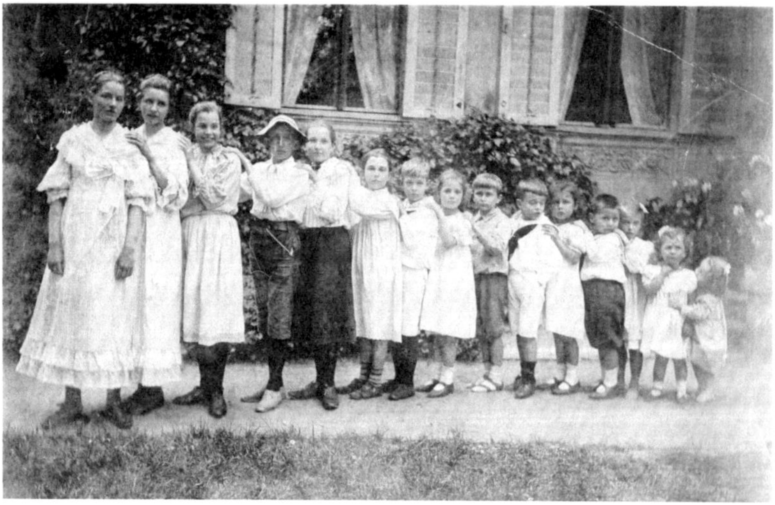

Abb. 6: Fanny du Bois-Reymond (5.v.l.) mit Geschwistern (4.v.l. Felix, 6.v.l. Lola, 4.v.r. Roland), Cousins und Cousinen

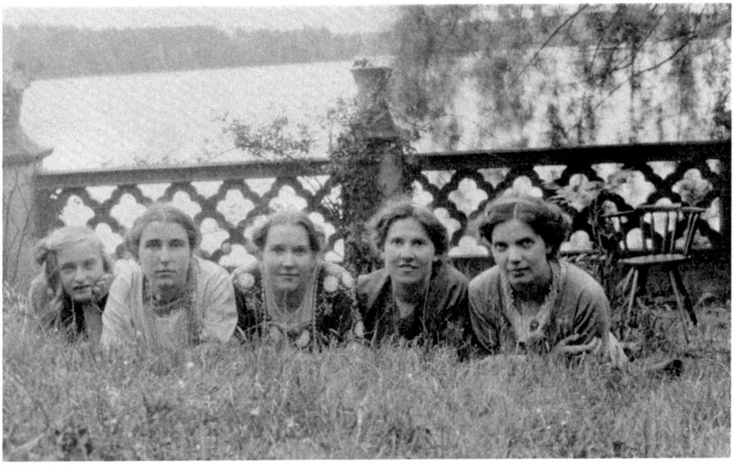

Abb. 7: »Udröst« am Jungfernsee in Potsdam. 3.v.l. Fanny du Bois-Reymond, links daneben ihre Schwestern Lea (1.v.l.) und Lola (2.v.l.)

Die unkonventionelle Familie pflegte Kontakt zur weitläufigen Verwandtschaft und zu den Akademiker- und Künstlerkreisen Berlins. Sie setzte die Tradition der Mendelssohn-Bartholdy-Familie fort, die berühmt war für ihre künstlerische Lebensgestaltung. »Udröst« war ein Ort vieler Hausmusiken, Theateraufführungen und Feste. Die Kinder wurden im Zeichnen und Malen unterwiesen. Die Mädchen gingen nicht in öffentliche Schulen, sondern erhielten Privatunterricht und wurden von einer englischen Gouvernante betreut. Im großväterlichen Haus von Emil du Bois-Reymond wurde englisch gesprochen. Fremdsprachen waren ebenso selbstverständlich wie das Lesen von Herodot und Homer im Originaltext.

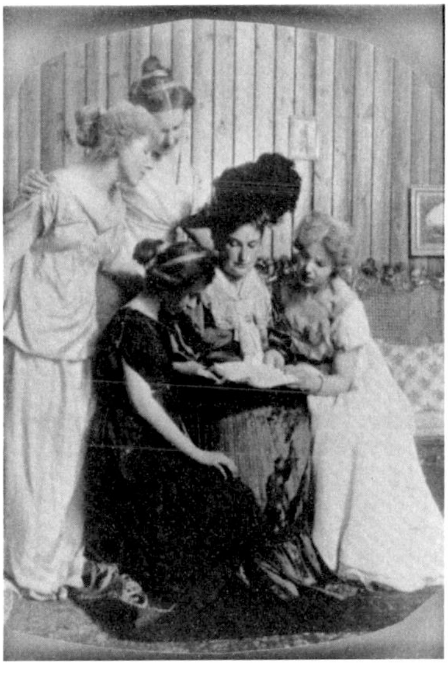

Abb. 8: Während einer Theateraufführung auf »Udröst« 1909, 2.v.l. Fanny du Bois-Reymond, in der Mitte ihre Mutter

So wird von der Mutter von Fanny du Bois-Reymond, Lili Hensel, erzählt, dass sie tiefbeleidigt war, als sie von ihrem Bruder das Buch eines griechischen Philosophen in deutscher Übersetzung erhielt, denn selbstverständlich konnte sie griechisch. Sie soll schon in der Jugend eine Meisterin des Wortes gewesen sein.

> »Ihr Gespräch glich einem Feuerwerk, bei dem Witze einander wie sprühende Leuchtkugeln jagten, einem Wettkampf von Bonmots, geschliffenen Redewendungen und Anspielungen, die einen solchen Bildungsschatz voraussetzten, dass der gewöhnliche Sterbliche kaum zu folgen vermochte. Das jähe Wechseln von Güte zu Bosheit, von lebendiger Anteilnahme zu Spottsucht, von selbstverständlicher Kultur zu mangelndem Geschmack, von warmer zuverlässiger Menschlichkeit zu Arroganz, all das war von unbändiger Vitalität ...«.[15]

Ihre Enkelin, Lona du Bois-Reymond, beschreibt ihre Großmutter: »Als Großmutter, wie sich ein kleines Mädchen eine wünscht, war sie nicht zu gebrauchen. Körperliche Wärme kannte sie nicht, wie überhaupt hugging and kissing in diesem Familienzweig nicht üblich war«.[16]

Fanny du Bois-Reymond entsprach nicht den mütterlichen und vermutlich auch nicht den väterlichen Erwartungen, und ihre Mutter verstand es nicht, sie zu ermutigen, ihre Fähigkeiten voll zu entwickeln. Es muss für Fanny du Bois-Reymond schwierig gewesen sein, neben dieser wortgewandten und dominanten, vielleicht aber auch wenig warmherzigen Mutter ihren eigenen Platz zu finden.

Der Vater wurde von den Töchtern verehrt. Lola du Bois-Reymond, die Schwester Fannys, beschreibt Szenen aus ihrer Kindheit:

> »Nach dem Essen durften wir zu Papa in seine ›Höhle‹. Da lag er Pfeife rauchend, auf dem Sopha und zeigte uns Bilderbücher und erzählte uns Geschichten dazu. Herrlich und zugleich etwas unheimlich war es da in der Höhle, in der der Pfeifenrauch über allem lag und die voll von interessanten Dingen war. Ich hatte eigentlich immer ein etwas schüchternes Gefühl gemischt aus Angst und Bewunderung – Angst, dass ich irgendwie den An-

15 So beschreibt Sabine Lepsius ihre Freundin Lili Hensel. Aus: du Bois-Reymond, L. *Lili Hermine du Bois-Reymond geb. Hensel.*

16 du Bois-Reymond, L. *Lili Hermine du Bois-Reymond geb. Hensel.*

> sprüchen, die Papa stellen würde, nicht genügen könnte – ein Gefühl, das mich eigentlich niemals ganz verlassen hat.«

Und: »Papa hat eigentlich niemals aufgehört, der ›Gott‹ der Kindheit zu sein, der Held, der alles weiß und alles kann«.[17]

Es ist anzunehmen, dass es Fanny ähnlich erging. Sie soll in der Jugendzeit oft rechthaberisch gewesen sein, höchst kritisch gegenüber Mitmenschen und sich selbst, »die vom hochverehrten Papa übernommenen Meinungen betont vertretend«.[18] Als Erwachsene suchte Fanny du Bois-Reymond in Carl Gustav Jung und später in Graf Dürckheim Männer, die sie idealisierte und nach denen sie sich ausrichtete. Partnerschaften zu Männern ging sie nicht ein; mündlich wird überliefert, sie habe Freundschaften zu Frauen bevorzugt. Sie selbst äußerte ihrer Nichte gegenüber, ihre Mutter habe frühe Verliebtheiten äußerst streng unterbunden.[19]

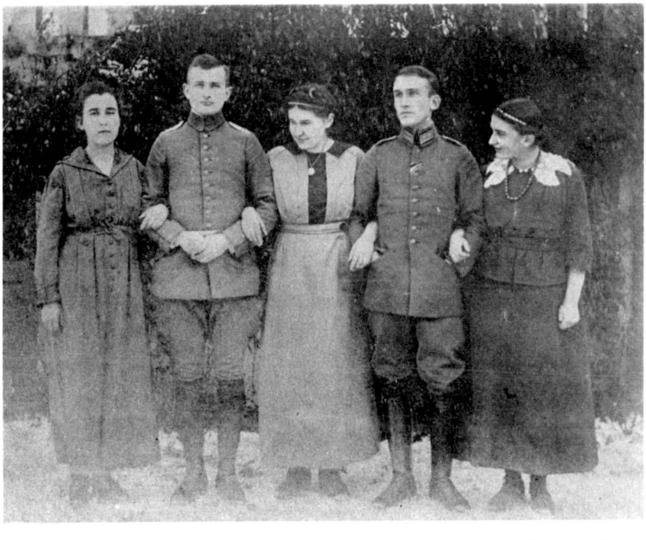

Abb. 9: Die Geschwister du Bois-Reymond zur Zeit des Ersten Weltkriegs, von links: Lola, Roland, Fanny, Felix, Lea

17 Lola du Bois-Reymond wiedergegeben aus den Erinnerungen ihrer Nichte Lona du Bois-Reymond.

18 du Bois-Reymond, L. *Fanny du Bois-Reymond.*

19 Eine Familienfama berichtet, sie sei für Tycho Willmowith Möllendorf »bestimmt« gewesen, der jedoch im Ersten Weltkrieg fiel.

Während des ersten Weltkrieges gab der Vater seine Anwaltspraxis auf und widmete sich ganz seiner wissenschaftlichen Leidenschaft, der Unterwasserschalltechnik. Er wird als Privatgelehrter bezeichnet, der sich am Plöner See in Holstein ein weiteres Haus auf einem großen Gelände baute. Dort beabsichtigte die unverheiratete Schwester Lola eine Geflügelzucht aufzumachen.[20] Auf Wunsch des Vaters hatte Fanny eine Gartenbauschule in Plön besucht und lebte dort einige Jahre. Sie hätte gerne Medizin studiert, was aber infolge des fehlenden Abiturs unmöglich war.

»Die Welt wurde kälter und ärmer«

Aus den Jahren 1921 bis 1939 und ab 1955 gibt es dreiundvierzig Gedichte von Fanny du Bois-Reymond.[21] Immer wieder greift sie in ihnen Naturthemen auf (»Die Linde«, »Der Baumschnitt«, »Regennacht«, »Das Pappelblatt«), beschreibt Jahreszeiten und Reiseerlebnisse, dichtet für Freunde und Verwandte zu deren Geburtstagen. Einige der Gedichte haben religiöse Bezüge (»Kairos«, »Tao«, »Om«, »Kleiner Zen-Sang mit Goethes Gedichten«) oder sie zeigen, wie sie in den Gedichten Lebensereignisse und Stimmungen zu verarbeiten versuchte.

Ihr Leben veränderte sich abrupt, als Anfang September 1922 ihr Vater und Bruder Roland bei einer Bootstour auf der Ostsee vor dem Timmendorfer Strand ertranken. Der Vater hatte den Sohn anlässlich seines bestandenen Diploms als Ingenieur zu dieser Bootsfahrt eingeladen. Während eines Sturms war vermutlich das Steuerruder gebrochen. Die Leiche des Bruders wurde im Boot eingeklemmt gefunden, die des Vaters erst Wochen später angespült. Seitdem sprach die Mutter nie wieder von

20 Sie hatte zuerst im väterlichen Patentanwaltsbüro mitgewirkt, bis sie im Ersten Weltkrieg als Krankenschwester arbeitete. Ab 1918 war sie als Sekretärin an den Friedensverhandlungen in Weimar und Versailles beteiligt. Sie besuchte dementsprechende Ausbildungskurse, wurde dann aber ins Auswärtige Amt zurückgerufen und arbeitete später bei der Bankfirma Warburg als Sekretärin. Ab 1925 war sie Sekretärin von Dr. Simons, dem Stellvertreter des Reichspräsidenten. Nach dem Tode des Vaters lebten ihre Mutter und wohl auch zeitweilig Fanny du Bois-Reymond bei ihr in Hamburg.

21 Die Gedichte hat die Leiterin des Altenheims, in dem Fanny und Lola du Bois-Reymond ihr Lebensende verbrachten, Frau Greim, aufgehoben. Sie sind jetzt, wie auch alle weiteren Unterlagen, im Archiv der Stadt Potsdam.

ihrem Sohn und ihrem Mann; kein Bild von ihnen wurde aufgestellt; das schreckliche Ereignis wurde »totgeschwiegen«. Nach dem Tod des Vaters mussten das Haus »Udröst« und der Besitz in Plön verkauft werden; durch die Inflation ging das restliche Vermögen verloren.

Neun Monate nach dem Tod des Vaters dichtete Fanny du Bois-Reymond in Hamburg-Blankenese (2. Juni 1923), wo sie sich vermutlich bei ihrer Schwester Lola aufhielt:

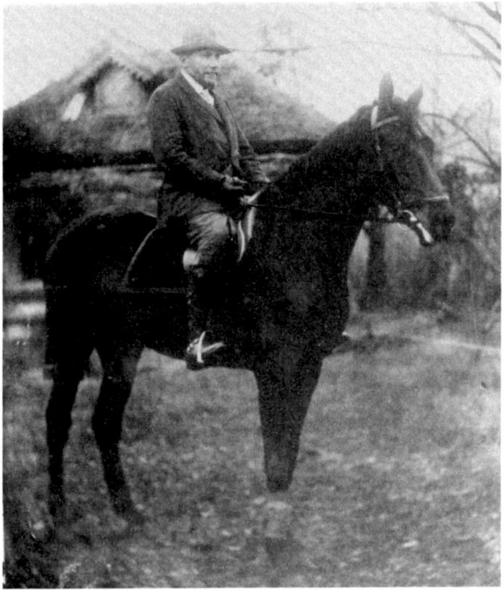
Abb. 10: Alard du Bois-Reymond

»Heimatlos III

Alte unnennbare Tage,
Süsser, seliger Hort,
Heimat einsamer Herzen
Ach – so – unwiederbringlich fort!

Und noch viel näher und wärmer
Als die »Wirklichkeit« hier um uns her
Die Welt wurde kälter und ärmer
Die Besten leben nicht mehr!

Alte, unnennbare Tage
Euch nimmt uns niemand fort
Letzte, einzige Heimat – süsser? –
Bitterlich süsser Hort! –«

Ab 1927 arbeitete Fanny du Bois-Reymond als »technische Assistentin« (vor allem als Gärtnerin) im Kaiser-Wilhelm-Institut für Züchtungsforschung in Müncheberg bei Berlin, das soeben neu gegründet worden war.[22] Sie arbeitete in der Gruppe von Hans Stubbe mit und führte für ihn unter anderem auch die englische Korrespondenz. Im Sommer 1933 nach Erlass der antisemitischen Gesetze musste sie – wegen der jüdischen Herkunft ihrer Mutter – das Kaiser-Wilhelm-Institut verlassen. Durch die Intervention des damaligen Präsidenten der Kaiser-Wilhelm-Gesellschaft, des Physikers Max Planck, der darauf verwies, dass sie die Enkelin des berühmten Physiologen Emil du Bois-Reymond sei, »durfte« sie dann noch bis zum März 1934 dortbleiben.[23] Fanny du Bois-Reymond lebte jetzt in Potsdam-Babelsberg am Griebnitzsee in der Berliner Straße 122 im Hause ihres Bruders Felix, das sie liebevoll ihr »Schneckenhaus« nannte. Sie machte sich selbstständig und züchtete zeitweise Champignons. Ledig und ohne Kinder lebte sie eine Weile mit einer Freundin zusammen, zeitweilig auch mit ihrer Mutter. Lebenslang hielt sie eine sehr enge Beziehung zu ihrer Mutter und den Geschwistern, vor allem zu ihrer Schwester Lola, mit der sie später im Südschwarzwald ihren Lebensabend verbrachte.

Ihre Nichte Lona du Bois-Reymond, die in der Kindheit und Jugend oft ihren geschiedenen Vater Felix[24] in Babelsberg besuchte, schildert sie

22 Sie wurde von Erwin Baur (1875–1933) eingestellt, der eine Professur an der Landwirtschaftlichen Hochschule innehatte (Dr. Annette Vogt, Max-Planck-Institut für Wissenschaftsgeschichte, Brief vom 24. März 1997).

23 Dr. Annette Vogt, Max-Planck-Institut für Wissenschaftsgeschichte, Brief vom 24. März 1997

24 Felix du Bois-Reymond studierte Medizin und hatte in Berlin in der Joachimsthaler Straße 19 eine erfolgreiche orthopädische Praxis. Er wäre jedoch viel lieber Bootsbauer oder Schiffsschreiner geworden. So hatte er in allen seinen Häusern Schreinerwerkstätten, in die er sich zurückzog, um schöne Möbel zu bauen. Als Assistenzarzt in Flensburg heiratete er in erster Ehe die Schauspielerin Olga Regina Holtappels, mit der er drei Kinder hatte. Eine weitere Tochter stammt aus der 1939/40 geschlossenen Ehe mit der um fünfundzwanzig Jahre jüngeren Sybille Schweitzer. Zwei Jahre später, nach ihrer Scheidung, heiratete sie den Psychoanalytiker Prof. Dr. Wolfgang Hochheimer. Mit seiner dritten, um dreißig Jahre jüngeren Frau, Charlotte Orgas, blieb Felix du Bois-Reymond lebenslang zusammen. Sie hatten ebenfalls eine Tochter. Sowohl Felix du Bois-Reymond als auch seine Mutter hatten zeitweise Juden versteckt. Lili du Bois-Reymond geb. Hensel, als »Halbjüdin« selbst sehr gefährdet, versteckte unter anderem eine Frau aus der Familie Warburg, bei der ihre Tochter Lola zeitweilig gearbeitet hatte. Unverständlich findet es seine Tochter Lona du Bois-Reymond jedoch, dass ihr Vater und die anderen Familienmitglieder es versäumt hatten, die Schweizer Staatsbürgerschaft für die Familie zu »aktivieren«. Durch den Ahnherrn Felix Henri du Bois-Reymond wurde die Schweizer Bürgerschaft auf die männliche Linie vererbt und man hätte sie bereits damals aufleben lassen können.

als »sehr ernst und streng«. Halfen die Kinder bei der Gartenarbeit, so musste alles korrekt und sauber erledigt werden. Die Kinder hätten vor ihr »immer etwas Angst« gehabt, gleichzeitig bei ihr aber auch Geborgenheit und Umsorgung erlebt. Sie wussten, wann immer sie Sorgen und Kummer hatten, konnten sie sich an sie wenden. So als wisse sie um ihre eigenen »Schattenseiten«, dichtet sie am 20. Januar 1937 in Babelsberg:

»Tao

Immer strebt ich nach dem Hellen, Hohen, Harten
Und ereifert mich im Tages-Tun der Pflicht –
Langsam lern ich nun das tiefe, dunkle Warten,
Lerne Wollen-nicht und Sollen-nicht.

Endlich werd' ich auch das Lernen noch
vergessen
Und vergessen, dass ich bin:
Jenseits von Erkennen und Ermessen
Erst entfaltet sich der Sinn! –«

Analytische Psychologie und C. G. Jung

Am 24. September 1931 war in Berlin die erste C. G.-Jung-Gesellschaft gegründet und am 17. Juli 1934 in das Vereinsregister eingetragen worden.[25] Fanny du Bois-Reymond gehörte dieser Gesellschaft an, wie das Protokoll der Generalversammlung vom 19. November 1939 belegt, wo sie als Mitglied aufgeführt wird (Springer, 1997, S. 177). Auf Rat von Claire Kaufmann, die zum »Freiburger Kreis« um den Parapsychologen Prof. Hans Bender (1907–1991)[26] gehörte, ging Fanny du Bois-

25 Frau Moritz war die Vorsitzende dieser Gesellschaft und W. F. Kranefeldt gehörten dem Vorstand an (Springer, 1997, S. 140).

26 Prof. Bender stand über viele Jahre in engem Kontakt mit C. G. Jung. Der gebürtige Freiburger gründete nach seinem Studium der Psychologie, Philosophie, Romanistik und Medizin 1950 das »Institut für Grenzgebiete der Psychologie und Psychohygiene«. (vgl. *Zeitschrift für Parapsychologie und Grenzgebiete der Psychologie, 29*[1] mit dem Schwerpunktthema: Prof. Dr. Dr. Hans Bender zum 80. Geburtstag).

Zu Claire Kaufmann ist wenig bekannt. Es gibt zwei kurze Briefe von Jung an sie

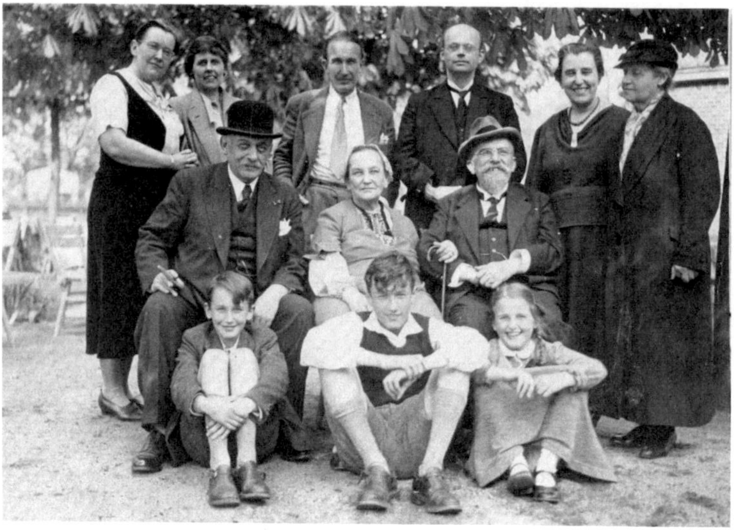

Abb. 11: Die Familie du Bois-Reymond Ende der 1930er Jahre. Hinten: 1.v.l. Fanny, 3.v.l. Felix, 2.v.r. Lola; Mitte: 2.v.l. ihre Mutter Lili, vorne rechts Lola

Reymond ab 1935 zu Toni Sussmann, einer Schülerin von C. G. Jung, in Analyse, bis diese 1938 emigrieren musste (s. Kapitel 1). Nach Dietrich von Sauberzweig, einem Verwandten von Fanny du Bois-Reymond, sei sie in ihrer seelischen Entwicklung stark von ihr beeinflusst worden. Toni Sussmann lehrte sie auch, öffentliche Bibliotheken zu besuchen und zu benutzen, und sie verbrachte fortan viel Zeit mit Lesen und Forschen in der Berliner Staatsbibliothek. Durch die jungianische Analyse wurden ihr Zugang zur Mystik und zu den östlichen Religionen, vor allem Tao und Zenbuddhismus, aber auch ihr Interesse an der Bibel gestärkt, die sie intensiv durcharbeitete.[27] Ihre eigene Analyse bei Toni Sussmann schien ihr vom »Institut für Psychologische Forschung und Psychotherapie« aber nicht als Lehranalyse angerechnet worden zu sein, da sie ab 1941 zu dem Jungianer Wolfgang M. Kranefeldt, einem Assistenten von Jung, in eine

gerichtet in Berlin-Steglitz (vom 29. Oktober 1935 und 30. April 1936), in denen er dem »Fräulein« zum Problem des »Wissens« und »der Liebe« antwortete (Jung, 1990, S. 259f., S. 274). Den Hinweis auf den Briefwechsel verdanke ich Ludger Hermanns.

27 Brief von Dietrich von Sauberzweig vom 20. März 1997, der ab 1960 in der Schweiz, einige Dörfer von Fanny du Bois-Reymond entfernt, wohnte und sie regelmäßig traf.

Lehranalyse ging. Später war Fanny du Bois-Reymond mit der Jungianerin Annemarie Mommsen befreundet.[28]

Durch Toni Sussmann lernte Fanny du Bois-Reymond Carl Gustav Jung bei einem Vortrag kennen, den er während seines Aufenthalts vom 26. Juni bis 1. Juli 1933 in Berlin hielt. Er wurde, wie sie es selbst nannte, ihr »geistiges« Zentrum, und sie wünschte sich sehnlichst eine enge Zusammenarbeit mit ihm. Aus der Zeit vom 12. November 1938 bis 10. Juli 1948 gibt es eine dreißig Briefe umfassende Korrespondenz zwischen ihr und C. G. Jung. Über diesen Briefwechsel mit Jung schreibt Elke Lütjens:[29]

> »In einem Brief vom 12. November 1938 schickt sie Jung ihr Horoskop und stellt sich kurz vor: ›mangelhafte persona, kein Abitur, kein Doktortitel, nicht reguläres‹. Sie bittet um Auskunft, ob und wie sie an Jungs Vorlesung an der Eidgenössischen Technischen Hochschule teilnehmen kann. Sie hatte in Ascona eine ›Audienz‹ bei Jung. Jung stellte ihr in Aussicht, sie könne an seinem Seminar und an seiner Vorlesung in der Hochschule teilnehmen. Sie möchte für einige Wochen nach Zürich kommen. Die Sekretärin Jungs vermittelt Auskünfte über Teilnahmemöglichkeiten als Hörerin an der Eidgenössischen Technischen Hochschule«.

Sie kann dann diese Veranstaltung »Einführung in die Psychologie des Unbewussten« doch nicht besuchen, da sie ihr »Champignongeschäft«, nicht für einige Wochen verlassen kann.[30]

> »Sie bittet Jung um ›eine andere Fassung des Zeugnisses‹ für Claire Kaufmann, die nach England ausgewandert ist. Der Wortlaut soll von Jung geändert werden, damit es bei einer Befragung durch die Gestapo keine Schwierigkeiten macht. Dies wird umgehend durch Jung erledigt [...]. Sie beschäftigt sich in Berlin intensiv und auf eigene Faust mit den Nietzsche-Seminaren (Das war damals ein dickes handschriftliches Konvolut, eine Mitschrift der Seminare auf Englisch ...). Sie schildert, wie sie von dieser Materie

28 Auskunft von Frau Annemarie Mommsen, 15. Juli 1998.

29 Brief vom 14. Februar 1997 von Dipl.-Psych. Elke Lütjens, Zürich, die die Briefe von Fanny du Bois-Reymond und C. G. Jung wissenschaftlich auswertete und in Teilauszügen zur Verfügung stellte.

30 Fanny du Bois-Reymond scheint in dieser Zeit zumindest einen Teil ihres Lebensunterhaltes aus ihrer Champignonzucht bestritten zu haben.

> faszniert ist, wie sie auch eine Gefahr der ›Inflation‹ spürt: ›die Protokolle machen mich betrunken … unerhörter Reichtum … ich befresse mich daran‹.
>
> Am 3.12.38 schreibt sie, sie habe sich ›in die Nietzsche-Seminare verbissen, sie erfüllen meine Tage von früh morgens an‹. Sie möchte die Seminare bearbeiten, eventuell sogar herausbringen. Sie sieht ihre Funktion ›nur als ordnende. Die Frau ist durch ihre schiere letzte Ungeistigkeit …‹. Fragt Jung an, ob sie dieses und jenes ändern und kürzen dürfe, fragt nach genaueren Quellen …. Fragt, ob Veröffentlichung auf Deutsch oder Englisch erscheinen soll; sie wäre eher für englisch (20.1.39)« (Lütjens, 14. Februar 1997).

Auf ihre wiederholten Bitten, ihn besuchen zu dürfen (Ostern und Sommer 1939), sei er nicht eingegangen. Er habe ihr jedoch vorgeschlagen, »erst einmal ein Traumseminar zu bearbeiten«. Das Manuskript ihrer Nietzschearbeit solle sie ihm zuschicken, obwohl er erst später dazu käme »es einem Studium zu unterziehen«. Sie habe ihm Teile des Manuskriptes geschickt, »als ob es sich um eine Herausgabe handelte« – so ihre eigenen Worte. In einem Brief vom 23. November 1939 schreibt Jung, »es seien Ungenauigkeiten und Mißverständnisse. Sie soll das ›verifizieren, es würde ihm Arbeit ersparen‹. Aber ›sinngemäss sei die Arbeit befriedigend‹ …« (Lütjens, 14. Februar 1997).

Sie möchte sich psychologisch bei Jung weiterbilden, eventuell durch zwei bis drei Gespräche mit ihm. Vergebens bittet sie Jung um ein Zeugnis, damit sie Patienten und Schüler behandeln kann (allerdings behandelt sie schon längst). Bereits 1938 begann sie in Babelsberg psychotherapeutisch zu arbeiten.[31] Er kann ihr das Zeugnis nicht ausstellen, »weil ein Minimum an Zusammenarbeit nicht stattfand. Er meint, es sei wohl ihr Schicksal, dass sie ihren Weg alleine, ohne reguläre Ausbildung suchen müsse« (E. Lütjens über den Brief C. G. Jungs vom 12. November 1938). In einem weiteren Brief von ihr an Jung (20. Januar 1939) äußert sie die »Hoffnung, mit Jung zusammenarbeiten zu dürfen, denn sie hat das Berliner Institut satt, hört dort Vorlesungen. Aber ›sie haben nicht viel zu sagen‹«. Trotzdem bemüht sie sich weiter um die Aufnahme am Institut, was sich als schwierig gestaltet, da sie keine »reine arische Abstammung« vorweisen

31 Es war zu jener Zeit häufig üblich, dass Psychotherapien bereits durchgeführt wurden, ohne dass die Ausbildung bereits »formalisiert« war. Der Beginn von Behandlungen wurde offiziell auf den Karteikarten, die im Deutschen Institut für Psychologische Forschung und Psychotherapie geführt wurden, registriert.

kann. Sie schafft es dann trotzdem, angenommen zu werden, und wird ab 1939 in der Kartei geführt.

Fanny du Bois-Reymond verfolgte skeptisch die nationalsozialistische Bewegung. Am 3. März 1936 dichtete sie:

> »Schweigen
>
> Lass mich versinken in den dunklen Teich
> Des tiefen Schweigens – ganz davon betört:
> Fern – fern – verdämmert dann das »Dritte Reich«
> Am Rande der Wirklichkeit – der es nicht angehört!
>
> Selbst süsser Vogellaut verklingt ganz fern
> Des Staren frühlings-sichre Seligkeit,
> Sein Abendlied dem ersten goldnen Stern,
> verklingt ganz fern –
> Versunken Raum und Zeit!«

Mehr oder weniger waren alle ›Laienanalytiker‹, bzw. ›behandelnde Psychologen‹, wie sie zu Zeiten des DI bezeichnet wurden, gezwungen der DAF beizutreten (s. Einleitung), nicht aber der Nationalsozialistischen Volkswohlfahrt (NSV), was wohl aus »Anpassungsgründen« geschah, um eine Chance zu haben, im DI angenommen zu werden.[32]

In einem Brief vom Oktober 1941 an Gustav Heyer, der für die Ausbildung der behandelnden Psychologen zuständig war, bittet Hillo Hauk, ein Ausbildungskandidat, ihre seit November 1940 bei Frau Dubois Raimond[33] durchgeführte Arbeit als Lehrbehandlung anerkannt zu bekommen. Das Antwortschreiben von Gustav Heyer lautet:

> »Ihre Arbeit bei Frau Dubois kann leider nur insofern als zureichende Lehrbehandlung nicht angerechnet werden, als m. W. Frau Dubois das Erfordernis einer rein arischen Abstammung nicht erfüllt. Das Institut kann sie als offizielle Ausbilderin nicht annehmen. Ich würde Ihnen raten, die Arbeit, soweit sie eine therapeutische ist, ruhig weiter bei der Kollegin zu machen. Die Behandlung, das meint das Inordnung-Kommen Ihrer selbst, ist ja für

32 Kartei des Deutschen Instituts für Psychologische Forschung und Psychotherapie.

33 L-K: im Original so geschrieben.

alles weitere die Grundvoraussetzung. Die schönste Lehrbehandlung ist nichts wert, wenn die Behandlung nicht erst einmal sehr weit gediehen ist. Und diesen Teil Ihrer Vorbereitungsarbeit können Sie ja gut weiter bei Frau Dubois verfolgen. Je weiter diese fortgeschritten ist, desto kürzer und einfacher wird das dann irgendwann noch anschließende Stück Lehrbehandlung sein können.

Diese Zeit betreffend sind Sie von uns aus nicht gedrängt.[34] Es sollte die Kandidatur freilich m.E. nicht ewig dauern, sondern in erlebbarer Freude auch einmal zum guten Ende kommen. Aber es wird Ihnen kein Strick daraus gedreht werden, wenn Sie auch dieses WS leider anderweitig in Anspruch genommen sind. Bitte schauen Sie aber zu, daß sie es dann in den kommenden Semestern einrichten können, Ihre Ausbildung zu intensivieren! Denn, wie gesagt, beliebig lange wollen wir die Kandidaturen nun auch nicht dauern lassen. Ferner: Sie werden als Kandidat für behandelnde Psychologie geführt, das geht in Ordnung.

In der Hoffnung, daß nun alles klar ist,

Heil Hitler

Heyer«

Im DI erhielten alle Ausbildungskandidat(inn)en eine Karteikarte, auf der die wichtigsten Daten zur Ausbildung registriert wurden. Nach dieser Karte wurde diesem Kandidaten die Analyse bei Fanny du Bois-Reymond dann doch als Lehrbehandlung angerechnet.

Kriegszeit

Fanny du Bois-Reymonds Mutter wurde am 14. September 1940 aufgefordert, innerhalb eines Monats fünfundzwanzig Prozent ihres Vermögens (»Judenvermögensabgabe«) zu zahlen.

Die Kriegszeit verlebte Fanny du Bois-Reymond in ihrem »Schneckenhaus« in Babelsberg. Für ihre Angehörigen hatte sie am 27. April 1945 begonnen, über die Kriegsereignisse einen Bericht zu schreiben.[35]

34 L-K: vertippt, zuerst stand »getrennt«.

35 Er umfasst 23 Schreibmaschinenseiten und schildert sehr eindrücklich die Lebensumstände mitten im Krieg und befindet sich jetzt als historische Sammlung Fanny du Bois-Reymonds im Archiv der Stadt Potsdam.

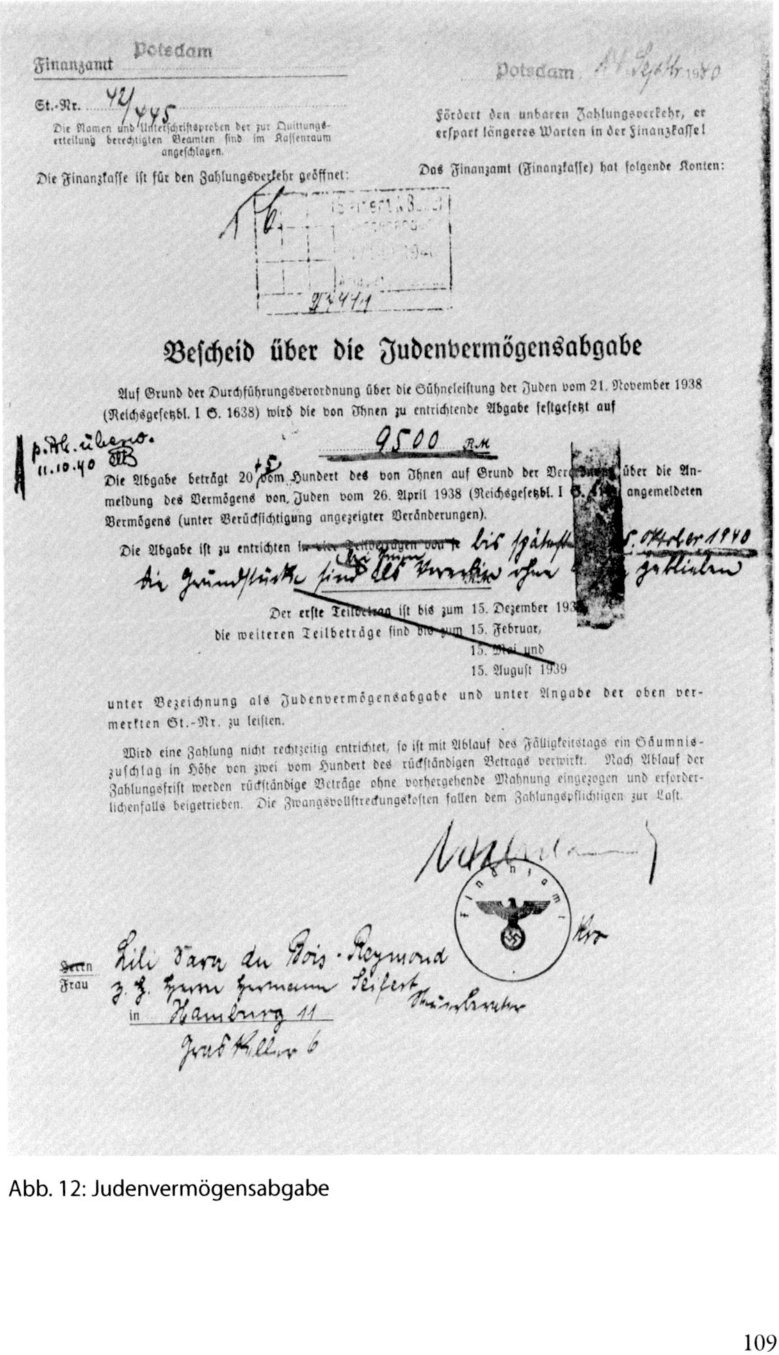

Finanzamt Potsdam

Potsdam, 11. Septbr. 1940

St.-Nr. 42/445

Die Namen und Unterschriftsproben der zur Quittungserteilung berechtigten Beamten sind im Kassenraum angeschlagen.

Fördert den unbaren Zahlungsverkehr, er erspart längeres Warten in der Finanzkasse!

Die Finanzkasse ist für den Zahlungsverkehr geöffnet:

Das Finanzamt (Finanzkasse) hat folgende Konten:

Bescheid über die Judenvermögensabgabe

Auf Grund der Durchführungsverordnung über die Sühneleistung der Juden vom 21. November 1938 (Reichsgesetzbl. I S. 1638) wird die von Ihnen zu entrichtende Abgabe festgesetzt auf

9500 RM

p. Abt. 11.10.40

Die Abgabe beträgt 20 +5 vom Hundert des von Ihnen auf Grund der Ver... über die Anmeldung des Vermögens von Juden vom 26. April 1938 (Reichsgesetzbl. I S. ...) angemeldeten Vermögens (unter Berücksichtigung angezeigter Veränderungen).

Die Abgabe ist zu entrichten ~~in vier Teilbeträgen von je~~ bis spätestens 5. Oktober 1940

die Grundstücke sind ... zu zahlen

~~Der erste Teilbetrag ist bis zum 15. Dezember 193..~~

~~die weiteren Teilbeträge sind bis zum 15. Februar,~~

~~15. Mai und~~

~~15. August 1939~~

unter Bezeichnung als Judenvermögensabgabe und unter Angabe der oben vermerkten St.-Nr. zu leisten.

Wird eine Zahlung nicht rechtzeitig entrichtet, so ist mit Ablauf des Fälligkeitstags ein Säumniszuschlag in Höhe von zwei vom Hundert des rückständigen Betrags verwirkt. Nach Ablauf der Zahlungsfrist werden rückständige Beträge ohne vorhergehende Mahnung eingezogen und erforderlichenfalls beigetrieben. Die Zwangsvollstreckungskosten fallen dem Zahlungspflichtigen zur Last.

Finanzamt

~~Herrn~~ Frau Lili Sara du Bois-Reymond

z. H. Herrn Hermann Seifert

in Hamburg 11

Abb. 12: Judenvermögensabgabe

»Meine Lieben!

Für den Fall, an den ich fest glaube, dass wir uns wiedersehen, will ich anfangen, einen Bericht zu schreiben, denn ihr werdet dann ›Alles‹ wissen wollen und ich merke jetzt schon, wie das Gedächtnis die Fähigkeit verliert, Einzelheiten fest zu halten. Ereignisse von vor wenigen Tagen sind wie weggeblasen. Ausserdem gewöhnt man sich dermassen an das ›Unmögliche‹, dass es einem schon so selbstverständlich erscheint, dass es garnicht mehr erwähnenswert wäre.

Ich gehe zurück bis zu dem furchtbaren Luftangriff auf Potsdam in der Nacht vom 14. auf den 15. April (Sonnabend auf Sonntag). Der Angriff war hier draussen bei uns besonders ›schlimm‹. Wir waren aber von seiner eigentlichen Bedeutung dadurch ganz abgelenkt, dass zu seinem Beginn es sich ergab, dass im Hause von Schwinning Licht aus unverdunkelten Fenstern schien, während das Haus verschlossen und niemand drin war ... Es entstand das übliche Geschrei ›Licht aus‹ usw. und allgemeine Aufregung. Schon begann es erheblich zu Bumpsen (sic) und man bezog es unwillkürlich auf dieses Licht – aber dann merkte man doch, dass es viel mehr und anhaltender war als sonst und empfand, dass etwas sehr furchtbares im Gange war (Das Licht ging dann während des Angriffs überhaupt aus). Bei uns war das Schlimmste etwa 20 Minuten. Über Potsdam haben sie etwa ¾ Stunden ununterbrochen abgeladen (von 10:15 bis 11.30). Als wir während einer Pause und nach der Entwarnung hinausgingen sahen wir dann den starken Feuerschein über Potsdam und gingen schließlich sehr zerschlagen und voller böser Ahnungen – oh wie berechtigter – zu Bett ...«

Sie berichtet vom nächsten Tag:

»Ich fuhr mit dem Rad nach Nowawes. Bis zum Bahnhof war nichts als geringer Fensterschaden. Dann aber, bei der Post und von da an bis an die Bahn übelste, wüstete Zerstörung: die Post ein Volltreffer und viele andere Häuser auch, Trichter über Trichter, Trümmer, Trümmer über Trümmer, alles überdeckt mit dem weissen Kalkstaub – unsäglich ... Die Gasanstalt von Nowawes war getroffen worden und hatte riesig gebrannt – es brannte dort noch, wie an verschiedenen Stellen. Die Knäcke-Fabrik ist ganz und gar ausgebrannt; sehr viele sind dabei umgekommen, aber viel holte sich die Bevölkerung noch. Die Babelsberger Straße, die an dem ganzen Güterbahnhofsgelände entlang führt und von da aus man sonst über die hübschen Laubengärtchen und die Bootswerften einen so herzerfrischenden Blick auf

Potsdam hatte, war in einem unbegreiflichen grauenhaften Zustand: Die breiten Schienenstränge, von denen man durch keinen Zaun mehr getrennt ist, der natürlich, wie alles andere in 1000 Stücken weggewirbelt war, waren gedeckt mit den endlosen Trümmern von hunderten von verbrannten und zerfetzten Güterwagen, die zum grossen Teil noch brannten, hauptsächlich wohl die vielen Briketts, die dort ja immer zum Entladen standen. Es sollen mehrere Züge fertig mit Munition beladen da gestanden haben, die alle in die Luft gegangen sind. Das ganze Gelände und bis weit in die Laubengärten hinein ist aufgewühlt mit zahllosen Trichtern und übersät mit ungestalteten Trümmerstücken jeder Art, verbogenen Metallteilen, Holzsplitter in allen Grössen, Steine, Schutt, Zweige von Bäumen und ganze Bäume – verwüstet – und alles gleichmässig überzogen mit dem grauen haftenden Staub der niedergefallenen Asche. Die Häuser, die rechts an der Strasse standen, z. T. stark zertrümmert, z. T. völlig verschwunden (z. B. die kleine Bude, Lola, in der damals die Fahrbereitschaft hauste, wie weggeblasen!). Der Blick der ängstlich die geliebte Silhouette von Potsdam suchte, stiess in dichte gelblichgraue Rauchwolken, die über allem hingen. Immerhin: die Kuppel der Nikolaikirche wölbte sich noch – die Heilig Geistkirche schien nur wenig beschädigt – inzwischen haben die Russen sie in Brand geschossen und nun ist sie also auch dahin. –

Die ganze Straße entlang wand sich ein Strom verstörter Menschen – man konnte noch nicht fahren, schon wegen der Trichter – konnte überhaupt nur mühsam hindurch. Die Lange Brücke stand, rechts und links das Gelände (des ersten Teils bis zur Freundschafts-Insel) weggeblasen – inzwischen ist sie längst gesprengt worden. Über dem Lustgarten – der alte Markt noch in dicken Rauch gehüllt, dass man nichts erkennen konnte, immerhin schien der goldene Atlas mit seiner Kugel noch am Platze. Später hörte ich, dass alle Häuser Rathaus usw. vollkommen ausgebrannt waren, Palast Barbarini Volltreffer, überhaupt war der Kern der Stadt dort am allerschwersten betroffen (War sehr um Sorge um Frieda?, da ich aber ihre Adresse nicht wußte, konnte ich nichts tun; falls sie die Nacht überlebt hat, was beinahe unwahrscheinlich ist, da sie in den Keller des Palast Barbarini zu gehen pflegte, – so mußte es ihr seither ja hoffnungslos grausig ergangen sein bei dem Bombardement, dem Potsdam seit Tagen ausgesetzt ist). Ich ging über den Lustgarten – die Kolonade in Trümmern zusammengestürzt – vorbei am völlig ausgebrannten Stadtschloss, an dessen verstümmelter Wand die kleine goldene Treppe noch merkwürdig unversehrt bestand, auf die Reste der Garnisionskirche zu: ganz ausgebrannt, stand nur die Aussenmauer und 2/3 des

> Turms, die Spitze verbrannt und eingestürzt. Ich suchte ängstlich nach dem hohen Hause in dem Tutti wohnt und fand es wunderbarerweise noch bestehend. Ihre Wohnung freilich schwer demoliert: die alte Munitionsfabrik von Friedr. dem Grossen, die ihr ja genau gegenüber am Kanal liegt, hatte einen grausigen Volltreffer. – Ich nahm dann Tutti mit hierher, da sie unbedingt fort wollte. Überhaupt strömten unzählige Potsdamer aus Angst vor weiteren Bombennächten hinaus, um ›im Walde‹ zu übernachten, was sie auch trotz großer Kälte nächtelang getan haben; es sind auch noch mehrfach Bomben auf Potsdam geworfen worden, wir haben neue Brände nach Angriffen beobachtet ...«

Sie berichtet weiter von dem alltäglichen Leben in ihrem Haus in Babelsberg, das voller Menschen ist (Flüchtlinge, Nachbarn, Freunde, Verwandte), wie sie nächtelang weiteren Bombardements ausgesetzt sind, ohne Gas, Strom und Wasser leben müssen, die Nahrungsmittel immer schwerer zu organisieren sind. Sie schreibt aber auch von den Spannungen, die untereinander entstehen, von Nervenzusammenbrüchen und Streitereien. Sie sorgt sich um Angehörige, von deren Schicksal sie nichts weiß, macht sich auf die Suche nach ihrer Nichte und ist überglücklich, als sie sie endlich wiederfindet. Abgeschnitten von Nachrichten sind sie auf Gerüchte angewiesen, wie es um die Front und Berlin steht.

Am 22. Mai 1945 beendet sie diesen Brief, nicht wissend, wie er überhaupt verschickt werden kann, ob diejenigen, die ihn erhalten sollen, noch leben.

> »Seit einigen Tagen ringe ich mit einer schweren Depression. Man bekommt den Eindruck, dass der Krieg noch keineswegs zu Ende ist. Man hört von überall raunen, dass sich immer unheilvollere Spannungen zwischen unseren Besiegern herausbilden. Churchill soll Stalin öffentlich beschuldigt haben, er hielte sich nicht an die Abmachung von Jalta, usw. Es scheint unmöglich zu sein, etwas Wirkliches zu erfahren; es hat fast niemand mehr Radio oder aber gar keinen Strom usw. Wir erfahren nicht, was westlich der Elbe vor sich geht und wie es scheint, weiss man dort auch nichts von uns. Man hört allenthalben das Schlagwort vom eisernen Vorhang, der vor uns niedergegangen sei.«

1945 wurde sie von russischen Truppen aus ihrem »Schneckenhaus« vertrieben. Da sie über ihre Ahnen noch einen Anspruch auf einen Schweizer

Pass hatte, konnte sie über mehrere Flüchtlingslager im selben Jahr in die Schweiz ausreisen.[36]

Leben in der Schweiz

Aus dem Quarantänelager bei Neuchâtel schrieb sie einen handschriftlichen Brief an Jung und äußerte den Wunsch, mit ihm über ihre Arbeitsmöglichkeiten zu reden. Ihre Mutter und ihre Schwester Lola waren inzwischen in Zürich-Wollishofen in die Nidelbadstraße übergesiedelt, wohin sie Weihnachten 1945 auch zog.[37] Beim Arbeitsamt, »bei der Beschäftigungssuche«, gab sie als Referenz Jung an. Sie musste Geld verdienen und Toni Wolff schlug ihr im Auftrag Jungs vor, das Buch der Jungianerin Esther Harding[38] »Frauen-Mysterien einst und jetzt« aus dem Englischen zu übersetzen. Er empfahl sie an den Rascher-Verlag, warnte gleichzeitig, dass sie nicht viel Geld für die Übersetzungsarbeiten bekäme.[39] Auf ihren eindrücklichen Wunsch, er möge das Vorwort zu Esther Hardings Buch bitte

---

36 Es gibt von ihr vom 10. Dezember 1945 aus dem Quarantäne-Lager du Mail einen vierseitigen Brief an ihre Mutter, wo sie ihre Eindrücke über die Bedingungen der Ausreise und die Lageraufenthalte berichtet.

37 Sie lebte dort bis zum 9. März 1959 und zog dann nach Carona im Tessin um. Am 1. Juli 1963 erfolgte ein weiterer Umzug nach Losdorf, Kanton Solthum, und von dort zog sie am 26. Juni 1968 nach Olten (Brief Elke Lütjens vom 17. Januar 1997). In den Briefen an C.G. Jung werden weitere Orte genannt, in denen sie lebte.

38 Esther Harding, geboren in Shropshire, England, arbeitete schon sechs Jahre als Ärztin, als sie C.G. Jungs erstes Seminar in England besuchte, das er in Sennen Cove, Cornwall hielt. Nach der Tagung folgte sie ihm zusammen mit Dr. Constance Long und Dr. Eleanor Bertine nach Zürich, wo sie drei Jahre blieb. Sie ging dann in die USA und lebte dort lebenslang mit Eleanor Bertine zusammen. Jung unterstützte dies sehr, da er der Meinung war, dass unverheiratete, beruflich erfolgreiche Frauen gegenseitige Zuneigung und Unterstützung brauchen. Harding, Bertine und Kristine Mann gründeten in New York 1936 den ersten »Analytical Psychology Club« und halfen, das Jungianische Institut aufzubauen. Es kam früh zu Fraktionierungen zwischen Mitgliedern, die von »Homosexuellen« bzw. »Heterosexuellen« analysiert worden waren, mit Zweifeln, ob die Analyse bei Homosexuellen »eine wirkliche Analyse« sei. Jedes Jahr fuhren Bertine, Harding und Mann für drei Monate zu Jung, um sich weiter analysieren zu lassen. Hardings Bücher *Woman's Mysteries* und *The Way of all Women* wurden später fast Kultbücher in der Frauenbewegung. Bereits 1929 hatte sie mit den Arbeiten zu *Woman's Mysteries* begonnen (Anthony, 1990).

39 Brief vom 13. Februar 1946 (Elke Lütjens).

anders, freundlicher formulieren, ging Jung ein. Das Buch erschien 1949 in deutscher Übersetzung von Fanny du Bois-Reymond.

Themen, die die Frau und Mutter betreffen, hatten Fanny du Bois-Reymond schon lange interessiert. Bereits 1939 veröffentlichte sie im *Zentralblatt für Psychotherapie* einen Artikel mit dem Titel »Zur Virginität der Gottmutter«. Ausgehend von einer Bemerkung C. G. Jungs aus der Diskussion der Eranos-Tagung von 1938 – »Die große Mutter« – beschäftigte sie sich in dem Aufsatz mit der Jungfräulichkeit als psychologischem Phänomen. Fanny du Bois-Reymond schlägt in diesem Artikel (1939, S. 348) den Bogen von der Jungfrau Maria zu der Jungfrau-Mutter, die in »… tausendfacher Wiederholung in den Sagen und Mythen aller Völker der Erde und zu allen Zeiten …« erscheine, ebenso wie zur »furchtbaren Mutter«, deren verderbenbringende, gefahrvolle Kräfte analog denen des Unbewussten seien:

> »Das Bewußtwerden erfolgt auch heute noch in einem immer wieder notwendig werdenden seelischen Kampf. Ebenso, wie jeder Mensch in seiner embryonalen Entwicklung längst überwundene Vorstadien der heutigen Körperformen nochmals durchläuft, ebenso müssen die Stadien der Bewußtwerdung, der geistigen Entwicklung alle nochmals durchlaufen werden« (du Bois-Reymond, 1939, S. 352).

1943 besprach sie in derselben Zeitschrift auf dreizehn Seiten das Buch *The Mothers* von R. Briffault (1927), ein umfassendes Werk zur Geschichte und Anthropologie der Frau. Später (1956) erschien von ihr noch die Übersetzung des englischsprachigen Reisebuchs über Griechenland, das Francis King geschrieben hatte.

Sie erfuhr von Jungs schwerer Erkrankung und korrespondierte mit seiner Sekretärin. Erst im Sommer 1946 konnte sie Jung in Küsnacht endlich besuchen. Als ihr solange gehegter Wunsch nun wahr werden sollte, wäre sie vor Angst am liebsten umgekehrt. Sie ist beeindruckt von der Begegnung.[40] Aus der Korrespondenz mit Jung ist zu entnehmen, dass sie sich im November 1946 in einem Flüchtlingslager Clarens, Vaud aufhielt. Mit Datum vom 4. Juni 1948 schickte sie Jung ihren Aufsatz »Über die archetypische Bedingtheit des erstgeborenen Sohnes und seiner Mutter« aus dem Rückwanderer Heim Vevey mit der Anfrage, ob er publizierbar sei. Mit einer Empfehlung von Jung

40 Die Angaben zur Korrespondenz mit Jung stammen von Elke Lütjens, Zürich.

wurde sie an die Schweizerische Zeitschrift für Psychologie weitergeleitet, wo der Artikel 1950 erschien. Sie hatte in dem Schweizer Flüchtlingsheim bei ungarischen jüdischen Flüchtlingen, die das Konzentrationslager Bergen-Belsen überlebt hatten, ein Ritual miterlebt, bei dem der erstgeborene Sohn dem Priester »abgekauft« wird. In ihrer Arbeit versuchte sie die Sonderstellung des Erstgeborenen zu verstehen, der Gott »gehört«. Es zeigen sich in diesem Aufsatz – ebenso wie in ihrem 1955/1956 in der *Psyche* veröffentlichten Werk »Der unsterbliche Ödipus« – ihr fundiertes mythologisches Wissen und ihre guten Bibelkenntnisse. Vielleicht beschäftigte sie diese Thematik auch als Zweitgeborene nach einem Bruder, der insbesondere nach dem Tod des jüngeren Bruders und dem des Vaters eine besondere Stellung in der Familie einnahm.

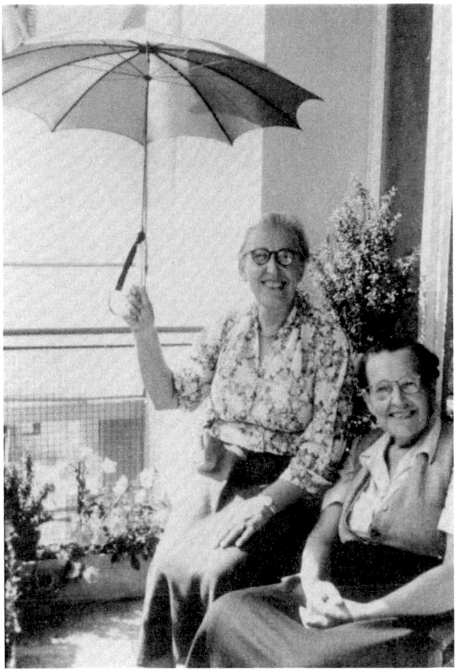

Abb. 13: Fanny du Bois-Reymond sitzend mit ihrer Schwester Eleonore (Lola) mit Schirm

Immer wieder suchte sie den Kontakt zu Jung. Am 10. Juli 1948 schrieb sie aus der Villa Flavia in Champfer, Oberengadin an Jung: »Verzeihen Sie meine Kühnheit …« Sie hatte eine Stellung als Gärtnerin am Engadiner Alpineum bei Dr. G. Rodio, Zürich annehmen müssen, um sich ihren Lebensunterhalt zu verdienen, »[d]a ich keine psychologische Arbeit finden konnte, die mich ernährt hätte. Immerhin: Il faut cultiver notre jardin«.[41] Vom Rheuma geplagt, musste sie mit dieser Arbeit aufhören. Frau Greim, Leiterin des Waerland-Heims »Haus Friedborn« in Rickenbach (Südschwarzwald), in dem sie mit ihrer Schwester Lola den Lebensabend verbrachte, berichtet, dass Jung »eine Ablehnung ihr gegenüber hatte« und

41 Die Angaben zur Korrespondenz mit Jung stammen von Elke Lütjens, Zürich.

von daher nicht auf ihren dringenden Wunsch einging, mit ihr zusammenzuarbeiten.[42] Die beiden Schwestern lebten sehr sparsam, sodass sie gemeinsam mit der Rente ihrer Schwester Lola auskamen. Sie selbst verfügte kaum über ein eigenes Einkommen. Es bleibt unklar, ob sie in der Schweiz nochmals als Psychoanalytikerin arbeiten konnte; sie hatte jedoch an allen polizeilich gemeldeten Wohnorten als Beruf »Psychotherapeutin« angegeben.

Später wandte sie sich der Lehre von Karlfried Graf Dürckheim zu und lebte eine Weile in der Begegnungsstätte Todtmoos-Rütte. Für ihn übersetzte sie sein Buch *Hara* ins Englische. Aus dieser Zeit (6. März 1955) in Todtmoos stammt das folgende Gedicht:

> »Kairòs
> (an einen Meister des Bogenschiessens)
>
> Heute träumt mir, ich sei dein Pfeil,
> Meister, und du nahmst mich in die Hand,
> sorgsam wägend, ob du mich zum Heil
> Lösen könntest von der Senne Band? –
>
> Und du fandest ausgewogen, wahr,
> Rein gefiedert meinen graden Schaft,
> Aber fandest nicht der Stille bar
> Ruhend nicht in meines Wesens Kraft –:
>
> Denn ich bebte schon im Schwirre-Glück –
> »Warte Pfeilchen« rauntest du mir zu,
> Stecktest in den Köcher mich zurück,
> »Halte deine Kraft zusammen, du!« –
>
> In des Köchers Dunkel ruht ich nun
> Oh, die trauliche Geborgenheit! –
> Denn es war dein Köcher und dein Tun,
> Meister, und du kennst die rechte Zeit! –«

42 Jung arbeitete ungern mit Frauen zusammen, die kein »Doktorat« hatten. So musste die Mitvierzigerin Jolande Jacobi noch ein Psychologiestudium absolvieren, um mit ihm zusammen arbeiten zu können, und brauchte viel Durchsetzungskraft, um seine Anerkennung zu erlangen (Anthony, 1990, S. 60).

Sie löste sich auch von Graf Dürckheim und ging ihren eigenen Weg weiter. Ihre größte innere Hilfe soll sie sich dann aus dem *Weisheitsbuch des Zen* geholt haben, das von Wilhelm Gundert aus dem Chinesischen übertragen worden war. Verwandte und Bekannte, die sie im Alter besuchten, beeindruckte, wie sie in sich selbst ruhte.[43]

> »Das Besondere an ihr war die Klarheit. Durch die Beschäftigung mit Zen hatte sie eine große Gabe, Dinge transparent zu machen und duldete kein Geschwafel. So war der Umgang sehr schwierig für Menschen, die sie wenig kannten. Die Schale war sehr hart, aber im Wesen war sie unglaublich weich«.[44]

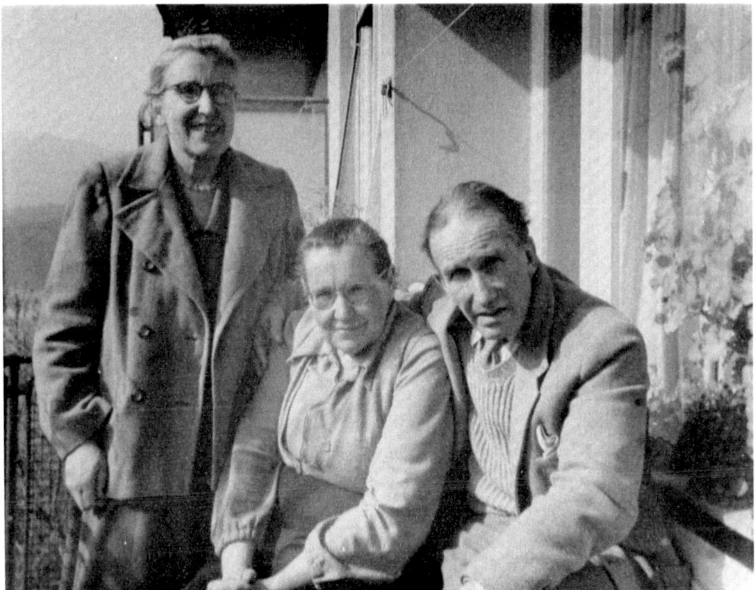

Abb. 14: von links: Lola, Fanny und Felix du Bois-Reymond in Rickenbach (Südschwarzwald)

43 »Wir verehrten sie in ihrer reich belesenen, geradlinigen und feinfühligen Art, von der wir viel profitiert haben« (Dietrich v. Sauberzweig, 20. März 1997).

44 Brigitte Greim (Heimleiterin) in einem Brief über Fanny du Bois-Reymond vom 10. Oktober 1997.

Lebensabend

Mit 80 und 82 Jahren ließ sie sich ihre beiden Hüften operieren. Bis ins hohe Alter war sie geistig wach, kannte mit 97 Jahren noch ihre vielen Großnichten und -neffen und interessierte sich für deren Familienleben. Auch wenn die Familienbande durch räumliche Entfernungen zum Teil gelockerter waren,[45] wusste sie um die lebenslange Zuneigung ihrer Nichte Lona du Bois-Reymond und fühlte sich in ihrer weitverzweigten Familie aufgehoben.

Sie überraschte die Besucher mit ihrer großen Pflanzenkenntnis, deren lateinische Namen sie alle wusste. Am 18. März 1990 verstarb sie fast hundertjährig. Anlässlich einer kleinen Trauerfeier verlas die Leiterin des Heimes Gedichte von Fanny du Bois-Reymond.

»Ich soll zu künden suchen, was ich bin?
Wer gibt das wahre Wort – den rechten Reim? –
Ich bin das Wort und bin des Wortes Sinn –
Ich bin die Nuss: bin Schale und bin Keim –

Das Eingeschlossene und das was umschließt
Bin ich –: die Kraft, die still die Schale sprengt
Der Drang des Keimes, der befreit entspriesst
Und bin die Kraft, die hemmend ihn beengt.

Ich bin der Quell, der tief im Grunde rinnt
Und bin die dunkle Tiefe, die ihn speist
Ich bin die Mutter und ich bin das Kind –
Ich bin der Schoss und das, was ihn zerreisst!«

Babelsberg
15. Aug. 1936

45 Ihre Nichte Lona du Bois-Reymond lebte zum Beispiel viele Jahre mit ihrer Familie in den USA. Gerade sie hatte eine intensive Zuneigung zu ihrer Tante, von der sie immer wieder große Unterstützung und ein tiefes Interesse an ihrer Person erfahren hatte.

Bibliografie

(1939). Zur Virginität der Gottmutter. *Zentralblatt für Psychotherapie, 11*, 346–359.
(1943). Rezension zum Buch von Briffault, R.: The Mothers. London 1927. *Zentralblatt für Psychotherapie, 15*, 167–180.
(1950). Über die archetypische Bedingtheit des erstgeborenen Sohnes und seiner Mutter. *Schweizerische Zeitschrift für Psychologie*, Bd. IX, 37–52.
(1955/1956). Der unsterbliche Ödipus. *Psyche, 9*, 627–633.
Harding, E. (1949). *Frauen-Mysterien einst und jetzt* (Übers. v. du Bois-Reymond, F.). Rascher Verlag.
King, F. (1956). *Griechenland* (Übers. v. du Bois-Reymond, F.). Niehans.

Literatur

Anthony, M. (1990). *The valkyries. The women around Jung*. Element Books.
Fischer, G. (1988). *Die Hugenotten in Berlin*. Union.
Gay, P. (1989). *Freud. Eine Biographie für unsere Zeit*. Fischer.
Graf Dürckheim, K. (1972a). *Zen und Wir* (2. Aufl.). O.W. Barth-Verlag.
Graf Dürckheim, K. (1972b). *Hara. Die Erdmitte des Menschen* (5. Aufl.). O.W. Barth-Verlag.
Graf Dürckheim, K. (1973). Karlfried Graf Dürckheim. In Pongratz, L.J. (Hrsg.), *Psychotherapie in Selbstdarstellungen* (S. 129–176). Hans Huber.
Gundert, W. (1974). *Das Weisheitsbuch des Zen. Koans aus dem Bi-yän-lu*. Hanser Verlag.
Jung, C.G. (1990). *Briefe: 1909–1945* (2. Aufl.). Olten (Walter).
Lessing, D. (1997). *Schritte im Schatten. Autobiographie 1949–1962*. Hoffmann und Campe.
Springer, A. (1997). Die Analytische Psychologie und das Institut für Psychotherapie e.V. Berlin. In *Über die Schwierigkeit, die eigene Geschichte zu schreiben. – Daten, Dokumente, Texte zur Geschichte des Instituts für Psychotherapie e.V. Berlin* (S. 140–244), zusammengestellt von einer Arbeitsgruppe im Auftrag des Vereins zur Förderung der Psychoanalyse e.V. anläßlich des Kongresses »Über die Schwierigkeit die eigene Geschichte zu schreiben – 50 Jahre Institut für Psychotherapie e.V. Berlin« 30.05.–01.06.97 in Berlin. Arbeitskopie.
Wehr, G. (1988). Karlfried Graf Dürckheim. Ein Leben im Zeichen der Wandlung. Kösel.
Zeitschrift für Parapsychologie und Grenzgebiete der Psychologie, 29 (1987). Prof. Dr. Dr. Hans Bender zum 80. Geburtstag.

Dank gilt besonders Lona du Bois-Reymond für ihre Hilfe und für die Bereitstellung der Fotografien und vielfältigen Unterlagen. Elke Lütjens, Zürich und Dr. Annette Vogt, Berlin halfen beim Aufspüren von Dokumenten, Frau Brigitte Greim stellte uns die Gedichte zur Verfügung.

4 Dr. phil. Olga Franziska Freiin von Koenig-Fachsenfeld

Leiterin der Abteilung »Erziehungshilfe« im Deutschen Institut für Psychologische Forschung und Psychotherapie

11. Juni 1896 Stuttgart – 7. April 1989 Wasseralfingen

Will man das Leben von Dr. Olga Freiin von Koenig-Fachsenfeld verstehen, muss man sich mit ihrer Familiengeschichte auseinandersetzen. Beim Schreiben dieses Beitrags fragte ich mich, welche Anrede sie hier gerne lesen würde, denn Freiin ist die Bezeichnung für die ledige Tochter eines Freiherrn, eine andere Bezeichnung für »Freifräulein«. Ihre Tante, Helene Freiin von Koenig-Fachsenfeld, »wurde von den Großsachsenheimern respektvoll ›gnädiges Fräulein‹ oder auch Baronin genannt« und so wird Olga von Koenig-Fachsenfeld in Briefen auch von Nahestehenden angeredet.[1] In einem Brief von ihr vom 21. November 1940 an Gustav Heyer verwehrt sie sich gegen seine »Fräulein-Bezeichnung« und wünscht sich, dass sie – so wie man sich im Deutschen Institut für alle Mitglieder geeinigt hat – mit Frau von Koenig-Fachsenfeld oder Frau Dr. angeredet wird.[2]

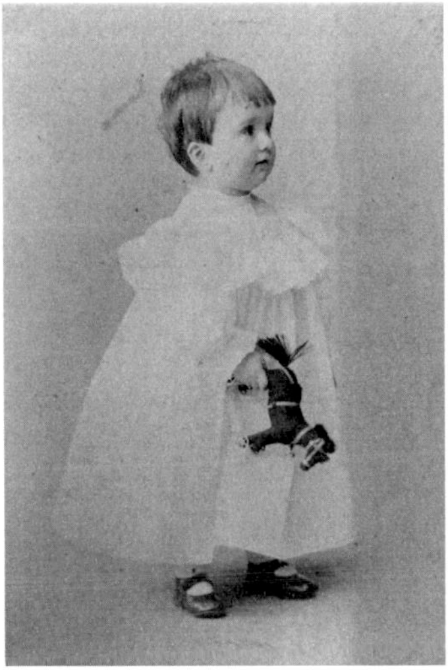

Abb. 1: Olga (»Oli«) von Koenig-Fachsenfeld als Eineinhalbjährige (Archiv Aalen N KOE 205)

1 https://youtu.be/QzfF82mEqPU?si=vauNmVeoEshyCC0D
Maja Wengler zum Beispiel, eine enge Freundin ihres Bruders, redet sie in Briefen mit Baronin an (Findbuch des Archivs der Stadt Aalen, Privatarchiv von Olga von Koenig-Fachsenfeld, N KOE 321).

2 Sie selbst unterzeichnete Briefe oft mit Dr. v. Koenig; Veröffentlichungen aber auch mit Olga Freiin von Koenig-Fachsenfeld.

Familiengeschichte der von Koenig-Fachsenfeld

Die Geschichte des Schlosses Fachsenfeld (Nähe Aalen) reicht bis in den 30-jährigen Krieg zurück, mit Zerstörungen, Wiederaufbauten und Besitzerwechsel. Es war dann über 400 Jahre im Besitz des Geschlechts der von Woellwarth. Oberjustizrat Wilhelm von Koenig (1793–1879), der Urgroßvater von Olga von Koenig-Fachsenfeld, stammte aus einer wohlhabenden Stuttgarter Bürgerfamilie, die kurz zuvor in den Adelsstand erhoben worden war. Es war sein Onkel, Christof Wilhelm Ludwig Koenig (geboren 1751 in Neckarbischofsheim, gestorben 1828 in Schoonort bei Amsterdam), in der Familie bekannt als »Onkel aus Amsterdam«, der mit seinem Bankhaus ein sehr großes Vermögen erwirtschaftet hatte[3]. Fünf Jahre vor seinem Tod konnte er zudem das württembergische Adelsdiplom erwerben, das an alle seine Familienmitglieder überging.

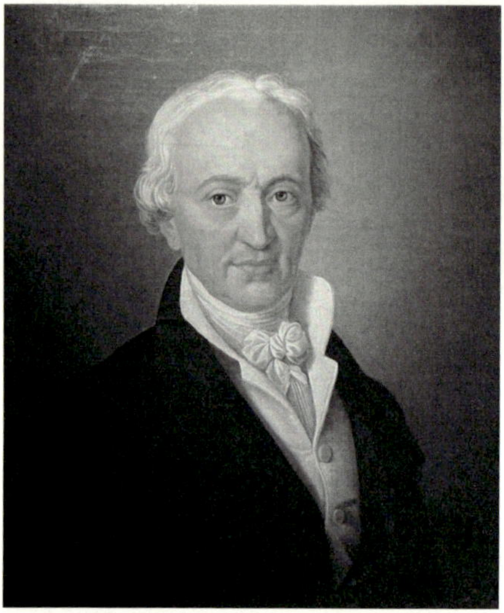

Abb. 2: Christof Wilhelm Ludwig von Koenig, bekannt als »Onkel von Amsterdam«. Gemälde von Carl von Ebersberg, ca. 1838, das im Schloss Fachsenfeld hängt

Zur Erläuterung des Gemäldes (siehe Folgeseite): Wilhelm von Koenig sitzt in der Mitte, links steht sein Sohn Karl (1827–1898), der, wie viele aus der Familie künstlerisch begabt, später Maler wurde.[4] Ferdinand (sich auf

3 Er hatte in ein niederländisches Bankhaus eingeheiratet, das er über 50 Jahre sehr erfolgreich leitete. Durch die Umgehung der Kontinentalsperre Napoleons, indem er heimlich mit England Handel führte, kam er zu enormem Reichtum. Früh vermachte er, nach dem Tod seines Sohnes, einen Teil seines Erbes an die drei Söhne seines ältesten Bruders Carl Wilhelm Koenig (1748–1822), einem hohen württembergischen Beamten in Stuttgart (https://christianvonholst.de/schloss-fachsenfeld-xi-der-onkel-von-amsterdam/).

4 Wilhelm von Koenig, sein ältester Sohn, investierte sein Erbe vor allem in Immobilien, wobei er zunächst unter anderem zusammen mit seinem Bruder Friedrich das Schloss

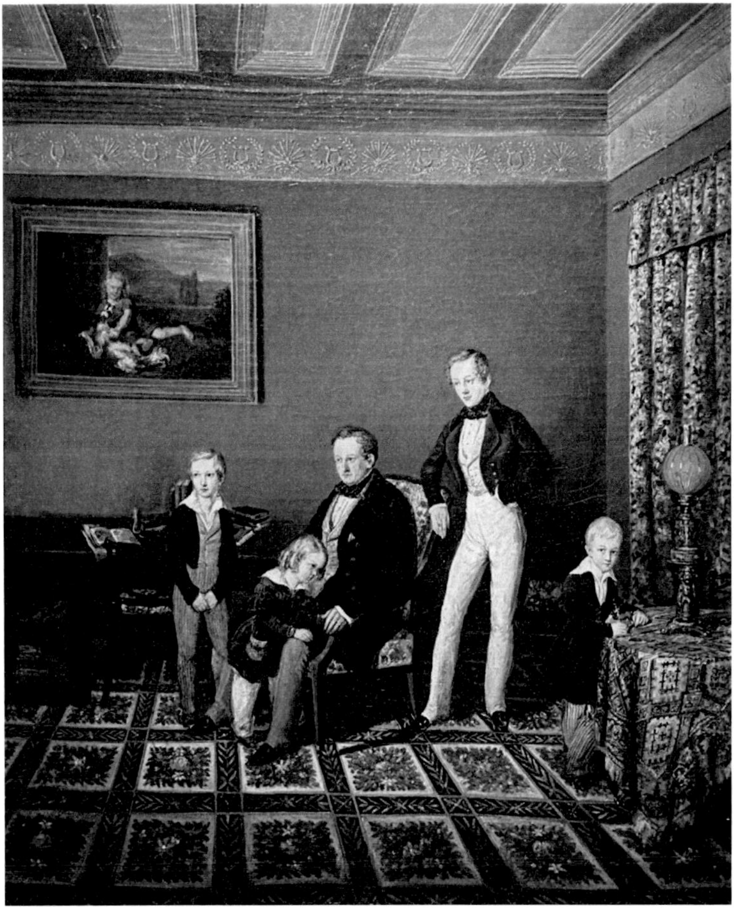

Abb. 3: Wilhelm von Koenig mit seinen vier Söhnen, um 1839, Stiftung Schloss Fachsenfeld. Gemälde von Carl von Ebersberg, das im Schloss hängt

Warthausen erwarb, um es als Brauerei zu nutzen. 1836 teilten die Brüder Wilhelm und Friedrich von Koenig (1800–1899) ihren Besitz auf, womit durch Wilhelm die Linien von Koenig-Fachsenfeld und durch Friedrich die von Koenig-Warthausen entstanden. https://www.aalen.de/sixcms.php/media.php/166/Wendt_Eine%20kurze%20Geschichte%20vom%20Schloss%20Fachsenfeld.pdf und https://christianvonholst.de/schloss-fachsenfeld-xi-der-onkel-von-amsterdam/ und https://christianvonholst.de/schloss-fachsenfeld-xii-gollenhof-bei-moegglingen/

dem Bild an die Knie seines Vaters lehnend) übernahm später Fachsenfeld), rechts außen am kleinen runden Tisch ist August (1831–1906) abgebildet. Hinter seinem Vater steht der älteste Sohn Wilhelm (1822–1891), der aus der ersten Ehe mit Elisabeth Brastberger (1797–1824)[5] stammt. Das Kindergemälde an der Wand zeigt vermutlich den früh verstorbenen Sohn Franz (1824–1826); es ist anzunehmen, dass seine Mutter bei seiner Geburt verstarb. Wilhelm von Koenig heiratete 1826 die Enkelin der letzten Erbin von Woellwarth, Sophie Ernestine von Varnbüler von und zu Hemmingen, 1808–1937.[6] 1827 kaufte er von seinen Schwiegereltern Schloss Fachsenfeld zu guten Konditionen ab, als standesgemäße Sommerfrische für seine Familie. Gleichzeitig mit Schloss Fachsenfeld erwarb er auch das Hofgut Gollhofen, auf dem später auch Olga von Koenig-Fachsenfeld zeitweilig lebte.[7] Mit der Schaffung einer »Milden Stiftung« (aufgelöst 1933) sollten nicht nur die Kinder der weitgefächerten Familie (z. B. beim Studium) unterstützt werden, sondern generell Notleidende. Darüber hinaus gab es verschiedene weitere Stiftungen, wie die Sofienstiftung (N KOE 472) und Familienstiftungen (z. B. N KOE 495, 496, 588).[8]

Nach dem Tod seines Vaters 1879 übernahm der jüngste Sohn Ferdinand (1834–1900), der Großvater von Olga, das Schloss Fachsenfeld. Nach seiner frühen Pensionierung als Rittmeister der k. u. k. Streitkräfte lebte er ab 1864 als Privatier und konnte so seiner Jagdleidenschaft nachgehen, zumal seine Frau Anna von Roeder (1844–1907) Vermögen in die Familie miteinbrachte. Entsprechend der Familienregelung, dass das Schloss Fachsenfeld stets nur an die Söhne vererbt werden durfte, erhielt nach seinem Tod nicht Helene von Koenig-Fachsenfeld (1865–1938) das Schloss, sondern ihr um ein Jahr jüngerer Bruder Franz (1866–1918). Der Vater von Olga Koenig-Fachsenfeld, promovierter Jurist und Kunst- und

5 Ihre Mutter, Christiane von Koenig hatte Ulrich Brastberger (1750–1828) geheiratet; sie war eine Nichte des »Onkels von Amsterdam«.

6 Als einzige Tochter des Schlossherrn Woellwarth heiratete Frederike von Woellwarth den württembergischen Finanzminister Karl von Varnbüler, deren Tochter Sophie Ernestine sehr jung den fünfzehn Jahre älteren Witwer Wilhelm von Koenig-Fachsenfeld ehelichte. Nach dem frühen Tod seiner zweiten Frau Sophie Ernestine kümmerte sich seine unverheiratete, künstlerisch sehr begabte, behinderte Schwester Elise (genannt Tante Lili) liebevoll um die vier von sechs überlebenden Söhnen.

7 https://christianvonholst.de/schloss-fachsenfeld-xii-gollenhof-bei-moegglingen/

8 https://www.aalen.de/sixcms.php/media.php/166/Wendt_Eine%20kurze%20Geschichte%20vom%20Schloss%20Fachsenfeld.pdf

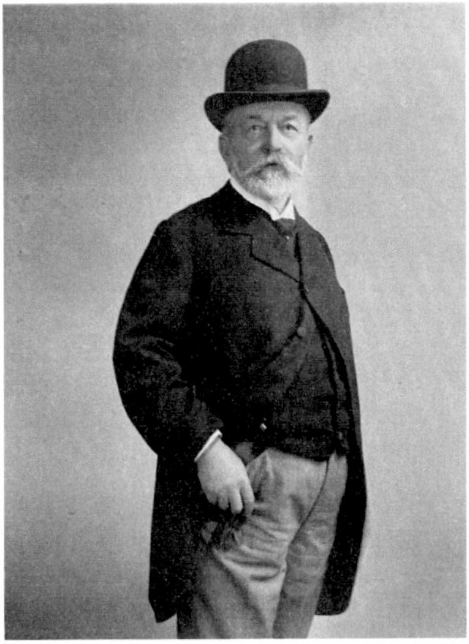

Abb. 4: Ferdinand Freiherr von Koenig-Fachsenfeld (N KOE 202)

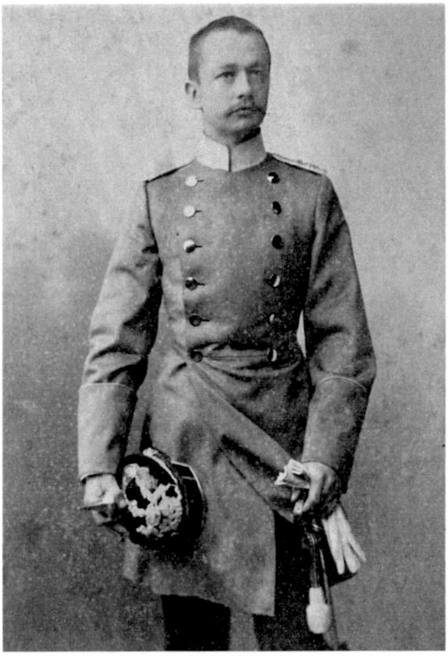

Abb. 5: Franz von Koenig-Fachsenfeld 1918 (N KOE 202)

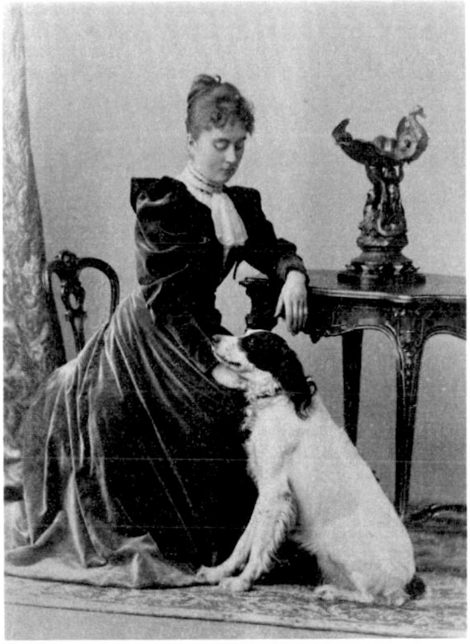

Abb. 6: Alice Doertenbach (1868–1951), die Mutter von Olga von Koenig-Fachsenfeld, 1893 (N KOE 202)

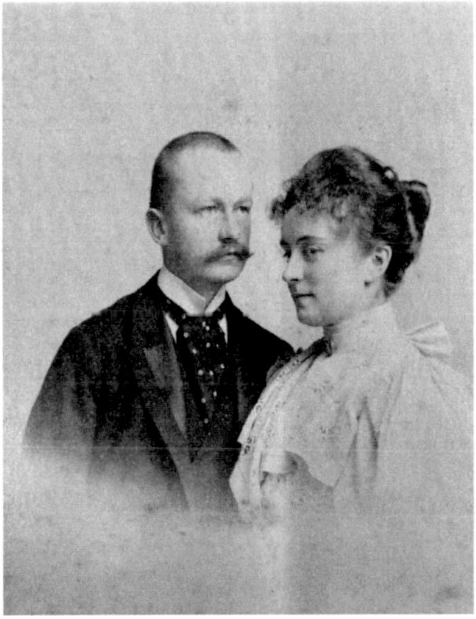

Abb. 7: Die Eltern von Olga von Koenig-Fachsenfeld im Jahre ihrer Hochzeit 1895 (N KOE 202)

Literaturkenner, widmete sich voller Freude dem Ausbau des Schlosses und seiner Archivierung.[9] Er war es, der seine Tochter mit seinen Interessen inspirierte, später zu studieren (Lebenslauf Olga von Koenig-Fachsenfeld, 1934).

Kindheit und Jugendzeit von Olga von Koenig-Fachsenfeld

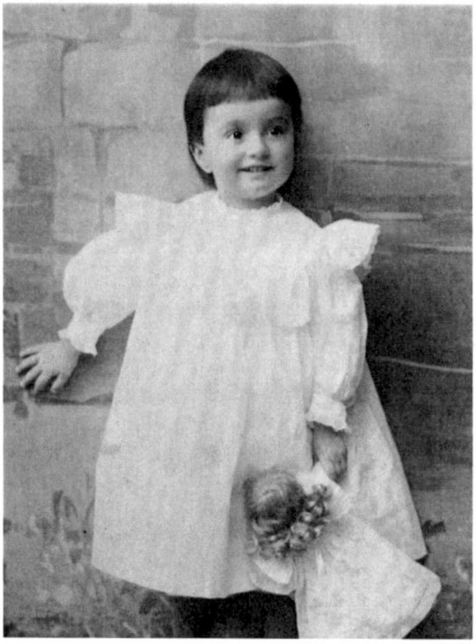

Abb. 8: Olga von Koenig-Fachsenfeld als Eineinhalbjährige (N KOE 205)

Olga wuchs noch in einer Zeit auf, in der es für Frauen ungewöhnlich war, zu studieren oder sogar zu promovieren, und es selbstverständlich war, dass das Schloss Fachsenfeld an ihren um drei Jahre jüngeren Bruder Reinhard Wilhelm übergeben wurde. Bevor er – ebenso wie Olga von Koenig-Fachsenfeld – kinderlos starb, verwandelte er 1982 den Besitz in eine Stiftung, die von der Gemeinde Fachsenfeld verwaltet wird.[10]

Vermutlich wird Olga von Koenig-Fachsenfeld bereits früh gespürt haben, dass an ihrer Stelle zuerst der »Erbprinz« hätte geboren werden sollen – ein Thema, das sie lebenslang

9 »Dieser war nach dem zweiten Staatsexamen und einer mehrmonatigen Probezeit 1894 zum Stuttgarter Ministerium der auswärtigen Angelegenheiten gekommen. Dort sollte er aber nicht glücklich werden: Die Bürotätigkeit auf dem Auswärtigen Ministerium ist entsetzlich. Er füllte Legscheine aus und erteilte oder verweigerte Pässe. Für den weit gereisten Kunst- und Literaturkenner war diese Art von Arbeit eine Qual« (https://www.aalen.de/sixcms.php/media.php/166/Wendt_Eine%20kurze%20Geschichte%20vom%20Schloss%20Fachsenfeld.pdf).

10 Voller Ideen und Engagement rettet Hannes Täuber, Geschäftsführer der Stiftung, Schloss Fachsenfeld aus der Vergessenheit. Großartige Arbeit leistete der Archivar, Dr. Georg Wendt mit seinen Mitarbeitern, indem er die umfangreiche Hinterlassenschaft von Dokumenten in einem Findbuch ordnete, sodass viele Forschungen noch folgen können (https://www.aalen.de/sixcms.php/media.php/166/Findbuch%20Fachsenfeld%20(1759-1973)%20Digitalisat.pdf; https://www.aalen.de/neuer-geschaeftsfuehrer-bei-der-stiftung-schloss-fachsenfeld.193008.25.htm).

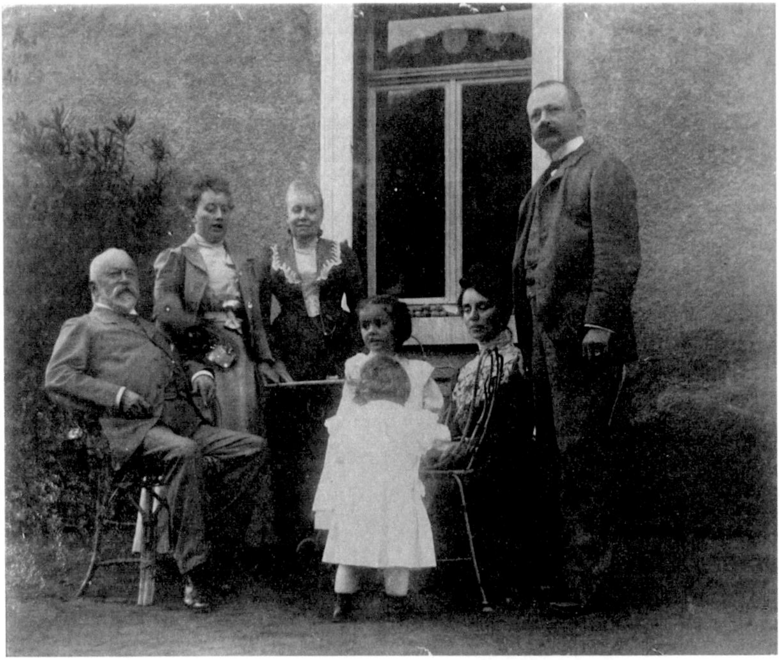

Abb. 9: Familie von Koenig-Fachsenfeld: links Ferdinand Freiherr von Koenig-Fachsenfeld, daneben Tochter Helene und seine Frau Anna und rechts Franz und Alice mit ihren beiden Kindern Olga und Reinhard (Archiv Aalen)

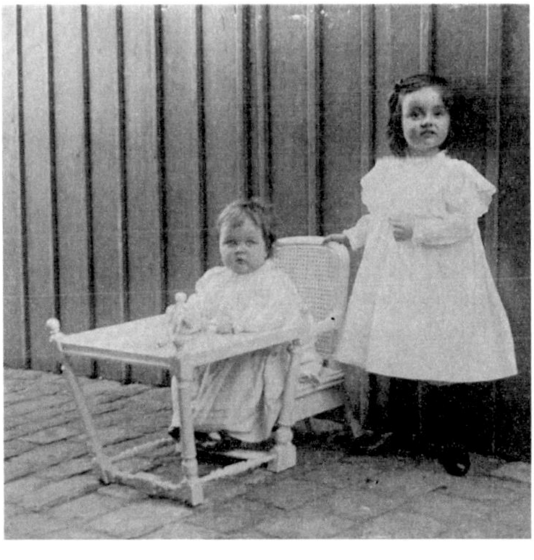

Abb. 10: Olga von Koenig-Fachsenfeld und ihr Bruder Reinhard 1900 in Stuttgart (N KOE 205)

begleiten sollte. Es gab eine Schwester, die früh verstorben ist und lediglich in einem Lebenslauf von ihr (vom 1. März 1940) erwähnt wird.[11]

Olga von Koenig-Fachsenfeld lebte mit ihrer Familie abwechselnd in Stuttgart und auf Schloss Fachsenfeld, wo sie privaten Unterricht erhielt. Dort konnten die Geschwister nicht nur im Schlossweiher baden oder Schlittschuhlaufen, sondern der »Familienleidenschaft frönen«, sich um die seltenen Pfauentauben zu kümmern.[12] Diese Tauben sind bis heute in der Voiliere im Schlosshof Fachsenfeld zu bestaunen.

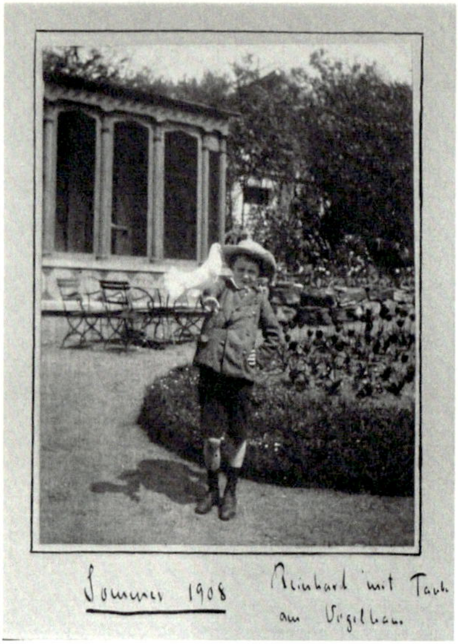

Abb. 11: Reinhard von Koenig-Fachsenfeld mit Tauben 1908 am Vogelhaus (Archiv Aalen)

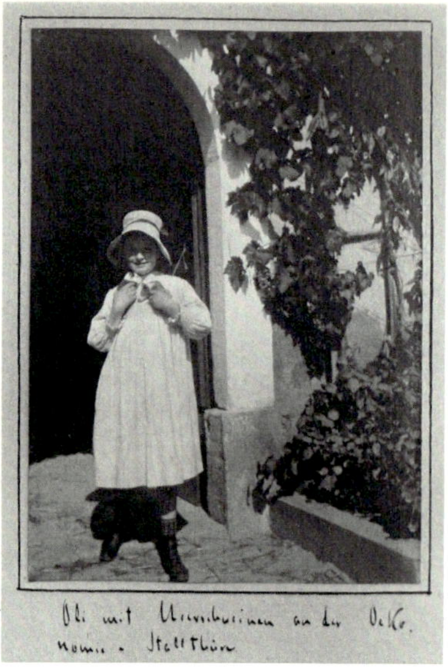

Abb. 12: Olga von Koenig-Fachsenfeld 1908 mit Meerschweinchen vor der Stalltür

In Stuttgart besuchte Olga die Rother'sche höhere Mädchenschule, wo sie 1913 ihre »Diplomabschlussprüfung« (mittlere Reife) ablegte, um von 1916 bis 1917 die von ihrer Tante Helene aufgebaute Wirtschaft-

11 Im *gothaischen genealogischen Taschenbuch der freiherrlichen Häuser*, (Band 55, 1905, S. 387) werden lediglich Olga und Reinhard aufgeführt.

12 So verfügte ihre Tante Helene in ihrem Testament, dass nach ihrem Tod Geld für die »Vögel« (ihre geliebten Tauben) zur Verfügung stehen muss.

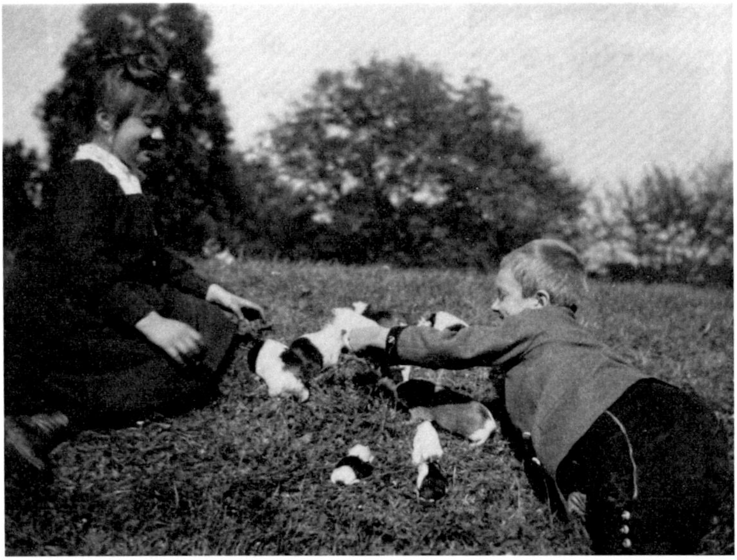

Abb. 13: Olga und Reinhard von Koenig-Fachsenfeld mit Meerschweinchen (Archiv Aalen)

liche Frauenschule auf Schloss Groß-Sachsenheim zu besuchen, die sie nach Ablauf des »Maidenjahres« erfolgreich mit einer Abschlussprüfung beendete. Während des Ersten Weltkriegs (1914–1918) leistete sie beim Roten Kreuz im Kreis Stuttgart »Kriegsarbeit«, wo sie vor allem in der »Kriegskinderhilfe« tätig war, und führte zuletzt als Kriegslandhelferin 1917 einen infolge des Krieges stillgelegten gärtnerischen Betrieb. Sie arbeitete dann »im Elternhaus«, wo sie sich um den Aufbau der Bibliothek im Schloss Fachsenfeld kümmerte. Sie schreibt: »Nach dem Tode meines Vaters im Jahre 1918 war ich in verschiedenartiger Weise zu Hause tätig (u. a. Ordnen einer Bibliothek, Archivführung).«[13]

Sehr identifiziert mit ihm und seinen Interessen (Kunst und Literatur) muss sein Tod für die damals 22-Jährige eine Krise dargestellt haben, zumal sie ihre Mutter als nicht unterstützend erlebte. Zwar gibt es im Archiv Belege einer standesgemäßen Einführung in den Hof (N KOE 275), aber indirekt kann man den Unterlagen entnehmen, dass die Zeit auf der Wirtschaftlichen Frauenschule, bei der die Schülerinnen mit ihren Lehre-

13 Lebenslauf vom 1. März 1940 (N KOE 320).

rinnen gemeinsam im Schulgebäude lebten,[14] für sie sehr wichtig war, die sie nicht nur als Gemeinschaft, sondern als

> »eine Einheit von Theorie und Praxis, eine[r] große[n] Einheit in der Natur, eine[r] Einheit von Schülerinnen und Lehrerinnen von einzelnem und Volk [erlebt hat]. Es hatte geradezu etwas beglückendes im Laufe der Arbeit auf den auseinander liegendsten Gebieten von Theorie und Praxis immer wieder neue Zusammenhänge zu entdecken, neu die Einheit der Natur in aller Mannigfaltigkeit zu erleben. Es war nirgends ein zusammenhangloses Anhäufen von Wissen und Fertigkeiten, sondern ein organisches Zusammenwachsen von Können und Verstehen, eine Bildung des ganzen Menschen.«

So schildert sie es 1929 in ihren »Reflexionen zur Schwesternausbildung« (N KOE 233, S. 1).

Helene Mathilde Sofie Freiin von Koenig-Fachsenfeld (19. März 1865–12. Dezember 1938)

Großen Einfluss auf die Entwicklung von Olga von Koenig-Fachsenfeld nahm ihre unverheiratete, kinderlose Tante (»Tantelene«), die ältere Schwester ihres Vaters, die zunächst auf dem elterlichen Schloss in Fachsenfeld lebte. Nachdem sie 1903 von ihrem Großvater mütterlicherseits, Freiherr Albert von Roeder, das ehemalige Wasserschloss Großsachsenheim in der Kleinstadt Großsachsenheim nahe Stuttgart geerbt hatte, zog sie dorthin und ließ das Schloss aufwändig renovieren. Sie war eng mit Königin Charlotte von Württemberg befreundet, sodass aufgrund ihrer einflussreichen Beziehungen fortan der Hochadel in Großsachsenheim Einzug hielt.

Helene von Koenig-Fachsenfeld lag die Schulbildung der Kinder und besonders der von Mädchen sehr am Herzen.[15] Sie war Mitglied im

14 Olga von Koenig-Fachsenfeld war viele Jahre Vorsitzende des Altmaidenwerkes, das ehemalige Schülerinnen der Landfrauenschule unterstützte (zur Wirtschaftsschule siehe Papp, 2014, S. 4).

15 https://www.swp.de/lokales/sachsenheim/schwerpunkt-spuren-des-adels-adlige-wohltaeterin-mit-herz-fuer-kinder-40796578.html

Gleichzeitig war sie früh eine Anhängerin der nationalsozialistischen Ideen und trat bereits 1931 der NSDAP Ortgruppe Großsachsenheim bei.

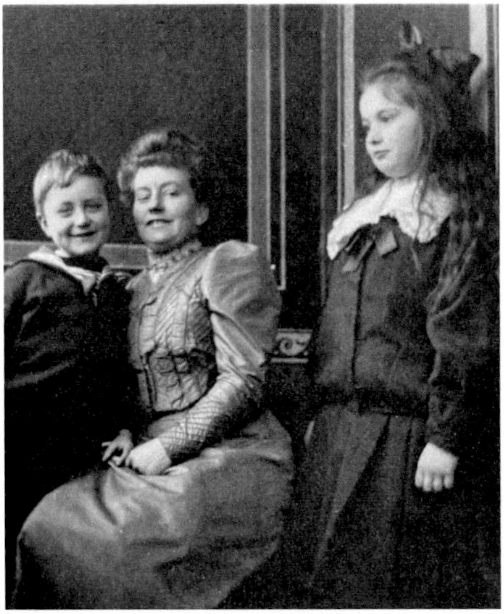

Abb. 14: Helene Freiin von Koenig-Fachsenfeld 1907 mit ihrem Neffen Reinhard und ihrer Nichte Olga (N KOE 586)

»Württembergischen Zweigverein für Frauenschulen auf dem Land«, dessen Ziel es war, eine eigene »Wirtschaftliche Frauenschule« zu gründen. Papp (2014) erläutert Hintergründe und Umsetzung dieser Frauenbildungsbewegung.[16] Im Schlosspark wurde eigens für die Landfrauenschule, die am 1. Juni 1908 eröffnet wurde, ein Gartenhaus als Schulgebäude errichtet und infolge des Andrangs bereits 1913 ein größeres Schulgebäude fertiggestellt.[17] Nicht nur Helene Freiin von Koenig-Fachsenfeld, sondern auch Königin Charlotte von Württemberg und ihre Hofdame Gräfin Olga von Üxküll-Gyllenband (genannt »Osch«) und Gertrud Schwend-Üxküll unterstützten den Verein mit erheblichen Spenden – kein Wunder, dass Helene in Großsachsenheim hochangesehen und beliebt war, zumal sie eine sehr großzügige Spenderin war –, teilweise auch über ihre finanziellen Verhältnisse hinausgehend. Infolge der Inflation musste sie 1922 das Schloss verkaufen und behielt lediglich das Gartenhaus auf dem Schlossgelände, in dem sie auch weiter wohnte. Auf der einen Seite lebte sie dann sehr sparsam, beinahe ärmlich, bemüht den verbliebenen Besitz schuldenfrei ihrer Nichte Olga übergeben zu können. Auf der anderen Seite schien es ihr schwer zu fallen, den Bitten Anderer, sie zu unterstützen, zu widerstehen. Davon zeugen nach ihrem Tod am 12. Dezember 1938 lange Erbstreitigkeiten (1939–1942) zwischen ihrer Nichte und einer im Testament ihrer Tante begünstigten, entfernten Verwandten, die letztendlich Olga von Koenig-Fachsenfeld verlor und

16 https://genealogie-nordwuerttemberg.de/wp-content/uploads/2021/10/46-Frauenbildungsbewegung.pdf

17 Heute ist dort das Lichtensterngymnasium untergebracht.

ihr geerbtes Kapital aufzehrten.[18] Es ist davon auszugehen, dass weder Olga noch Reinhard von Koenig-Fachsenfeld ihre Tante häufig besuchen konnten.[19] Ihr Neffe Reinhard, der in der Keplerstraße 24 in Stuttgart wohnte, inzwischen ein sehr erfolgreicher Ingenieur, Erfinder und Rennfahrer, war seit 1923 Berater seiner Tante, indem er für sie zum Beispiel die Steuererklärung übernahm.

Das Leben ihres Bruders Reinhard von Koenig-Fachsenfeld (19. März 1899–9. März 1992)

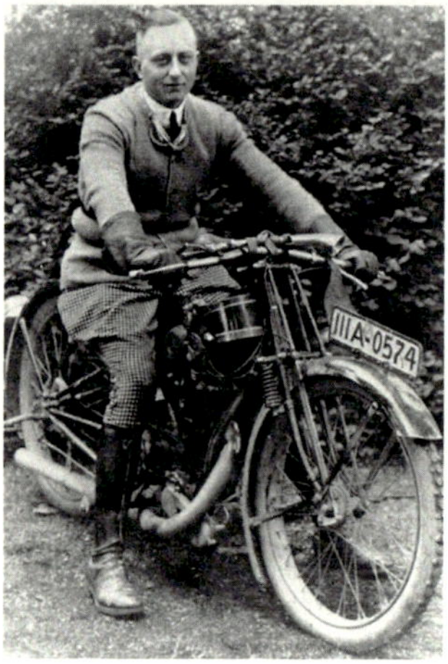

Abb. 15: Reinhard von Koenig-Fachsenfeld 1930 (Archiv Aalen)

Das Leben von Olga von Koenig-Fachsenfeld wurde stark von ihrem um drei Jahre jüngeren, sehr erfolgreichen Bruder mitbestimmt. Nach dem Besuch des Gymnasiums in Stuttgart folgte ein Studium in Ingenieurwesen an der dortigen Technischen Hochschule. Als Berufsangaben findet man im Internet: Ingenieur, Erfinder, Automobil- und Motorradrennfahrer.

Er war vielseitig sportlich aktiv, sei es im Tennis, als Segler, im Bobsport oder als Motorrad- und Autorennfahrer, wo er zwischen 1920 und 1924 zahlreiche Wettbewerbe gewann. 1924 war er der erste Deutsche Motorrad Straßenmeister und

18 Nichte und Neffe nahmen an, dass es sich um einen Schreibfehler im Testament handelte, wonach Helene von Koenig-Fachsenfeld 1.200 und nicht 12.000 Mark an ihre entfernte Verwandte hinterlassen wollte (N KOE 325).

19 So schrieb Helmut Haag, Fabrikant, am 12. Dezember 1941, der als Zeuge in dem Rechtsstreit unter anderem bemüht wurde: »Ich hatte den Eindruck, dass sie ihren Verwandten nicht besonders nahestand. Abfällig äußerte sie sich zwar nicht über sie, aber es bestanden nach meiner Beobachtung keine näheren Beziehungen. Von den Verwandten ist selten jemand hierhergekommen. Wohl aus dem Grunde hat sie sich auch an die Klägerin angeschlossen« (Korrespondenz, N KOE 325).

Aus den Archivunterlagen kann man entnehmen, dass es gehäuft zu Erbstreitigkeiten in der langen Familiengeschichte kam (z. B. N KOE 646 und 648).

brach Geschwindigkeitsrekorde. Nach Rennunfällen fuhr er die Rennen nicht mehr selbst, sodass 1932 Manfred von Brauchitsch das legendäre Autorennen auf der Avus mit dem Mercedes-Benz SSKL »Silberpfeil« gewann, der nach den aerodynamischen Plänen des Freiherrn entworfen worden war.[20] Neben seinen vielen aerodynamischen Fahrzeug-Patenten entwarf er Stromlinienkarosserien für Limousinen und später viele weitere Patente für die Forst- und Landwirtschaft und Maschinenfabriken.[21] Vielseitig wie er war, stellte er auch Filme her. So gibt es eine Kinokoproduktion des Kinolustspiels »Das Kanumädel« von 1922/1923 und einen »Sport-Film« von 1925.[22]

Nicht nur Patentstreitigkeiten, sondern auch die nach einem Bombenangriff im September 1944 erfolgte Totalzerstörung des Hauses in der Keplerstraße 24 in Stuttgart ließen ihn sich als Privatier auf das Schloss Fachsenfeld zurückzuziehen (Wendt, 2022). Dort veranlasste er, Mitglied der NSDAP, dass die heranrückenden Amerikaner Fachsenfeld kampflos übernehmen konnten, die sich dann im Schloss einquartierten.

Zwischen 1945 und 1964 baute er im Schloss Fachsenfeld und im Gollenhof ein Flüchtlingshilfswerk auf, bei dem Flüchtlinge in einer Werkstatt für nachhaltige Materialnutzung unter anderem Kinderspielzeug, Keilbau-Modelle, Leitern etc. herstellten.[23] Sowohl Reinhard als auch Olga von Koenig-Fachsenfeld engagierten sich für die Themen Nachhaltigkeit und Ökologie.

Wendt (2022, S. 10) schildert, wie der Freiherr – wenig luxuriös – im Alter lediglich vier Räume des Schlosses bewohnte.

> »In den 1980er Jahren erkrankte Reinhard von Koenig an Hautkrebs. Da er selbst ohne Erben blieb, gründete er 1982 die Stiftung Schloss Fachsenfeld, in die sein Besitz nach seinem Tod überging. Stiftungszweck war der Erhalt von Schloss- und Parkensemble sowie die Förderung von Kunst, Technik und Kultur.«

20 Das Auto ist heute im Schloss Fachsenfeld ausgestellt.

21 https://www.aalen.de/sixcms.php/media.php/166/Digitalisat_Findbuch_N-KOE-Koenig-Fachsenfeld.pdf (2.2.3 Patente) und https://www.aalen.de/sixcms.php/media.php/166/Wendt_Eine%20kurze%20Geschichte%20vom%20Schloss%20Fachsenfeld.pdf

22 Skript, Presseberichte, Fotografien vom Dreh (N KOE 148); 35mm-Kinofilm von Reinhard von Koenig, 1925 (N KOE 84).

23 N KOE 2.5.1. Flüchtlingswerk Fachsenfeld.

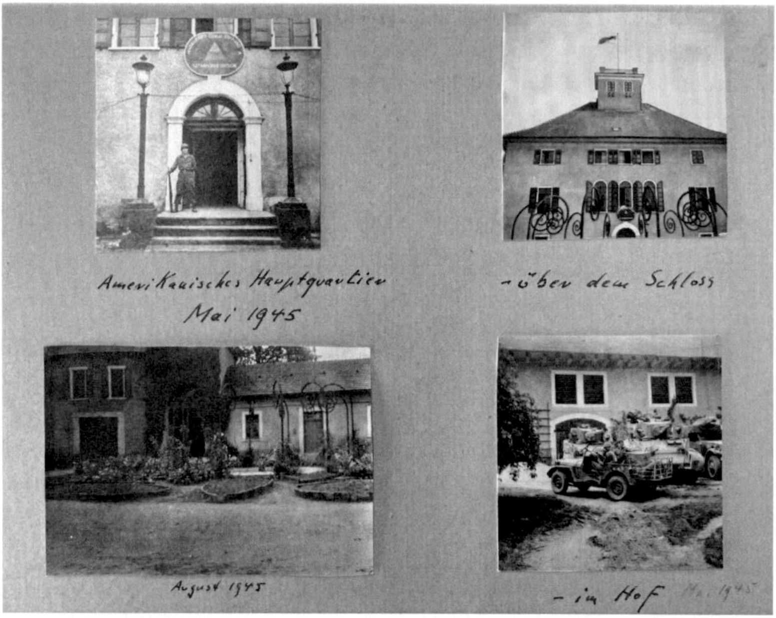

Abb. 16: Schloss Fachsenfeld; Besetzung durch die Amerikaner 1945 (Archiv Aalen)

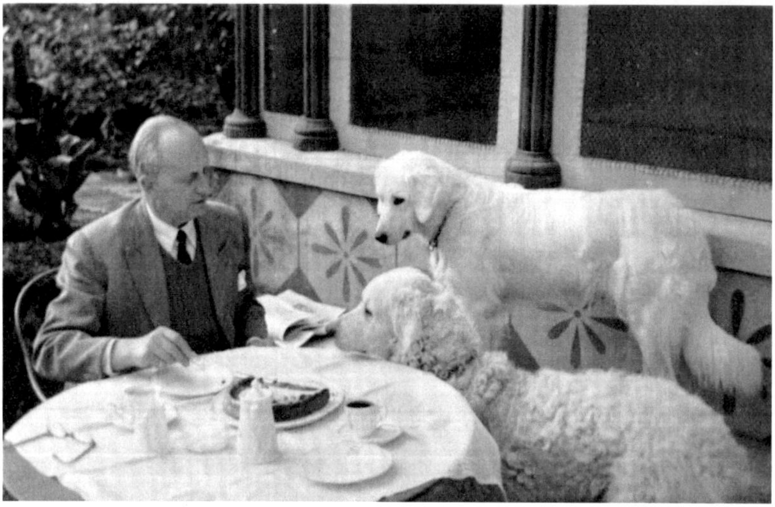

Abb. 17: Freiherr Reinhard von Koenig-Fachsenfeld mit seinen Hunden Bär und Lora 1962 vor der Tauben-Voliere im Schlosshof (N KOE 638)

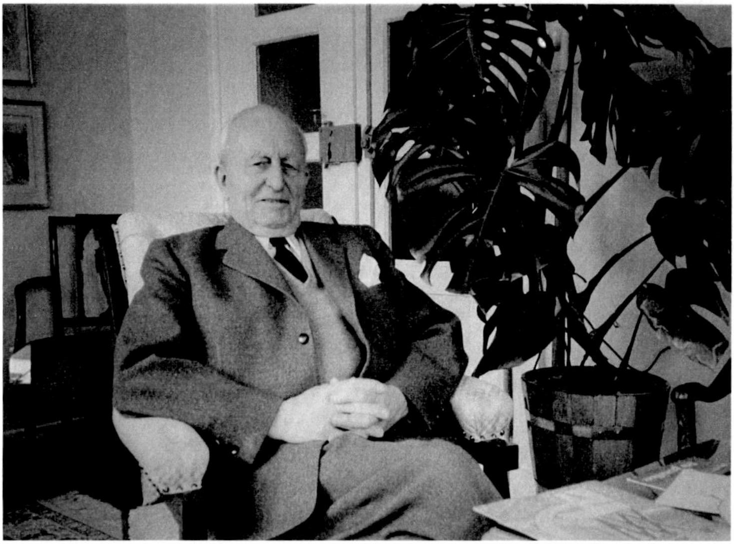

Abb. 18: Reinhard Freiherr von Koenig-Fachsenfeld im hohen Alter auf Schloss Fachsenfeld (N KOE 638)

Mit diesem Hintergrundwissen wird es Zeit, sich wieder Olga von Koenig-Fachsenfeld zuzuwenden.

Ihr früher beruflicher Werdegang und Studium

In der Zeit vom Oktober 1921 bis Januar 1923 ließ sie sich an der Universitätsklinik in Tübingen in Säuglings- und Kinderpflege ausbilden mit dem staatlichen Abschluss einer Wochenpflegerin, um dann bis 1928 (dem Beginn ihres Studiums) in diesem Beruf in Privathaushalten zu arbeiten.[24] In einem Lebenslauf vom 1. März 1940 ist zu entnehmen, dass sie während dieser Zeit auch psychologische Vorlesungen bei Prof. Giese in Stuttgart besuchte und bei Dr. G. A. Roemer[25], in dessen tiefenpsychologischem Institut sie als Hilfskraft arbeitete.

24 Archiv Aalen, Fragebogen vom 18. Mai 1935.

25 Wilhelm Oskar Fritz Giese (1890–1935) war seit 1923 Privatdozent für Psychologie Pädagogik an der TH Stuttgart, wo er 1929 eine Professur für Psychologie erhielt. Er

> »Es entstand in mir der Wunsch, meine weiblich-praktische Tätigkeit auch nach der geistigen Seite hin auszubauen; ich dachte in erster Linie an die Leitung einer Mütterschule (im weitesten Sinne zu verstehen), eine Einrichtung, die damals erst in Stuttgart und ganz wenigen andern Städten nach Stuttgarter Muster bestand. Um mich wirklich gründlich auszubilden und für die Übernahme eines leitenden Postens befähigt zu sein, entschloss ich mich zum Hochschulstudium« (Lebenslauf 1. März 1940).

1929 hielt sie bei einer Schwesternfreizeit auf der Kromburg einen langen Vortrag »Gedanken zur Schwesterausbildung«, in dem sie sehr deutlich dafür plädierte, dass in der Schwesternausbildung vor allem die menschliche Beziehung im Vordergrund stehen müsse und nicht »technisches medizinisches Wissen« (N KOE 233).

Anhand der Unterlagen im Aalener Archiv kann man gut nachvollziehen, wie sehr sie bemüht war, ihre berufliche Zukunft zu klären. In einem Brief vom 25. Juli 1931 schrieb Dr. Gustav Schmaltz[26] an Olga von Koenig-Fachsenfeld aus Offenbach/a.M., dem sie ihren Schwestern-Ausbildungs-Aufsatz geschickt hatte (den er aber nicht gelesen hatte,

versuchte Erkenntnisse der Tiefenpsychologie mit psychologischer Diagnostik zu verbinden (https://de.wikipedia.org/wiki/Fritz_Giese#Einzelnachweise).

G.A. Roemer (1892–1972), Psychiater und Psychoanalytiker, war ab 1924 Leiter des Ärztlich-psychologischen Instituts in Gutenstein bei Sigmaringen, das von Robert Bosch gegründet worden war und ab 1826 von der Gesellschaft für Persönlichkeitsforschung getragen wurde. Er entwickelte aus dem Rohrschachtest den Tiefen- bzw. Symboltest (https://de.wikipedia.org/wiki/Georg_A._Roemer). Er war Mitglied der NSDAP, »NS.-Ärztebund, NSDRW-Mitglied, NSV usw.« (DI Kartei). Lehranalyse bei Rohrschach (1919–1921 mit Unterbrechungen). Mitglied des DI seit 1936.

»Bemerkungen: Im Psychomed. Institut ausgeübte Behandlungsmethoden: Gymnastik- und Atemtherapie, einschl. Sprech- u. Stimmbildung Autogenes Training Psychokatharsis Eignungspsych.-Beratung v. Betrieben u. Organisationen Cornelius'-sche Nervenpunktmassage, pädagog. Beratungen u. Behandlungen Gutachten Berufsberatungen« (Datei DI).

26 Es bleibt unklar, ob sie Gustav Schmaltz (1884–1959), promovierter Ingenieur, der 1927 bereits eine Honorarprofessur in Hannover innehatte (später Professor am Physikalischen Institut der Universität Frankfurt, wo er auch eine Professur für Psychotherapie erhielt), Alleininhaber der väterlichen Holzbearbeitungsmaschinenfabrik in Offenbach/a.M., über Bezüge zu ihrem Bruder kennengelernt hatte oder unabhängig davon im Kreis von C.G. Jung in Zürich, wo er sich von 1928 bis 1930 aufhielt und eine Lehranalyse bei C.G. Jung machte. Wie der Bruder von Olga führte er viele experimentelle

»weil mir das Thema eigentlich zu langweilig ist«), wie leid sie ihm tue. Er bezieht sich dabei wohl auf ihre unklare Lebenssituation und wie es für sie – trotz ihres familiären Hintergrundes – nicht einfach ist, ihren eigenen beruflichen Weg zu finden (N KOE 305). Es bleiben Vermutungen – bis ihre zahlreichen Tagebücher, Briefe an ihre Mutter und Träume ausgewertet wurden –, warum sie nicht den für sie vorgesehenen Weg einer adeligen Familienmutter einschlug. War es die Identifikation mit ihrer Tante Helene, ein ungelöster Ödipuskomplex, unbearbeitete Konflikte mit ihrer Mutter? Bisher konnte ich keine Hinweise auf männliche oder weibliche Liebschaften von ihr finden. Ihre fast schwärmerische Beschreibung der Gemeinschaft von Schülerinnen und Lehrerinnen in der Wirtschaftsschule ihrer Tante zeigen ihre Sehnsucht nach einem familiären Zusammenhalt, den sie vielleicht in ihrer Familie so nicht erleben konnte. In einem Brief vom 22. Oktober 1936 schrieb Toni Wolff:

> »Hoffentlich wird es etwas mit der ›Schwägerin‹. Es ist ja schon merkwürdig, und ganz unbegreiflich, wie es bei Ihnen zuhause geht. Warum fühlt sich Ihre Mutter so unmütterlich Ihnen gegenüber? Ist sie von ihrem Bruder eingewickelt oder ist er ihr Opfer? Können Sie nicht in dies unbewusste Gewirr hineinsehen?« (N KOE 304).[27]

Aus ihrem Lebenslauf von 1934, den sie anlässlich ihrer Promotion schrieb:

> »War es zwar meine Überzeugung gewesen in erster Linie einen Haushalt zu führen und Kinder zu betreuen imstande sein müsse, ehe sie sich etwas anderem zuwenden dürfe und hatte ich daher ursprünglich den Gedanken eines Studiums nicht in's Auge gefaßt, so suchte ich doch auf jede Weise, durch Lektüre und Anschauung mich auf den mich besonders interessie-

Untersuchungen über technische Messmethoden durch. Im Deutschen Institut für Psychologische Forschung und Psychotherapie wird er ab 1940 als Jungianer aufgeführt (Kartei 469). Dort gehörte er dem Vorstand der C.G. Jung-Gesellschaft an, war Mitarbeiter des DI und seit März 1933 Mitglied der NSDAP. Olga von Koenig-Fachsenfeld erinnert ihn im Interview mit Regine Lockot (1980) als »großköpfig«.

27 Es handelt sich dabei um Maja Wengler, eine alte Jugendfreundin ihres Bruders, die sich nach ihrer Scheidung intensiv, allerdings vergebens eine Heirat mit Reinhard von Koenig-Fachsenfeld erhoffte und ihm auch gerne einen »Stammhalter« schenken wollte. Sie blieb lebenslang mit ihm in einem engen Briefaustausch.

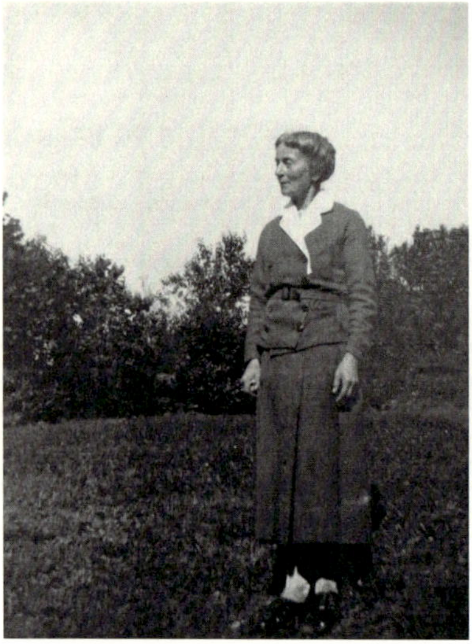

Abb. 19: Die Mutter Alice von Koenig-Fachsenfeld 1933 im Park des Schlosses (Archiv Aalen)

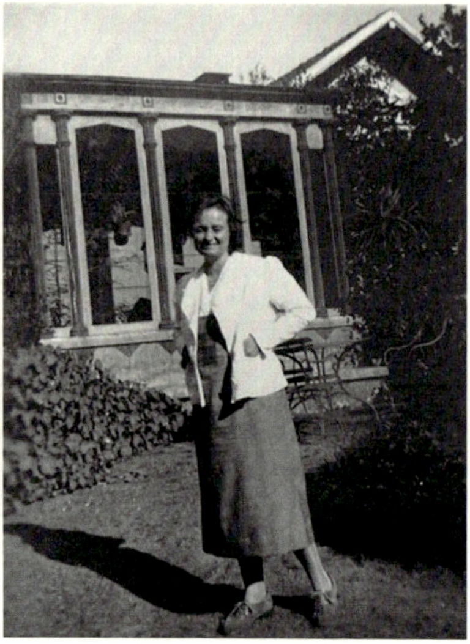

Abb. 20: Olga von Koenig-Fachsenfeld vor der Voliere im Schloss Fachsenfeld

renden Gebieten der deutschen Literatur, der Philosophie und der Kunstgeschichte weiterzubilden. Von besonderem Wert waren für mich die Anregungen, welche ich durch meinen Vater auf dem Gebiet der Kunst und ihrer Geschichte empfing, welche ich in philosophischer Beziehung durch den Herrn Pfarrer W. Walter-Fachsenfeld erfuhr.

Durch den pflegerischen Umgang mit Kindern wurde ich auf pädagogisch-psychologische Probleme hingelenkt. Der Wunsch, meine weiblich-praktische Tätigkeit auch nach der geistigen Seite hin zu einem Lebensberuf auszubauen, veranlaßte mich, zuerst zwei Semester mit der kleinen Matrikel an der Universität München zu studieren und bewog mich endlich, mich beim Bayrischen Staatsministerium für Unterricht und Kultus in München der Prüfung für Hochbegabte zwecks Zulassung zum Hochschulstudium ohne Reifezeugnis in den Fächern Pädagogik, Psychologie und Kunstgeschichte zu unterziehen; ich bestand dieselbe mit Erfolg am 6. November 1929.

Während des Wintersemester 29/30 besuchte ich die Universität Zürich. In der Folgezeit studierte ich weitere fünf Semester an der Universität München (Sommersemester 1930, Wintersemester 1930/31, Wintersemester

1931/32, Sommersemester 1932, Wintersemester 1932/33« (Lebenslauf, 1934, N KOE 320).[28]

Ihrem Lebenslauf und den Studienaufzeichnungen ist zu entnehmen, dass sie neben der Pädagogik und Psychologie als Nebenfächer Philosophie und Kunstgeschichte gewählt hatte.[29] Ihren Wunsch, eine Dissertation zu Kinderträumen zu schreiben, musste sie aufgeben. Sie schreibt am 1. März 1940:

»Als Thema für meine Doktorarbeit schlug ich meinem Ordinarius Prof. Aloys Fischer eine Arbeit über das Traumleben des Kindes vor, da über dieses Gebiet noch von keiner Seite eine grössere Arbeit vorlag. Die Universität, wie auch die Stadt München unterstützten meine jahrelangen Erhebungen in entgegenkommender Weise (ich erhielt Zutritt zu den Kindergärten und Horten der Stadt München, so dass ich ein ausserordentlich interessantes umfangreiches Material zusammentragen konnte.[30] Als ich eben begonnen hatte mit der Auswertung, erschien eine Verfügung, wonach Studierende mit Begabtenprüfung nurmehr im Laufe des gegenwärtigen Semesters promovieren dürften. Ich versuchte zwar, meine Kindertraumarbeit zu kürzen, musste dann aber doch Abstand davon nehme(n), in solcher Eile diese Arbeit zu vollenden. So entschloss ich mich, in den mir verbleibenden ck. 7 Wochen über die ›Wandlungen in der Auffassung des Traumproblems

28 Es bleibt unklar, warum sie im Sommersemester 1931 nicht immatrikuliert war; es ist jedoch anzunehmen, dass sie derzeit in Zürich bei C. G. Jung war. Im Studentenverzeichnis der Ludwig-Maximilian-Universität vom 30. November 1928 findet man ihre Studentenadresse: Franz-Josef-Str. 13/0 GG und im Sommersemester 1929 Hermann-Levi-Str. 4. In den Semesterferien hielt sie sich vermutlich – auch aus Kostengründen – in Fachsenfeld auf.

29 Neben dem Pädagogen Aloys Fischer studierte sie bei Kerschensteiner, A. Pfänder, Hönigswald, Pauli, Wenzl, Huber, Prof. Dr. Schnitzer, Scherman, von Martin, Nawiasky, Benjamin, Isserlin, Kahn und Spatz. »In Zürich studierte ich in erster Linie Psychologie, nahm an den Vorlesungen und Uebungen von Herrn Prof. Dr. Wreschner teil und hatte die sehr wertvolle Gelegenheit, dem privaten Seminar von Herrn Prof. Dr. C.G. Jung anzugehören. Nebenbei besuchte ich die psychiatrische Poliklinik von Prof. Maier. In Kunstgeschichte hörte ich die Vorlesungen und Uebungen von Herrn Prof. Dr. Wöllflin und belegte ferner Vorlesungen der Herren Prof Dr. Stettbacher, Spoerri und Kohler« (Lebenslauf, 1934).

30 Sowohl ihre Träume als auch die zahlreichen Kinderträume warten im Aalener Archiv noch auf eine Auswertung.

von der Romantik bis zur Gegenwart‹ meine Dissertation zu schreiben. Ich promovierte im Sommer 1934 mit summa cum laude in München. Prof. Jung schrieb ein Vorwort zu meiner Arbeit; sie wird im Züricher Kreis, soviel ich höre, als Einführung in die Psychologie C. G. Jungs empfohlen.«

Sie hatte ihre Dissertation vorab C. G. Jung zum Lesen geschickt, der in einem Brief vom 21. Februar 1933 an sie in die Georgenstraße 3, in München 13 schrieb:

»Liebes Fräulein von Koenig, Anbei sende ich ihnen das Manuskript mit herzlichem Dank zurück. Ich habe es gelesen und finde es für den Zweck und das Publikum durchaus genügend und außerdem sehr gut. Mit besten Grüßen, Ihr stets getreuer C. G. Jung« (N KOE 304).

Es handelt sich um eine grundlegende Auseinandersetzung mit der Entwicklung der Psychologie im 19. und 20. Jahrhundert, vor allem unter Berücksichtigung der Traumauffassungen in der Romantik, aber auch der damaligen aktuellen psychologischen Fragestellungen wie der psychophysiologischen Theorien bzw. der Phänomenologie des Traums. In einem Hauptteil analysiert sie die unterschiedlichen analytischen Traumauffassungen (Freud, Adler, Jung), wobei die Darstellungen von C. G. Jungs Lehre verständlicherweise im Vordergrund stehen. Später wird sie immer wieder – sei es in Seminaren oder Vorträgen – auf dieses Wissen zurückgreifen.

Ihre Dissertation »Wandlungen des Traumproblems von der Romantik bis zur Gegenwart. Mit einem Geleitwort von C. G. Jung« wurde 1935 im Ferdinand Enke Verlag, Stuttgart gedruckt.

Perspektiven nach ihrer Promotion – Mütterschule, Mitarbeit im Deutschen Frauenwerk und Reichsfrauendienst

Einem ihrer Lebensläufe, die sie für verschiedene Zwecke erstellt hatte, ist zu entnehmen, dass sie vom November 1934 bis Februar 1935 Geschäftsführerin der Mütterschule in der Max Josephstraße in München war. Im Interview mit Regine Lockot (1980) betonte sie, dass sie nichts dagegen tun konnte, dass ihre Mütterschule, die anfangs zur Wohlfahrt gehörte,

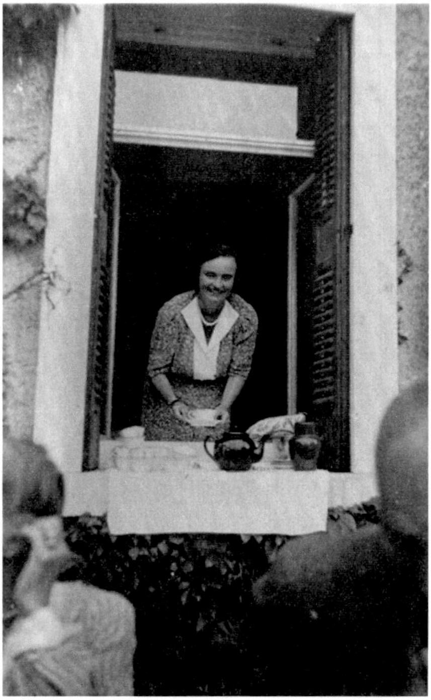

Abb. 21: Olga von Koenig-Fachsenfeld am Fenster (Archiv Aalen)

der Mutterschaft angegliedert wurde. Als sie dagegen protestierte, sei sie an die Reichsfrauenschule versetzt worden.

Am 10. April 1935 schreibt sie von der Keplerstraße 24 in Stuttgart an den Münchener Stadtschulrat und fragt, ob eine Mütterschule ins Leben gerufen werden kann, und bittet, sie auf die Bewerberinnenliste zu setzen, und erwähnt ihre Erfahrungen während des Winters 34/35 als Geschäftsführerin der Mütterschule. Von der Arbeitsgemeinschaft Mütterschule München wird ihr in einem Brief vom 18. Juni 1935 mitgeteilt, dass sie am 1. Juli 1935 ihren Dienst dort antreten könne, mit einem monatlichen Gehalt von 250 RM. Sie arbeitet dort vom Juli 1935 bis zum 31. Mai 1936, wird dann aber überraschend für sie und ihre Mitarbeiterinnen gekündigt (N KOE 254). Über die Gründe kann nur spekuliert werden, zum Beispiel ob dieses im Zusammenhang mit ihrer Aufgabe bestand, die dekorative Ausgestaltung der Mütterberatungsschule durchzuführen. In einem Beitrag von ihr in der Zeitschrift Innendekoration von 1937 findet man Fotografien und detailgenaue Beschreibungen der gesamten Inneneinrichtung, die als Wohnanregungen zu verstehen sind, bis hin zu Dürers *Marienbild* an der Wand. Wurde die Bibliothek im Schloss Fachsenfeld (1905–1907) in ihrer Kindheit noch im Jugendstil und der Arts & Crafts-Bewegung gebaut, so entschied sie sich zusammen mit dem Architekten Otto Roth[31] für funktionale zeitlose Möbel im Bauhaus-Stil.

31 Otto Roth (1904–1994) war ein entschiedener Gegner der Nationalsozialisten und half beim Verstecken von Juden (Gutman, Fraenkel & Borut, 2005).

»Einheitlichkeit und Echtheit bis ins kleinste und geringste und damit Schönheit, das war das Leitmotiv bei der Gestaltung der Münchner Mütterschule. Die Worte des Führers auf dem Reichsparteitag 1936 über die Aufgaben neuer deutscher Architektur wurden zur schönsten Rechtfertigung dessen, was hier zum Ausdruck zu bringen versucht wurde und auch die so offenkundige Freude der einfachen wie der gebildeten Frauen an den wohnlich-schönen Räumen ist eine frohe Bestätigung dafür, dass einiges von dem Erstrebten Wirklichkeit zu werden vermochte. Bedeutsam und lohnend, wenn auch oft schwierig, war die Aufgabe. Und die Schreiberin dieser Zeilen, die als Leiterin der Münchener Mütterschulung damit beauftragt worden war, die Einrichtungsarbeit einzuleiten und durchzuführen, hat in dem Architekten Otto Roth – München einen Mitarbeiter und Berater gefunden, der aus tiefem Verständnis für die kulturschaffende Bedeutung der Mütterschulung die künstlerische und handwerkliche Leitung der Arbeiten übernahm.

Dr. Freiin Olga Koenig-Fachsenfeld« (1937, S. 77).

Aus ihren Unterlagen, zum Beispiel ihren Aufzeichnungen für eine gute Schwesternausbildung, Berichten aus dem Deutschen Institut für Psychologische Forschung und Psychotherapie (DI) oder ihren Gutachten, die sie im Rahmen der International Refugee Organization (IRO)[32] verfasste, kann man eine humanistische, den Menschen zugewandte Seite herauslesen, wenn auch im Sprachduktus der nationalsozialistischen Zeit.

Sie bewirbt sich weiter beim Deutschen Frauenwerk[33] (Brief vom

32 International Refugee Organization (IRO), eine Sonderaktion der Vereinten Nationen, gegründet 1946, war für die Fürsorge von infolge des Zweiten Weltkriegs heimatlos gewordenen Europäern zuständig, Überlebende des Holocaust und Zwangsarbeiter. Sie stellte am 31. Januar 1952 ihre Arbeit ein.

33 »Das Deutsche Frauenwerk (DFW) war ein nationalsozialistischer Frauenverband, der im Oktober 1933 geschaffen wurde. Er diente neben der NS-Frauenschaft als Sammelbecken für die Mitglieder der gleichgeschalteten Frauenvereine der Weimarer Republik. Darunter waren nationalistisch und konservativ orientierte Frauenvereine wie der Bund Königin Luise, Evangelisches Frauenwerk, die Schwesternschaft des Deutschen Roten Kreuzes und der Reichsbund der deutschen Hausfrauen. Das DFW unterstand zwar als eingetragener Verein mit eigenem Vermögen formal nicht der NSDAP, war aber der Partei als ›betreuter Verband‹ angegliedert. DFW und die der NSDAP direkt unterstellte NS-Frauenschaft waren personell eng verbundene Organisationen, weil die Reichsfrauenführerin Gertrud Scholtz-Klink an der Spitze beider Organisationen stand« (https://de.wikipedia.org/wiki/Deutsches_Frauenwerk).

29. Oktober 1936) und wird für den 4. November zum persönlichen Kennenlernen eingeladen, da man ihre Arbeit noch nicht kenne; sie solle zuerst vom 5. bis 14. November an einem Lehrgang für Lehrkräfte teilnehmen.

Ihre Arbeit in den Mütterschulen war vielseitig und bestand nicht nur in der Durchführung von Kursen für Mütter und der Weiterbildung von Kursleiterinnen, sondern auch in der Entwicklung von Lehrmethoden. So beschäftigte sie sich intensiv mit der Konzeption eines Bilderbuchs für Bauernkinder.[34] Sie beklagte, dass einerseits die Stadtkinder zu wenig vom Landleben erführen, andererseits aber auch für Kinder auf dem Land keine pädagogisch geeigneten Bücher existierten, die ihren Alltag anschaulich wiedergeben. Sie resümierte, dass es nicht einfach sein würde, dafür geeignete Künstler zu finden, da die meisten in der Stadt aufgewachsen seien und ein Landleben nicht kennengelernt hätten. Als Titel dachte sie an »Wir Bauernkinder« oder das »Jahr des Bauern«; inhaltlich sollten ganzseitige, farbige Bilder aus dem Leben einer Bauernfamilie mit kurzem Prosatext den Kindern die Wertschätzung ihres Lebens vermitteln. Die Intensität, mit der sie sich dieser selbstgewählten Aufgabe widmete, erinnert an ihre kreativen Vorfahren, die sehr gut zeichnen und malen konnten. Praktisch schlug sie vor, dass es sich um unzerreißbares Material handeln müsste, da das Buch sowohl »vom Kriechkind wie vom Schulanfänger betrachtet werden wird« und es müsste zudem preiswert sein, damit diese Familien es auch erwerben könnten.

Ausbildung zur Jungianerin und Versuche, psychotherapeutisch Fuß zu fassen

Es werden verschiedenste Anstöße gewesen sein, weshalb sie sich der Lehre von C.G. Jung zuwandte. Im Interview mit Regine Lockot (1980) berichtete sie, ihr Interesse an der Psychoanalyse sei durch ihre Erfahrungen in einem Säuglingsheim geweckt worden, wo die Kinder schlecht behandelt wurden. Sie sei dann direkt zu C.G. Jung gegangen und wurde anschließend von Hans von Hattingberg weiteranalysiert. In einem Lebenslauf (1. März 1940) schreibt sie jedoch:

34 Skript vom 5. November 1937, »Gedanken zur Schaffung eines Bilderbuchs für das Bauernkind«.

> »Noch vor Beginn meines Studiums war ich in Analyse bei Dr. von Hattingberg in München. In Zürich arbeitete ich bei Prof. Jung und ferner zeitweise auch zugleich bei dessen Mitarbeiterin Frl. Toni Wolff, um zu erfahren, wie verschiedenartig die selben Probleme in der Arbeit mit einem männlichen und einem weiblichen Therapeuten sich konstellieren. Ich besuchte ausserdem das Seminar von Prof. Jung, zu dem nur Teilnehmer zugelassen sind, die eine Analyse durchgemacht haben. Von zwei speziell für Teilnehmer aus Deutschland abgehaltenen Seminaren verfasste und veröffentlichte ich den Bericht.[35] Die im Jahr 1929 begonnene Arbeit bei Prof. Jung wurde im Laufe der folgenden Jahre durch kürzere oder längere Aufenthalte in Zürich fortgesetzt. Prof. Jung hat mir persönlich eine Bescheinigung darüber erteilt, dass ich zu psychotherapeutischer Arbeit befähigt sei. In München gehörte ich jahrelang der studentischen Arbeitsgruppe für Psychotherapie an, welche von Dr. von Hattingberg, Dr. Heyer und Dr. Seif begründet worden war und in Vorlesungsreihen eine Einführung in das Gebiet der Psychotherapie vermittelte. Ich besuchte ausserdem die Erziehungsberatung von Dr. Seif. Im übrigen habe ich dem Arbeitskreis von Dr. Heyer angehört, dem ich nach Prof. Jung die entschiedensten Einflüsse verdanke.«[36]

Aus einem Briefwechsel zwischen ihr und C. G. Jung ist bekannt, dass sie gerne seine Assistentin geworden wäre.[37] Es gibt verschiedene Briefe von Toni Wolff an sie, die auf eine vertraute Beziehung zwischen beiden schließen lassen. Zudem war sie Mitglied der Jung-Gesellschaft.

Den Briefen von Toni Wolff, die sie immer wieder um Rat fragte, kann man entnehmen, wie unsicher sie war, welchen weiteren Weg sie einschlagen sollte. Toni Wolff rät ihr in einem Brief vom 15. April 1936:

---

35 Diese Berichte sowie ein Bericht des Ärztetages in Dresden sind im Archiv Aalen enthalten.

36 Beim DI war sie Mitglied seit der Gründung 1936 bis zu seiner Auflösung 1945.

37 In diesem Brief vom 25. September 1937 schreibt er an sie nach Fachsenfeld: »Liebes Fräulein, Ich danke Ihnen bestens für die Erwähnung der Werke von Karl von Spiess. Ich habe dieselben zur Anschaffung der Club-bibliothek empfohlen. Vorkommenden Falls will ich mich gerne an ihren Wunsch, als Assistentin zu arbeiten, erinnern. Ihren Wunsch bei mir zu arbeiten kann ich Ihnen leider nicht erfüllen, da ich diesen Winter einer Einladung folgend nach Indien gehen werde«. Auf die Völker- und Mythenforschung von Karl von Spiess hatte sie sich bereits in ihrer Promotion bezogen. Er wurde 1938 Mitglied der NSDAP und baute die Abteilung »Forschungsstelle Mythenkunde« für die sich im Aufbau befindende NSDAP Eliteuniversität, die sogenannte »Hohe Schule« in Wien aus.

»... scheint es mir sehr gut, wenn Sie nach all den vielen Jahren in München ein wenig in die Großstadt kommen mit Ihrem regen Geist, so dann auch weil sich in Berlin sicherlich eine eigene Praxis viel eher denken lässt als in München. Hier in M. scheint es mir ziemlich aussichtslos. Anders wäre vielleicht Stuttgart, aber auch dabei wird eine Berliner Zeit mit Arbeit an der Reichsleitung der Mütterschule eine sehr gute Empfehlung für Sie sein« (N KOE 305).

Sie bewarb sich zu dieser Zeit an vielen Stellen, unter anderem als Praktikantin im Sanatorium Dr. Amelung in Königstein/Taunus (Brief 16. April 1936), wo man sie aber als dafür überqualifiziert hielt. Im selben Jahr (19. August 1936) schrieb sie an den Jungianer Otto Curtius, um zu klären, ob sie als Nicht-Medizinerin in die Deutsche Gesellschaft für Psychotherapie aufgenommen werden kann und dass sie sich bemühe, mit einem Arzt gemeinsam eine Praxis aufzubauen. Dieser antwortete ihr am 3. September 1936 und schickte gleich eine Einladungskarte für eine außerordentliche Mitgliedschaft der Allgemeinen deutschen ärztlichen Gesellschaft für Psychotherapie.

»Ihr Entschluss vorläufig nach Berlin zu gehen, trifft sich insofern günstig, als auf Veranlassung des Reichsärzteführers im Juni ds. Js. das Institut für Psychotherapie gegründet worden ist, welches in Zukunft die Aufgabe hat, den Nachwuchs für Psychotherapie heranzubilden. Zum Leiter ist Prof. Göring aus Elberfeld, der Vetter des Ministerpräsidenten, ernannt worden. Derselbe hat sich persönlich für die Lösung der Frage der Laienpsychotherapeuten eingesetzt. Diese Frage wird wohl in absehbarer Zeit endgültig geregelt werden. Herr Prof. Göring zieht Anfang Oktober nach Berlin. Ich werde mit ihm persönlich noch über ihre Angelegenheit sprechen, sodass Sie sich im Herbst vertrauensvoll an ihn wenden können. Ich glaube auch, dass Sie am besten in Berlin die Frage einer Mitarbeiterschaft mit einem Arzt lösen können.«

Sie erhielt dann von M.H. Göring am 30. November 1937 persönlich einen Brief, bezugnehmend auf ihr Schreiben vom 17. November 1937, mit Hinweis auf das unmittelbar bevorstehende Rundschreiben an alle Kollegen (2. Dezember 1937),

»[...] aus dem Sie ersehen werden, dass die nichtärztlichen Psychotherapeuten in die DAF Amt für Volksgesundheit, Sparte: behandelnde

Psychologen eingegliedert werden. Sie haben sich bei der Ortsgruppe der DAF, zu der Sie gehören, anzumelden. Näheres ersehen Sie aus dem Rundschreiben.

Bei der NSV sind bisher noch keine Erziehungsberatungsstellen eingerichtet worden; ich habe absichtlich davon abgesehen, unsere Erziehungsberatungsstelle jetzt schon irgendwo anzugliedern. Lediglich vom Institut aus haben wir in unseren Räumen alle 8 Tage eine Erziehungsberatung, die von Frau Künkel und mir umschichtig abgehalten wird. Auch habe ich Frau Dr. Fuchs-Kamp aufgefordert, in ihrem Heim eine Erziehungsberatung abzuhalten. Sobald Sie wieder hier sind, werden wir über alle Fragen sprechen.

Mit freundlichen Grüßen und
Heil Hitler
Ihr ergebenster MH Göring«

Sie entschied sich dann – nach Beratschlagung mit Toni Wolff –, eine Praktikantenstelle im Sanatorium Waldhaus in Ballenstedt unter Leitung des Chefarztes Dr. med. Luchsinger anzunehmen (März bis Juli 1938) und nochmals vom Januar bis März 1939 dort zuerst als »psychologische Beraterin« zu arbeiten bzw. als behandelnde Psychologin – nachdem der Titel eingeführt worden war (Lebenslauf, N KOE 320).[38]

Sie wird ab 1939 als Jungianerin aufgeführt und trat 1965 in die DGAP ein[39]. In Stuttgart hatte sie später einige wenige Lehranalysen. So war Erna Becker, eine Krankengymnastin,[40] nach ihrer Zulassung am 20. November 1942 am DI bei ihr in Lehranalyse und Hans Fuhry ab 1943 (der aber seine Ausbildung nicht abschloss). Ebenfalls begann ab März 1944 in Stuttgart Dr. phil. Erika Erdmann, die in Stuttgart ein Lehramt am Kindergärtnerinnenseminar hatte[41], ihre Lehranalyse bei ihr nach ihrer Aufnahme als Ausbildungskandidatin am DI am 31. März 1944. Die frühere Realschullehrerin Marie Laiblin, Mutter von vier

38 In der Mitgliederkarte des DI steht: Praxis: psychotherapeutische seit: 1937 Ballenstedt, dann Berlin; Praxis: beratende seit: 1934 München. In einer ihrer beruflichen Aufstellung schreibt sie, dass sie von 1938–1945 freiberuflich therapeutisch tätig war.

39 Oberborbeck, 1995.

40 Erna Becker, geboren am 29. Dezember 1897 in Berlin, ledig, lebte in Stuttgart, Sonneberg Str. A, (Karteinummer 129), (DAF seit 01. April 1935, Frauenschaft seit 01. Juni 1934).

41 Erdmann, geboren am 26. Juli 1902 in Berlin, war ab dem 1. August 1936 Mitglied der NSV, der NSF seit dem 1. Juni 1935 und ab dem 1. Januar 1940 der NSDAP.

Kindern, die in Beuren bei Nürtlingen lebte (sie war zwei Jahre jünger als Olga von Koenig-Fachsenfeld), seit dem 23. Oktober 1941 Ausbildungskandidatin am DI, erhielt ihre Kontrollbehandlungen bei Olga von Koenig-Fachsenfeld. Mit ihr baute sie dann ab 1943 in Stuttgart eine Erziehungsberatungsstelle auf. Es bleibt unklar, inwieweit es unter den Kolleginnen und Kollegen in Stuttgart einen Wettbewerb um die relativ wenigen Lehranalysen gab, denn zu Marie Laiblin gingen wiederum mehrere in Lehranalyse.

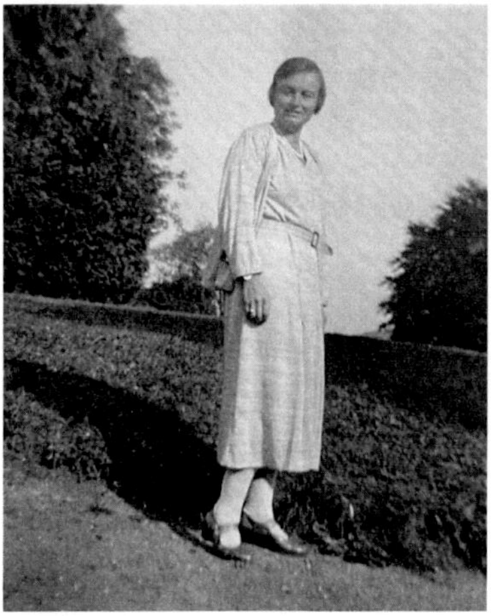

Abb. 22: Olga von Koenig-Fachsenfeld 1933 (N KOE 876)

Ihre Tätigkeit im Deutschen Institut für Psychologische Forschung und Psychotherapie (DI)

Olga von Koenig-Fachsenfeld lebte bereits vor ihrer Anstellung am DI immer wieder – mit Unterbrechungen – in Berlin. In einem Brief vom 25. Februar 1937 (wohnhaft in Berlin, Hohenzollerndamm 198/2) schrieb sie an Weizsäcker: »Derzeit arbeite ich nicht therapeutisch, sondern habe mich dem Reichsmütterdienst, einer Abteilung des Deutschen Frauenwerkes (Reichsfrauenführung) Berlin, Derfflingerstraße 21 zur Verfügung gestellt« (N KOE 256). Es bleibt unklar, worin ihre Arbeit bestand – es kann sich nur um eine kurze Zeit gehandelt haben, da ihr am 8. November 1937 Weizsäcker schrieb:

> »Schreiben Sie mir doch ausserdem bitte, ob und wann Sie nach Berlin kommen und wie Ihre weiteren Pläne sind. Ich würde es sehr begrüßen, wenn Sie als Collegin hierherkämen, wenn ich auch nicht weiß, wie wirtschaftlich die Aussichten wären. Ich kann nur sagen, dass wir von unserer Gruppe aus unsere Position energisch unterbauen müssen, von einem tragfähigen Nachwuchs her. Unter ›tragfähig‹ verstehe ich praktisch: 1. ›vital-kräftig‹, 2. mit ›akademischem Stempel begabt‹! Beides trifft zu bei Ihnen, daher

mein Wunsch, Sie hier zu haben. Wir brauchen eben, unter uns gesagt, auch vor allem Nachwuchs für Frau F. M., die mit ihren Kräften haushalten muss. [...] Besonders dringlich ist mein Wunsch deshalb, weil wir in der nächsten Zeit, wahrscheinlich noch vor Weihnachten, von unserer Gruppe aus eine offizielle Erziehungsberatungsstelle des Instituts einrichten müssen (die Künkel-Gruppe und die Freud-Gruppe hat das bereits getan). Hierfür hätte ich Sie gerne als Mitarbeiterin, weil ich wegen meiner sonstigen Institutsämter schon stark beansprucht bin.«

Am 8. Januar 1938 schreibt sie an ihn:

»Ich habe nun – weil ich keinen besseren Ausweg und vollends keine Lösung weiss – gedacht, ich komme ja Anfang Februar sowieso nach Berlin[42]; vielleicht ›ergibt‹ sich dann da eine Lösung (o, ich Intuitivling und irrationaler Typ!!). Vielleicht könnte ich da meinen Aufenthalt um sagen wir 14 Tage ausdehnen auf 4 Wochen statt zwei und könnte mit ein paar poliklinischen Fällen zu arbeiten. Ich weiss ja, dass solch kurze Frist natürlich zu knapp für wirkliche Behandlung ist, aber Käthe Hoss[43] hatte letztes Jahr ja auch ganz kurzfristig jemand und in den Ferien wird ja auch vertretungsweise gearbeitet. Daraus könnte sich evt. etwas entwickeln, sodass ich für länger in Berlin bleiben könnte. Ich schreibe Ihnen diese Gedanken ganz absichtlich heute, damit Sie, als Mitglied des Institutes mir vielleicht einige Fälle schon bereithalten könnten. Denn wenn ich das erst bei meiner Ankunft sage, geht mit den vorbereitenden Überlegungen Zeit verloren – und, Sie wissen es, in Berlin leben kostet Geld, das ich für das beruflich Wichtigste peinlich sparen muss.

Ich darf also wohl damit rechnen, dass Sie soweit möglich, in diesem Sinne, bei der Patientenverteilung an mich denken. Ich brauche dann doch nicht Göring zu schreiben?«

---

42 Sie hatte im DI einen Kurs zu Träumen geplant und Weizsäcker schrieb ihr am 8. Januar 1938, dass dieser am 3., 10. und 17. Februar von 7.45–8.45 stattfinden würde.

43 Adolf Weizsäcker (1896–1978), Psychologe und Pädagoge, war in erster Ehe mit Lucy Bierich verheiratet (1892–1963) und in zweiter Ehe mit der Medizinerin Käthe Hoss (1903–1997). Beide Frauen, aber auch seine Schwester Luise Weizsäcker (1898–1976) waren Psychotherapeutinnen.

Er war gleichalt wie sie und sie wandte sich immer wieder vertrauensvoll an ihn in ihrem Bemühen, eine adäquate Arbeit zu finden.

Es ist anzunehmen, dass Olga von Koenig-Fachsenfeld in Gustav Heyer, der von Matthias Göring gebeten worden war, von München nach Berlin in das DI zu wechseln, und Adolf Weizsäcker Fürsprecher und Unterstützer im DI hatte. Vermutlich war sie Weizsäcker vor ihrer Münchner Zeit auch bereits in Zürich begegnet, wo er auch bei Toni Wolff in Lehranalyse war, wogegen Heyer nie bei C. G. Jung in Zürich war.

Am 1. November 1939 nahm sie ihre Arbeit als Leiterin der Unterabteilung »Erziehungshilfe« auf und erhielt damit ein regelmäßiges Einkommen (500 RM). In einem ihrer Lebensläufe (anlässlich der Beantragung einer eigenen Kurklinik) schrieb sie, dass sie bis zum 30. Februar 1943 am Deutschen Institut gearbeitet hatte.

Die beschämende Geschichte der Psychoanalytiker in Deutschland während der Zeit des Nationalsozialismus kann hier nicht ausführlich dargelegt werden. Sie wurde ausführlich von unter anderem Regine Lockot (1985) beschrieben. Wie bereits in der Einleitung ausgeführt, bestand das DI aus verschiedenen Abteilungen, wobei die Erziehungshilfe, deren Leitung Olga von Koenig-Fachsenfeld übertragen bekam, eine Unterabteilung der Poliklinik war. Diese wurde von Gerhard Scheunert geleitet und, solange er an der Front war, vertretungsweise von J. H. Schultz, unterstützt von John Rittmeister (Lockot, 1985), der als einziger Psychoanalytiker im DI im Widerstand war. Er wurde am 26. September 1942 verhaftet und am 13. April 1943 in Plötzensee hingerichtet (Hermanns, 2018). Auf seiner Dateikarte des DI (344) steht handschriftlich »ausgeschieden 1942«.

Wertet man die Datei des DI (Mitglieder und Ausbildungskandidaten) hinsichtlich ihrer Zugehörigkeit zur NSDAP aus, so waren 33,6 % der Männer (N= 85) und 15,1 % der Frauen (N=38) Mitglieder der NSDAP. Berücksichtigt man auch die Mitgliedschaften in Untergliederungen der NSDAP, so waren 64% der Frauen und 50,6 % der Männer nicht in der NSDAP oder einer ihrer Untergliederungen (Ludwig-Körner, 2021). Olga von Koenig-Fachsenfeld war kein Mitglied der NSDAP, wohl aber Mitglied in der DAF und in der NS-Frauenschaft (1935–1945) und als solche auch durch die Alliierten »entnazifiziert« und als Mitläufer eingestuft mit einer Geldsühne von 200 Mark – wegen falscher Angaben.[44]

Im Interview mit Regine Lockot (1980) berichtete sie,

44 Sie hatte bei der Entnazifizierung angegeben, nur bis 1943 Mitglied gewesen zu sein, weil sie nur bis dahin den Beitrag bezahlt hatte.

»1943 wurde die Erziehungshilfe umgestaltet. Kühnel[45] sollte unbedingt einen Posten im Institut bekommen und man meinte, sie sei am leichtesten aus dem Institut zu vertreiben. Männer waren dominierend und ortsansässig und dadurch war sie in einer schwierigen Position.«

Als sie im November 1939 in der Budapester Straße mit ihrer Arbeit begann, hatte sie noch nicht einmal einen Schreibtisch. Mit dem Umzug in die Keithstraße erhielt sie einen Büroraum und in der Küche konnten die Kinder behandelt werden. Sie machten auch Bewegungs-, Spiel-, Musiktherapie, mit einem entsprechenden Lärmpegel, über den sich die Kollegen beschwerten. Von daher ist es verständlich, dass sie von Anbeginn an um mehr Räume für ihre Abteilung kämpfte.

In ihrer Arbeitsgruppe waren die Freudianerinnen Margarete Seiff, Dr. Adelheid Fuchs-Kamp, Elisabeth Künkel (Adlerianerin) und die jungianische Kindertherapeutin Clara Grell[46] und die Jungianerin Marianne Stark[47]. Im Interview mit Regine Lockot erzählte sie, dass sie am Anfang sehr zu kämpfen hatte (Lockot, 1980). Über ihre Arbeit erfährt man am besten aus einem Brief von ihr selbst (14. August 1983), den sie an den Jungianer Dr. med. Eberhard Jung, Berlin[48], schrieb:

»Sehr geehrter Herr Kollege,

Ihr freundliches Schreiben vom 10.8. habe ich erhalten und muss zu meinem Bedauern schreiben, dass ich vieles von dem, was mit meiner Tätigkeit im Berliner Institut zusammenhing, verbrannt habe. Ich hatte den Eindruck, dass es niemand mehr interessiert. Meine Jungsachen habe ich alle nach Zürich geschickt. Bei meinen 87 Jahren und entsprechend begrenzten Kräften habe ich diese Sichtung noch durchführen wollen. Mög-

45 Dr. med. Gottfried Kühnel, Nervenarzt, war von Prof. I.H. Schultz (1927–1928) ausgebildet worden und arbeitete seit 1927 psychotherapeutisch in Berlin, Mitglied des DI seit 1936. Er war auch Psychiater am Landesjugendamt. Auf seiner Karteikarte des DI steht: »Bemerkungen: Hypnose, autog. Training, tiefenpsych. Behandlung.«

Fritz Künkel war 1939 bereits in die USA emigriert. Seine Frau Elisabeth Künkel arbeitete weiter in der Abteilung »Erziehungshilfe« mit.

46 Ab 1935 bei Toni Sussmann in Lehranalyse.

47 Sie wiederum war im Kreis um Toni Sussmann und von ihr stammen Kursmitschriften von Toni Sussmann (s. Kap. 1).

48 Mit Dank für die Erlaubnis zur Veröffentlichung des Briefes.

licherweise ist noch einiges vorhanden, aber z. Zt. bin ich gesundheitlich nicht in der Lage, die Kiste mit schriftlichen [???] durchzusehen. Das tut mir leid. –

Ich war damals nach Berlin in das kriegsgegründete Göring-Institut gerufen worden und wollte eine Abt. für Kinderpsychotherapie aufstellen und leiten. Ich schlug den Namen »Erziehungshilfe« vor, schon um darauf hinzuweisen, dass für die Arbeit mit Kindern nicht die Methoden der Erwachsenentherapie geeignet seien. Spiel-, Musik- Bewegungs-Gruppentherapie habe ich mit Hilfe [...] [von] Mitarbeiterinnen aufzubauen versucht – auch war es mein Wunsch, die Einsichten der verschiedenen analytischen Gruppen betr. Kinderarbeit miteinander zu vergleichen. In Arbeitsgruppen haben wir Kindertherapiefälle zusammen durchgearbeitet.

Solche Manuskripte habe ich nie vernichtet. Einiges über meine Arbeit steht noch in einer Nummer des ›Zentralblattes‹ für [1940, 1942]. Der organisatorische Aufbau aus dem Nullpunkt nahm natürlich auch ziemlich viel Arbeit in Anspruch. Formulare, Formulare auch für all die Organisationen, mit denen man es zu tun hatte. Schwierig war es, weil mit zunehmenden Fliegerangriffen, Kinderlandverschickungen eine geregelte Arbeitsdurchführung sehr erschwert wurde. Mit den übrigen Abteilungen des Instituts hatte ich – ausser persönlichen Kontakten nicht zu tun. Wir waren eine Welt für uns unter der Erwachsenentherapie. Mit diesen kurzen Hinweisen habe ich Ihnen vielleicht einen kleinen Blick auf die damalige Arbeit gegeben.

Mit besten Grüssen

O. v. Koenig«

In einem einseitigen Beitrag skizziert sie (1941, S. 9) den Wirkungsbereich der »Erziehungshilfe« im DI.

Im Rechenschaftsbericht (1942, S. 23) schreibt sie:

»Bislang wurde im Deutschen Institut für Psychologische Forschung und Psychotherapie die heilpsychologische Behandlung von Kindern und Jugendlichen im Rahmen der poliklinischen Abteilung durchgeführt. Angesichts der Wichtigkeit rechtzeitiger Erziehungshilfe ist nun anläßlich der Erweiterung des Instituts eine besondere Abteilung geschaffen worden, welche alle mit der Kinderpsychotherapie zusammenhängenden Fragen zu bearbeiten hat.«

Erziehungshilfe

„Mutter und Kind“, „Mütterdienst“, „Jugendhilfe“ – nun auch noch „Erziehungshilfe“. Eine Fülle von Wortprägungen, die sich hilfeverheißend den Eltern darbieten. Es ist nicht ganz einfach, sich von dem, was hinter diesen Begriffen an lebendigem Wirken und Helfen steht, eine Vorstellung zu machen. Meist geht es so, daß die Ratsuchenden sich an die zunächst erreichbare Stelle wenden, ohne genau zu wissen, ob gerade hier für ihre besondere Sorge und Not der geeignete Rat zu finden sein wird. Sind sie nicht an den richtigen Ort gelangt, so werden sie weiterverwiesen. Unnötiger Aufwand an Zeit und Mühe könnte erspart werden, wenn man sich vorher klarmachen würde, welches Aufgabengebiet die einzelnen Stellen bearbeiten.

Von dem Wirkungsbereich der „Erziehungshilfe“ im Deutschen Institut für Psychologische Forschung und Psychotherapie soll hier die Rede sein. Da mag es nützlich sein, zuerst festzustellen, was von der „Erziehungshilfe“ nicht erwartet werden darf. Sie will nicht die Mütter schulen, wie es der „Mütterdienst“ mit seinen Kursen über Erziehungsfragen oder über die Pflege des Säuglings- und Kleinkindes tut. Sie will auch nicht, wie die NSV. in ihrer Abteilung „Mutter und Kind“, betreuende, fürsorgerische Arbeit leisten. Auch die Erziehungsberatung, die im Rahmen der NSV.-„Jugendhilfe“ durchgeführt wird, gehört nicht zur Aufgabe der „Erziehungshilfe“; die Erziehungsberatung der „Jugendhilfe“ befaßt sich mit denjenigen Erziehungsschwierigkeiten, die im Verlauf der normalen Entwicklung des erbgesunden Kindes und Jugendlichen auftreten. Die psychiatrischen Beratungsstellen wiederum beraten und behandeln psychisch erbkranke Kinder (Schwachsinn, Epilepsie usw.), und die Heil- und Sondererziehung im NSLB. bemüht sich um das sinnesschwache und bresthafte Kind (Blinde, Krüppel usw.). Auch diese Arbeit gehört nicht in den Rahmen der „Erziehungshilfe“.

Die „Erziehungshilfe“ dagegen hat es mit dem erbgesunden, aber seelisch besonders zarten Kind zu tun, das auf Grund dieser Veranlagung stärker und nachhaltiger durch Umwelteinflüsse beeindruckt wird und das durch widrige Einwirkungen leicht in eine seelische Schiefhaltung, in die Neurose gedrängt werden kann. Die Neurose ist die abartige Dauerreaktionsweise eines besonders sensibel veranlagten Menschen, eine Verhaltensform, die weder der altersgemäßen Entwicklungsstufe dieses Menschen entspricht noch der jeweiligen Lebenslage angemessen ist. Früh schon – gelegentlich bereits im ersten Lebensjahr – kann das Kind eine seelische Schiefhaltung annehmen. Je früher sie erkannt und behandelt wird, desto kürzer ist die Behandlungsdauer, desto größer sind die Erfolgsaussichten.

Die kindliche Neurose kann sich rein seelisch äußern in allerlei Erziehungsschwierigkeiten, wie starker, dem Lebensalter nicht entsprechender Trotz, übermäßige Fügsamkeit verbunden mit Jähzorn, in Naschen, Lügen, ja in Stehlereien und Davonlaufen, in Schulversagen usw. Oder auch in vielfältigen körperlichen Angewohnheiten und Symptomen, angefangen beim Daumenlutschen, Bettnässen, großer Zappeligkeit bis zu unerklärlichem Nicht-Gedeihen und Anfälligsein für Krankheiten. In allen Fällen, in denen trotz gründlichster ärztlicher Untersuchung keine körperlich organischen Störungen gefunden werden können, ist an eine Neurose zu denken. In Fällen kindlicher Neurose die Eltern zu beraten und das Kind zu behandeln, ist die Aufgabe der „Erziehungshilfe“.

Beim Spielen, Malen und Kneten, in kindgemäßen Unterredungen, durch Gymnastik und Musik bzw. Geräuschtherapie versucht der Therapeut ganz allmählich die falsche Lebenseinstellung des Kindes zurechtzubiegen, seine verschütteten Kräfte zu beleben, die irregeleiteten fruchtbar einzugliedern. Rationales Belehren, moralisierendes Gutzureden hilft hier nichts, es geht um eine allmähliche, erlebnismäßige, innere Neuausrichtung. Ein gründliches Wissen um das Wirken der Seele, viel Geduld, Verständnisbereitschaft und echte, nicht sentimentale Menschenliebe ist für diese Hilfeleistung erforderlich von seiten des Psychotherapeuten. Aber auch die Eltern müssen Geduld üben, müssen lernen, sich in einer neuen, fruchtbareren Weise auf ihr Kind einzustellen, ja, sie müssen nicht selten ihre eigene Haltung dem Leben gegenüber überprüfen. Ist doch oft die verkehrte oder unzureichende Lebensgestaltung, das Versagen der Eltern in Konfliktsituationen die Ursache für die Erziehungsschwierigkeit und die neurotische Erkrankung des Kindes. 36 v. H. der in der „Erziehungshilfe“ behandelten Kinder stammen aus gestörter Familie! Daher bildet die wiederholte Beratung, notfalls auch eine längere Behandlung der Eltern, insbesondere der dem Kind am innigsten verbundenen Mutter einen wesentlichen Bestandteil der Kinderseelenführungs- und -heilkunde. Erziehung der Erzieher ist auch in der „Erziehungshilfe“ eine der Hauptforderungen.

Unter den leib-seelisch besonders zarten Kindern finden sich nicht selten überdurchschnittlich und einseitig hochbegabte Kinder; sie können sich in einer dem Durchschnittskind durchaus gemäßen Umwelt nur schwer zurechtfinden und geraten leicht in Schwererziehbarkeit und Neurose. Ein solches Kind kann in der „Erziehungshilfe“ verstehende Führung erfahren, und seine Eltern können dort beraten werden, damit sie der Entfaltung dieses Kindes und seiner besonderen Art gerecht zu werden vermögen.

Im Jahre 1936 wurde im Auftrag des Reichsärzteführers das Deutsche Institut für Psychologische Forschung und Psychotherapie ins Leben gerufen und damit die gesamte Psychotherapie, d. i. Seelenheilkunde, zusammengefaßt. Bald zeigte es sich, daß die Behandlung von Kindern immer mehr zunahm. Aus diesem Grunde und aus der Überzeugung, daß auch auf diesem Gebiet Vorbeugen wichtiger ist als Heilen, wurde im Herbst 1939 im Rahmen des Institutes eine besondere Abteilung „Erziehungshilfe“ geschaffen. Die Zentralstelle des Institutes befindet sich in Berlin (W 62, Keithstraße 41).

Neben der praktisch therapeutischen Arbeit ist es Aufgabe der Abteilung „Erziehungshilfe“, die Grundlagen für eine spezielle Kinderseelenheilkunde zu erarbeiten. Befindet sich doch die Kinderpsychotherapie derzeit in einer ähnlichen Lage wie die Kinderheilkunde um die Jahrhundertwende, als diese sich aus der Inneren Medizin als Sonderdisziplin auszugliedern begann. Die Ausbildung zum ärztlichen Psychotherapeuten oder zum nichtärztlichen, aber akademisch gebildeten „Behandelnden Psychologen“ sieht eine besondere Befassung mit der Kinderpsychotherapie vor. Der Beruf der „Behandelnden Psychologin“ bietet der Akademikerin als mütterlicher Frau einen reichen Wirkungskreis. Es fehlt noch auf Jahre hinaus an Mitarbeitern für die weiten Aufgaben, die dem Institut, der „Erziehungshilfe“, im Dienste der Gesundheitsführung des deutschen Volkes gestellt sind.

Über die Arbeit der „Erziehungshilfe“ unterrichten ein Sonderheft des „Zentralblattes für Psychotherapie“ (Verlag S. Hirzel, 1940) sowie ein von Dr. med. L. Seif herausgegebener Sammelband „Wege der Erziehungshilfe“ (Verlag J. F. Lehmann, 1940). Eine Schriftenreihe „Erziehungshilfe“ (Verlag Triltsch, Würzburg) wendet sich an die Eltern und behandelt einzelne Gebiete aus der Erziehung. (Vgl. die Besprechungen auf Seite 25/26 dieses Heftes.)

Dr. Olga von Koenig-Fachsenfeld

9

Abb. 23: Faksimile des Beitrags zur »Erziehungshilfe«

Bei der Auswertung der Unterlagen wurde mir bewusst, wie weitgefasster sie ihre Aufgabe verstand, auch im Sinne einer präventiven Arbeit – Gedanken, die sehr aktuell sind. So regte sie damals bereits an, dass zu bestimmten Themen gut verständliche pädagogisch-psychologische Schriften für die Eltern verfasst werden. Es entsteht in der Zeit eine Schriftenreihe Erziehungshilfe, Herbst 1940, 2. Sonderheft, für Fachpersonal und eine weitere Reihe für die Eltern – zum besseren Verständnis ihrer Kinder. In allgemein verständlicher Sprache geschrieben, auf der Größe eines Druckbogens soll sie kostenmäßig günstig bestimmte Themen behandeln.[49] Sie bedauert, dass 1942 infolge der Papierknappheit im Krieg keine weiteren Schriften veröffentlicht werden konnten.

Die Kinderpsychotherapie wollte sie nicht losgelöst von familiären Belangen sehen, sondern eingebettet in Pädagogik und Jugendhilfe. Sie plädiert für die Mitbehandlung der Eltern:

> »Es wird auf die grundlegende Notwendigkeit der Erziehung des Erziehers hingewiesen. Denn nicht nur durch ihre bewusste Haltung, durch ihre mit Absicht geleitete Erziehungsmassnahmen lenken und formen Eltern und Erzieher das Kind – eindringlicher noch wird es gebildet durch das, was die Menschen seiner Umgebung s i n d. Und wie es die psychologische Erfahrung zeigt, ist dem Menschen sein eigentliches Sein nur zum geringsten Teil bewusst; vieles west ihm selber unbekannt in seiner Seele« (vorläufiger Jahresbericht 1941, S. 4).

Und immer wieder wird deutlich, wie sehr sie auf eine vorsorgende Arbeit zielt. An keiner Stelle folgt sie dem weitverbreiteten analytischen Verständnis, wonach die »Königskrone« eine Psychoanalyse ist, sondern betont – so wie man es bei Anna Freud auch finden kann – den Wert einer guten Erziehungsarbeit (Ludwig-Körner, 2024). Wie sehr sie ihre Erfahrungen als Säuglingsschwester und Leiterin von Mütterberatungsstellen auch geprägt haben, zeigt sich, indem sie nicht nur für frühe Interventionen plädierte, sondern im Zentralblatt von 1942 auch ein Artikel ihrer Mitarbeiterin Clara Grell über die Behandlung der Fütterstörung eines Säuglings erschien.

49 Man kann die Idee von Olga von Koenig-Fachsenfeld durchaus als Anregung für die später erschienenen »Pelikanhefte« oder die vom Arbeitskreis für Neue Erziehung (ANE) bis heute herausgegebenen Hefte ansehen.

> »Wird es doch wohl auf keinem Gebiet so deutlich wie auf dem der Psychotherapie, welch unabschätzbare Bedeutung gerade den ersten Kinderjahren für die Entwicklung eines Menschen zukommt und zu wievielen Neurosen schon in früher Kindheit der Keim gelegt wird. Die Erfahrung hat gezeigt, daß, je eher die beginnende seelische Schiefhaltung eines Kindes erkannt und behandelt werden kann, desto kürzer auch die therapeutische Einwirkung zu sein braucht, und desto sicherer mit einem Heilerfolg gerechnet werden kann. Dies bedeutet nicht nur, daß durch rechtzeitige heilpsychologische Beratung dem einzelnen neurotischen Kind und dessen Familie viel innere Not erspart werden kann; auch vom Standpunkt der Volksgesundheit aus ist es eine dringende Aufgabe, frühzeitig therapeutischen Einfluß auf das neurotisch erkrankte Kind und seine Familie zu gewinnen, noch ehe dem Staat und der Familie unabsehbare Kosten erwachsen, beginnend mit Heilverfahren und Zusatzerziehung aller Art, über die Fürsorgeerziehung bis zu den Maßnahmen der Rechtspflege bei jugendlichen Straffälligen« (v. Koenig, 1942, S. 23).

Die Arbeit in der Erziehungshilfe unterteilt sie in »praktisch-therapeutische Arbeit«, die in »Beratungen« für Mütter bzw. Erziehungsberechtige besteht und Einzel-Behandlungen (Psychotherapie), auch Gruppentherapie für Kinder/Jugendliche. Die Zuweisung der Kinder/Jugendlichen erfolgte im Zeitraum von Oktober 1939 bis Mai 1940 »durch Ämter (Jugendamt, NSV) 23%, durch Ärzte 28%, durch Lehrer 10%, durch sonstige Empfehlungen 39%«.

> »Für die Beratungen bzw. Behandlungen der Kinder gilt wie für die Behandlung Erwachsener die ärztliche Schweigepflicht. Auskünfte an Behörden und Organisatoren, welche uns Kinder überweisen, werden nur unter ausdrücklicher Zustimmung der Erziehungsberechtigten erteilt. Anders liegt der Fall, wenn die Erziehungshilfe von Behörden als Gutachter herangezogen wird« (v. Koenig, 1942, S. 12).

Leider kann hier nicht im Detail über ihre Arbeit berichtet werden, nur so viel, dass es sich in meinen Augen um einen ganzheitlichen Entwurf handelt, bei dem sie sich für die Schaffung von Kindertagesstätten, einer »Bastelwerkstatt zur ernsteren Durchführung von Handfertigkeiten« für größere Schulkinder (9–15 Jahre) einsetzt, aber auch für Musik- und Bewegungstherapie, für eine ambulante Behandlung von Kindern mit ihren

Eltern und »für die schulentlassenen Jugendlichen ein Lehrlingsheim«, geleitet »durch eine psychologisch geschulte Persönlichkeit« (Entwurf v. Koenig, 8. Juli 1942).

Ihren Auftrag, auch Forschungen durchzuführen, nahm sie ernst und plädierte (Entwurf vom 8. Juli 1942) für die Schaffung von zwei Heimen für Kinder mit je 25–30 Betten, wobei es nicht ausreiche, das Kinderheim von Frau Fuchs-Kamp zu vergrößern.

> »Diese beiden Heime sind nicht nur aus therapeutischen Gründen erforderlich, sondern sind zu betrachten als ein Grundstein für ein Forschungszentrum auf dem Gebiet der Kinderpsychotherapie.«

Und sie schreibt weiter:

> »Der Ausbau der Arbeit der Erziehungshilfe hat zur Voraussetzung eine baldige offizielle Anerkennung der nichtärztlichen Mitarbeiter als behandelnde Psychologen. Erst wenn dies erfolgt sein wird, wird der Zustrom geeigneter Kräfte aus pädagogischen Kreisen in dem für uns wünschenswerten Maße sich vollziehen können.«

In einem Entwurf des Jahresberichts von 1941 (S. 1f.) schildert sie, dass durch eine Veröffentlichung die Abteilung sehr viele geistig behinderte Kinder zugewiesen bekam, für die jedoch keine Psychotherapie infrage kommt, sondern geeignete heilpädagogische Maßnahmen. Deutlich würde jedoch, wie sehr die Eltern unter der Diagnose leiden, bis hin zu Selbstmordgedanken, und dass es ihre Aufgabe sei, den Eltern zu helfen, die unabänderlichen Gegebenheiten zu bejahen.

> »Wir glauben, dass es zu den Aufgaben der Psychotherapie gehört, die Erziehungsberechtigten solcher Kinder zu einer Bejahung des unabänderlich Gegebenen zu führen, sodass bei aller Hoffnung auf die ihren Kindern verbliebenen Entwicklungsmöglichkeiten die Eltern sich weder durch die gewissenlosen Anpreisungen von Heilpraktikern noch jeden ihrer Kinder bald wohlgemeinten Rat in Zeitschriften, Briefkästen oder dergl. beeinflussen lassen, ihr Heil bzw. das hier bald dort zu suchen. Durch den ständigen Wechsel der Berater entbehren Eltern und Kinder einer einheitlichen sachkundigen Führung, die allein in der Lage ist, den Schaden auf sein Minimum beschränkt zu halten und eine Neurotisierung der Familie zu verhüten weiß.«

Im Interview mit Regine Lockot (1980) berichtet sie, »dass sie gut mit der Kinderärztin Bilz zusammenarbeiten konnte. Sie riet den Eltern, deren Kinder schwer behindert waren, immer zu ihnen in die Poliklinik zu kommen und nicht zu einem Arzt zu gehen (»damit die Kinder nicht verschickt und Opfer des Euthanasieprozesses wurden«). In die medizinische Untersuchung durch die Kinderärztin wurde zunehmend mehr eine Diagnose des kindlichen Spiels einbezogen, wobei nicht nur die »Darbietung der Staabs'schen Puppen«, sondern ihnen auch andere Spielsachen vorgelegt wurden und jedes Kind zusätzlich »nach der Seite von Bewegung, Rhythmus, Ton« beobachtet wurde«. Im Zentralblatt (1940, S. 13) schrieb sie, dass zudem der Wartegg-Test (Zeichentest) eingesetzt würde. Zusätzlich sollten vorläufig erstmal einmal wöchentlich (mit Wunsch nach mehr) Spielnachmittage eingeführt werden. Sie galten der »Sichtung« bei unklarer Diagnose, aber auch bei Kindern, wo die Einordnung in die Gemeinschaft erforderlich sei.

Ihre Arbeit war vielseitig und bestand zudem in Öffentlichkeitsarbeit, Vorträgen vor der NS-Frauenschaft, der NSV, Kinderlandverschickung, bei Jugendämtern, die Erziehungsberatung brauchten, aber auch darin, Veröffentlichungen, Pressearbeit, Informationen in zum Beispiel »Briefkästen von Zeitschriften zu lancieren (siehe Entwurf Rechenschaftsbericht 1941).

Finanzielle Sorgen, Rückkehr in den Stuttgarter Raum

Olga von Koenig-Fachsenfeld litt sehr darunter, wie ungleich ihr Bruder und sie vor allem von ihrer Mutter behandelt wurden. Geplagt von Existenzängsten listete sie in einem Schreiben vom August 1938, »Leistungen von Mutter an Reinhard«, akribisch auf, wie viel mehr er erhalten hatte. Sich auf ihren 1918 verstorbenen Vater beziehend ginge sie zumindest davon aus, dass sie wenigstens nach dem Tod ihrer Mutter deren Vermögen erhält. Das würde jedoch immer weniger, da diese sich nur um seine Belange kümmere, für ihn haushalte etc., wovon sie selbst, die die meiste Zeit außerhalb lebt, nichts habe.

Es gibt ein Schreiben, aus dem ersichtlich wird, dass ihr Bruder für seine Schwester eine Hypothek auf Gut Gollenhof von 50.000 RM anbot (Vertrag 1. November 1941 zwischen Geschwistern), wobei unklar bleibt, ob sie es annahm.

Ein weiterer Brief an ihren Bruder vom 21. Juni 1942 zeigt, wie sehr sie von Geldsorgen geplagt war und sich von ihrem Bruder eine Unterstützung erhoffte. Sie schreibt, dass im September 1943 das Institutsbudget des DI ablaufe und unklar sei, ob eine es Verlängerung gibt. Der Rechtsstreit um das Testament ihrer »Tantelene« habe das von ihr geerbte Kapitalvermögen aufgebraucht. Sie führt ausführlich auf, wie die Mieteinnahmen (durch das Gartenhaus in Großsachsenheim) nicht die Reparaturkosten decken und sie nicht wisse, wie sie über die Runden kommen soll. Sie wünscht sich eine finanzielle Klärung bezüglich ihrer Ansprüche an das familiäre Vermögen beim »Fideikommissionsgericht«. Sie klagt, wie ausgelaugt sie sei und dass sie von Privatpatienten nicht leben könne. Vor allem plagen sie Sorgen, wie sie im Alter überleben könne, da sie keine Rücklagen habe. Deutlich spricht sie aus, dass sie sich ein größeres Erbe von »Tantelene« erhofft habe. Aber man kann auch eine Verbitterung aus dem Brief lesen, um ein wie viel besseres Leben ihr Bruder führe.

Der Duktus, in dem der weitere Brief verfasst wurde, verdeutlicht, wie bestimmend sie den Ablauf ihrer Reise von Berlin nach Stuttgart und Fachsenfeld festlegt und wie sie – die ältere Schwester – von ihrem Bruder und den Notaren erwartet, dass sie sich in ihren Reiseplan einfügen. Am Ende des Briefes ändert sich der Ton und sie fragt ihn, den »Finanzexperten«, um Rat, wie sie mit bestimmten Wertpapieren verfahren soll. Sie bittet ihn auch, sich in Berlin-Tegel nach einer Wohngelegenheit für sie umzusehen, da sie im Oktober aus der Wohnung bei Frau von Brockdorf in der Laubacher Straße 33b ausziehen muss, da diese nun ihre Schwiegertochter mit zwei Kindern unterbringen müsse (sie lebte dort vom Mai 1939 bis zum 1. Juli 1943).

> »Evtl. muss ich wegen der Wohnungsfrage Berlin den Rücken kehren. An sich schien sich meine Position hier wieder stabilisiert zu haben, ich nahm ein Hierbleiben bis Sommer 1943 in Aussicht.«

Aus einer Bescheinigung ihres Vermieters (Eduard Hahn vom 10. Februar 1945) an Olga von Koenig-Fachsenfeld in Großsachsenheim ist zu erfahren, dass diese vom 1. März 1943 bis zum Bombardement vom 25. auf den 26. Juli 1944 bei ihm in dem Gebäude Friedrichstraße 16 in Stuttgart in seinem Büro ihre Praxis ausgeübt hatte. Das Haus wurde bei dem »feindlichen Terrorangriff gänzlich zerstört worden und bis auf die Grundmauern niedergebrannt. Selbst die Bewohner des Hauses konnten von ihrer Habe nichts retten«. Die Wohnung in der Keplerstraße 24 in

Stuttgart wurde dann im September 1944 ebenfalls völlig zerstört.[50] Später (1953–1960) bemühte sie sich beim Landratsamt Schwäbisch Gemünd um Entschädigungen für die Kriegsschäden der Besitzungen in der Keplerstraße 24 (Antragsakten, N KOE 263).

Am 27. Oktober 1944 wendet sie sich an das Wohnungsamt in Ludwigsburg um die Beschaffung von neuen Praxisräumen. Nach der Totalausbombung hatte sie in der Kronenstraße 29 in Stuttgart Ersatzräume, die dem Angriff im September ebenfalls zum Opfer fielen. Sie möchte Ersatzräume in Ludwigsburg bekommen, da sie nun in Großsachsenheim lebt und ihre Patienten mit der Schnellbahn von Stuttgart nach Ludwigburg kommen können.

> »Ich benötige normalerweise zwei Räume (einen Praxisraum und einen Warteraum) ganztägig. Doch würde ich mich behelfsmäßig auch mit einem – ruhiggelegen – Raum mit einer Wartemöglichkeit im Gang begnügen und würde vorerst auch mit einer Benutzung der Räume oder des Raumes an bloss einigen Wochentagen zufrieden sein. Vielleicht ließe sich mit einem ausgebombten Arzt eine Raumgemeinschaft ermöglichen.«

Am 1. November 1944 erhielt sie eine Absage; ihre Anfrage sei zwar vorgemerkt. Sie möge sich an die kassenärztliche Vereinigung wenden. »Sämtliche nicht in Benutzung befindlichen kassenärztliche Räume sind durch den Herrn Landrat beschlagnahmt.«

Nun greift sie eine alte Idee auf, angeregt durch ihre Arbeit im Sanatorium Waldhaus, eine kleine stationäre Einrichtung in Großsachsenheim aufzubauen. In einem Brief schreibt Toni Wolff:

> »Könnte es z. B. sein, dass Sie für Ihre Zukunft zu viel von der Familie erwarten und daher ihr eigenes Leben nicht genügend finden? Statt sich ganz abzuwenden und jede Möglichkeit nach rückwärts abzuschneiden und Ihren eigenen Weg zu suchen?
>
> Der Gedanke mit dem alten Familienschloss ist sehr faszinierend. Das wäre allerdings schön, diese Vereinigung von Familiengefühl und -besitz und Ihrer eigenen Arbeit. Zu schön, um wahr zu sein? Oder besteht für Sie

50 Die Familie musste sich bereits 1910 von ihrer sehr schönen Villa vom Rebenberg trennen, da das Gelände zum Bau des Stuttgarter Bahnhofs benötigt wurde (https://christianvonholst.de/schloss-fachsenfeld-ix-rebenberg-v-abschiedsbilder/).

> irgendwie die Möglichkeit der Realisierung? Kredit bekämen Sie vielleicht schon. Aber, ob Sie den Mut hätten, die Sache mit Schulden anzufangen? Vielleicht gienge (sic!) das noch, aber wieviel müsste hineingesteckt werden, um das Schloss bewohnbar und für Ihre Zwecke geeignet zu machen? Sie müssten wohl aber nicht Ihre Mutter oder Ihren Bruder dafür anstellen, sondern andere Instanzen.«

Sie beantragte nach dem Krieg, auf dem Schlossgelände eine von ihr geführte private Kurklinik für neurotisch Erkrankte errichten zu dürfen. Deutlich wird aus ihrer Korrespondenz, wie schwierig dies für sie als Psychologin war, da Kliniken von Ärzten geführt wurden (und noch werden) und Psychotherapien für Nicht-Ärzte damals keine Kassenleistungen waren. Um ihre klinische Kompetenz zu beweisen, listet sie ihre Erfahrungen auf. So bescheinigt ihr zum Beispiel Dr. med. Hermann Gundert[51] vom Bürgerhospital in Stuttgart am 4. August 1940, dass Olga, wohnhaft im Schlosshof 10 in Großsachsenheim, Mitglied des Stuttgarter Instituts ist und zur Behandlung von Kranken zugelassen ist.

> »Es besteht ein dringendes Bedürfnis dafür, dass bei Frl. Dr. v. K. schwierig gelagerte Fälle von Psychoneurosen auch stationär aufgenommen werden können. Über die Arbeitsweise des Frl. Dr. v. K. und über die dort vorhandenen Räume habe ich mir persönlich einen Eindruck verschafft. Eine Erweiterung der Räume wäre im Interesse der Gesundheitspflege dringend erwünscht.«

Mit Schreiben vom 14. Oktober 1948 vom Landratsamt Ludwigsburg erhält Olga von Koenig-Fachsenfeld eine »Erlaubnisurkunde zur Errichtung eines privaten Kurheims für neurotisch Erkrankte unter der Bezeichnung ›Psychotherapeutisches Kurheim‹ in 3 Räumen des Erd-

51 Marie Laiblin, Jutta von Graevenitz und Olga von Koenig-Fachsenfeld hatten vorab 1943 in Stuttgart ein Sub-Institut des DI aufgebaut, das 1945 von den Alliierten geschlossen und 1948 von Wilhelm Laiblin wieder aufgebaut worden war. Er gründete zusammen mit Dr. Felix Schottlaender, Dr. Manfred Breuninger, Dr. Vera Scheffen, Wilhelm Laiblin und Dr. Jutta von Graevenitz (Dozentenrat) 1948 die Stuttgarter Akademie (https://www.akademie-stuttgart.de/geschichte/).

Der Adjutant des Vaters von Olga von Koenig-Fachsenfeld war ein von Graevenitz, auf dessen Familienanwesen Offiziersübungen 1891 stattgefunden hatten – wie Fotos im Aalener Archiv belegen.

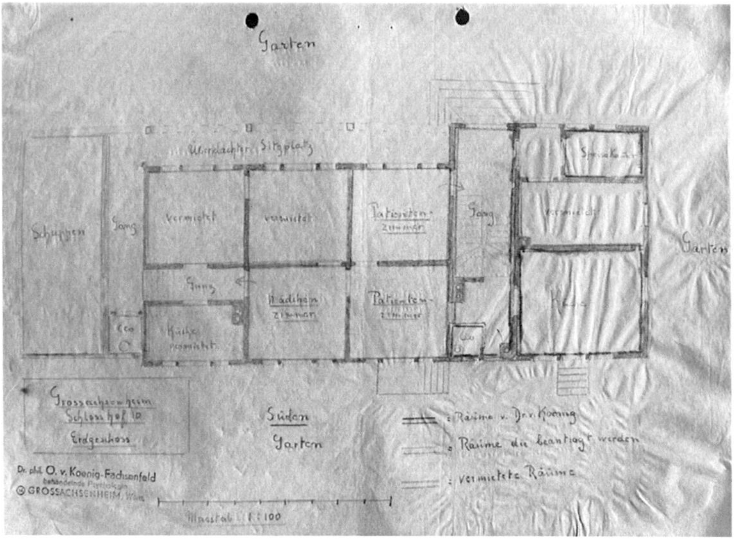

Abb. 24: Plan zur Errichtung eines privaten Kurheims (Archiv Aalen)

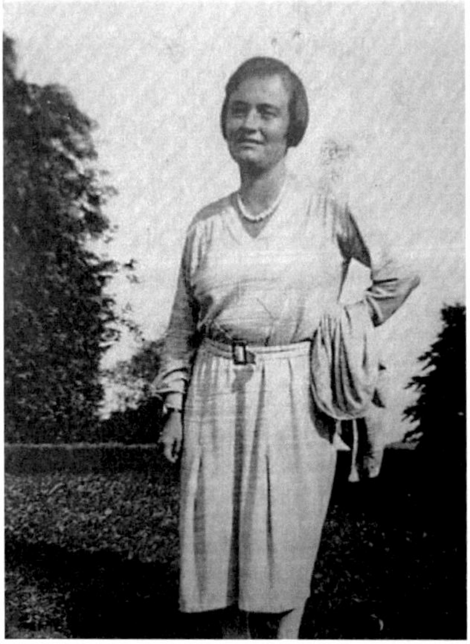

Abb. 25: Olga von Koenig-Fachsenfeld 1933 (N KOE 876)

geschosses (rechts vom Eingang) von Gebäude Schlosshof 10 in Großsachsenheim«.

Die mit der Bewilligung einhergehende Bedingung war, dass dieses Kurheim innerhalb eines Jahres nach Zustellung dieser Urkunde aufgenommen sein musste. »Die Eröffnung des Kurheims ist dem Landratsamt und dem Staatlichen Gesundheitsamt Ludwigsburg anzuzeigen.« Es ist anzunehmen, dass sie sich bei dieser kurzen Zeitsetzung dazu außerstande sah, sodass dieser Plan nicht umgesetzt wurde.

Sie scheint auch überlegt zu haben, gerichtlich (Fideikommissionsgericht) gegen ihren Bruder vorzugehen, um von ihm eine Unterstützung zu erhalten. Ein Vetter von ihr, Dr. F.J. Graf Freiherr von Degenhof-Schonburg rät ihr in einem Brief (2. März 1950) jedoch davon ab. Sie solle sich stattdessen auf die Zusagen ihres Bruders verlassen, dass er sich um sie kümmern würde, wenn dieses nötig sei: »Reinhard betont ausdrücklich, solange er lebe, sei er sich seiner Verpflichtungen dir gegenüber bewusst, sterbe er ledig, seiest Du seine Alleinerbin, heiratet er, wird er letzlig dafür sorgen, dass Du etwas bekommst.«

Gutachterin für die Internationale Refugee Organisation (IRO)

Ein beruflicher Hoffnungsschimmer muss für sie die Anfrage von Dr. R. Werner gewesen sein, der sie aus der Zusammenarbeit in der Poliklinik in Berlin kannte (Brief vom 4. Februar 1950), ob sie Interesse an einer Mitarbeit in der Erziehungsberatung habe, die seitens des IRO in Lagern durchgeführt werde. Kinder und Jugendliche aus allen Nationen, die in Lagern in Württemberg lebten, wurden durch amerikanische Alliierte betreut. Am 22. September 1950 wurde sie von der Leiterin des IRO eingeladen, als Psychiatern mitzuwirken. Sehr genau verdeutlichte sie den Anfragenden, dass sie zwar keine Psychiaterin sei, was sie aber für Ausbildungen und Erfahrungen hat. Sie wurde dann als Gutachterin tätig, fuhr in die Lager und sah vor allem polnische Kinder/Jugendliche und deren Eltern.

Liest man die von ihr sorgfältig verfassten Berichte, so spürt man, wie nahegehend ihr diese Schicksale waren und wie sie bemüht war, für die von ihr Begutachteten das Bestmögliche zu bewirken. Sie musste entscheiden, was für die Familie bzw. die Kinder angeboten werden konnte, zum Beispiel ob es für ein Kind besser war, in einem Heim untergebracht zu werden oder welche Unterstützung der Familie helfen konnte. Es gab auch von ihr verfasste Gutachten in französischer Sprache; ansonsten wurden sie alle in Englisch geschrieben.

So schrieb sie zum Beispiel über eine Anna W., geboren am 14. Dezember 1918, die zu der Zeit im Schwabenhof bei Heilbronn lebte. Sie wurde am 30. August 1950 von Dr. Olga von Koenig-Fachsenfeld untersucht, da sie sich zuvor im Neckar ertränken wollte. Ihre Tochter sei unauffällig. Der Vater der Tochter arbeitete bereits in Kanada in einer Goldmine. Das erste Kind der damals 32-Jährigen war verstorben. Vehement plädierte sie für eine Zusammenführung der Familie in Kanada (N KOE 312).

Zur Begutachtung hatte sie eine große Testbatterie zusammengestellt, die zum Teil schon im DI verwendet wurde, bzw. im Stuttgarter Institut. Die Gutachten datieren bis zum Herbst 1950; es bleibt unklar, weshalb sie diese Arbeit nicht fortsetzte, ob zum Beispiel die Arbeit des IRO[52] in Württemberg früher aufgelöst wurde oder ob sie die größtenteils längeren und umständlichen Reisen zu sehr belasteten. Unklar bleibt auch, ob sie danach noch Patienten behandeln konnte. Es mag auch sein, dass sie sich um ihre Mutter kümmerte, die 1951 verstarb, und vermutlich konnte sie dann auf familiäre Rücklagen zurückgreifen.[53] Zudem fehlte der Rückhalt von Toni Wolff, die 1953 unerwartet verstarb und an die sie sich zuvor nicht nur in beruflichen Fragen wenden konnte.

Bei Ricklin (1964) findet man in seiner internationalen Auflistung der jungianischen Mitglieder auch Olga von Koenig-Fachsenfeld, wohnhaft im Gollenhof bei Mögglingen, Kreis Schwäbisch Gmünd. Wie lange sie dort lebte, bleibt derzeit unklar. Christian von Holst beschreibt sehr anschaulich und einladend den Gollenhof, zu dem drei kleine Weiher gehörten.

> »Der größte von ihnen liegt in einer Senke am Waldrand. Olga von Koenig liebt es hier zu schwimmen. An einer Stelle lässt sie viel Sand ankarren, um die Illusion eines Sandstrandes zu genießen. Das Ortsgedächtnis weiß noch Generationen später, dass sie in der völligen Abgeschiedenheit dieses Weihers stets nackt zu baden pflegt. Kunstfreunde denken da sofort an das beliebte Thema ›Badende Nymphen‹. Diese werden oftmals bewundert oder behelligt von halbtierischen Wesen wie Satyrn oder Faunen. Die gab es beim Gollenhof wohl nie, dafür aber Halbwüchsige aus Mögglingen. Wie einst die Begleiter des Bacchus sollen sie sich gerne hinter Büschen versteckt haben, um Olga beim Bade zu beobachten.«[54]

Ihr Leben im Alter

Die Ungerechtigkeit bezüglich der Erbfolge und das damit einhergehende Gefühl, als »Frau zu kurz zu kommen«, entzweite die Ge-

52 Generell stellte die IRO am 31. Januar 1952 ihre Arbeit ein.

53 Von ihrem Vater hatte sie das Versprechen erhalten, dass ihr das mütterliche Erbe zusteht.

54 https://christianvonholst.de/schloss-fachsenfeld-xii-gollenhof-bei-moegglingen/ (aufger. 19.5.2024 CLK).

schwister. Es ist davon auszugehen, dass sich die Beziehung zu ihrem Bruder – trotz aller vorhandener Professionalität – nicht mehr verbessert hatte.

Im Interview mit Regine Lockot (11. August 1980) erinnerte sich die 84-Jährige gerne an die »prickelnde Luft vor 1933, in der sie auf verschiedenen Symposien Jung, Groddeck, Wilhelm, Prinz und Frobenius« traf.[55] Es scheint die schönste Zeit ihres Lebens gewesen zu sein und aus dieser Zeit stammen auch viele Fotos von ihr – fast keine gibt es aus späteren Jahren.

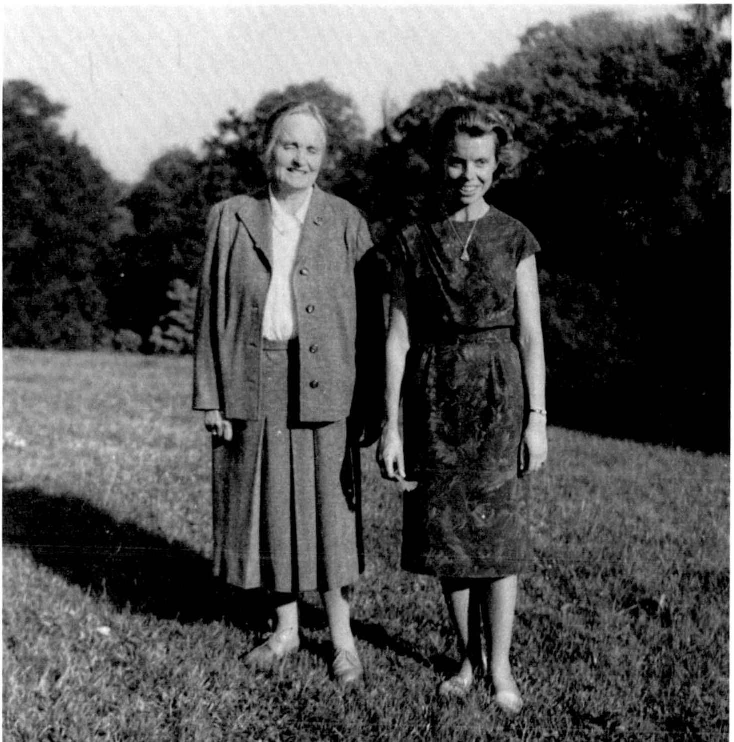

Abb. 26: Olga von Koenig-Fachsenfeld am 1. Oktober 1962 im Schlosspark Fachsenfeld (Archiv Aalen)

55 Leo Viktor Frobenius (1873–1938) war Ethnologe, Afrikaforscher, der die afrikanische Kultur als gleichwertig mit der europäischen einschätzte.

Zur Zeit des Interviews mit Regine Lockot am 11. August 1980 lebte sie nicht direkt im Schloss, sondern in einem Einfamilienhaus in der Scherrenbergstraße in Fachsenfeld, bei der Haushälterin ihres Bruders, »umgeben von herrlichen alten Möbeln und schönen gediegenen Ahnenbildern«, aber doch sehr beengt. Regine Lockot beschreibt sie als »großbürgerliche und etwas strengwirkende Dame der vollen Autorität der Gutsherrin«.

Was erinnert an sie – außer ihrer Arbeit in der Erziehungshilfe des DI, ihren Möbeln und Gemälden – im Schloss Fachsenfeld? Mit 91Jahren vermachte sie 1987 zudem – in der Tradition ihrer Tante Helene weiterhin eng mit Schloss Großsachsenheim verbunden – dem Stadtmuseum Sachsenheim wertvolle Gegenstände aus dem Besitz ihrer Tante, wie einen Kreuzstich-Wandbehang aus dem Jahre 1840 und ein Gemälde von Theodor Werner (1886–1969).[56] Bei ihrem Tod hinterließ sie der Kirchengemeinde, mit der sie immer eng verbunden war, zudem ein Vermächtnis für den Bau eines Gemeindehauses der ev. Kirchengemeinde Fachsenfeld, das Ihren Namen trägt, »Olga-von-Koenig-Haus«. Sie war Mitglied des »Weltbundes zum Schutz des Lebens«, einer Schutzgemeinschaft für Natur, Landschaft, Tier und Mensch, und engagierte sich im Staatsbürgerlichen Arbeitskreis gegen Verbeamtung der Parlamente (N KOE 311).[57]

56 Befreundet mit ihrer Tante, lebte er von 1919 bis 1929 als freischaffender Maler auf dem Schloss; seine Werke galten als »Entartete Kunst«, er erhielt ein Mal- und Ausstellungsverbot. Seine Werke sind zudem in den Sammlungen der Stuttgarter Staatsgalerie, der bayerischen Staatsgemäldesammlung und im New Yorker Museum of Modern Art zu finden.

57 Es handelt sich dabei um »eine 1960 in Salzburg gegründete internationale Non-Profit-Organisation und Nichtregierungsorganisation, die den ›Schutz des Lebens auf der Erde‹ zum Gegenstand hat. Die deutsche Sektion stand unter dem Einfluss neofaschistischer Mitglieder.« Von diesem Verein gingen jedoch auch Ende der 60er, Anfang der 70er Jahre die ersten Proteste gegen das Atomkraftwerk Würgassen aus und er wird als Keimzelle der Antiatomkraft-Bewegung angesehen. »In den 1970er Jahren machte sich der WSL Themen und zum Teil auch Aktionsformen der Umwelt- und Bürgerinitiativbewegung zu eigen, wobei er versuchte, zur Plattform der Umweltbewegung zu werden. Zudem griff die Organisation Themen der Friedens- und Frauenbewegung auf« (https://de.wikipedia.org/wiki/Weltbund_zum_Schutz_des_Lebens).

Olga von Koenig-Fachsenfeld war kein Mitglied der NSDAP. Sie gehörte – wie fast alle Kollegen in dieser Zeit – mehr oder weniger zwangsweise dem DAF an und – wie vermutlich alle in Mütterberatungsstellen Arbeitenden – der NS-Frauenschaft.

Ich hoffe, dass ihr präventiver Blick und ihre Wertschätzung für Randgebiete der Psychoanalyse vielen Kollegen und Kolleginnen Anregungen geben können. Dr. Olga Freiin von Koenig-Fachsenfeld verstarb am 7. April 1989 in Wasseralfingen.

Literatur

Dittrich, K. A. (1996). Die ersten Institutionalisierungsbemühungen der deutschen Psychoanalytiker nach dem 2. Weltkrieg in München, Frankfurt und Stuttgart, dargestellt anhand von Dokumenten aus den Jahren 1945 und 1946. *Luzifer-Amor: Zeitschrift zur Geschichte der Psychoanalyse, 9*, 39–67.

Grell, C. (1942). Sechs Monate Gewichtsstillstand im ersten Lebensjahr. *Zentralblatt für Psychotherapie und ihre Grenzgebiete*, 61–63.

Gutman, I., Fraenkel, D. & Borut, J. (2005). *Lexikon der Gerechten unter den Völkern: Deutsche und Österreicher. Band 1*. Wallstein Verlag.

Hermanns, L. (2018). Psychoanalytiker im Widerstand. Zum Gebrauch von John Rittmeister 1898–1943 in der Deutschen Psychoanalyse in Vergangenheit und Gegenwart. *DPV-Informationen Nr. 65*, 65–71.

https://youtu.be/QzfF82mEqPU?si=vauNmVeoEshyCC0D

https://www.aalen.de/sixcms.php/media.php/166/Digitalisat_Findbuch_N-KOE-Koenig-Fachsenfeld.pdf

https://www.leo-bw.de/web/guest/detail-gis/-/Detail/details/DOKUMENT/lmb_museen/1757/Schloss+Fachsenfeld+-+Museum+und+Galerie

https://christianvonholst.de/schloss-fachsenfeld-xvii-franz-von-koenig/ (aufgeruf. 17.6.2024)

https://www.bietigheimerzeitung.de/inhalt.sachsenheim-adelssitz-wurde-beinahe-maedchenwohnheim.852d5837-36a4-4edb-8e15-928ab8ced186.html

Koenig-Fachsenfeld von, O. (1932). *Bericht über das deutsche Seminar von Dr. C. G. Jung, 5.–10. Oktober 1931 in Küsnacht-Zürich*. o.V.

Koenig-Fachsenfeld von, O. (1934). Lebenslauf.

Koenig-Fachsenfeld von, O. (1935). *Wandlungen des Traumproblems von der Romantik bis zur Gegenwart*. Ferdinand Enke.

Koenig-Fachsenfeld von, O. (1937). Aus der Mütterschule München. *Innendekoration: mein Heim, mein Stolz; die gesamte Wohnungskunst in Bild und Wort, 48*, 72–77. http://digi.ub.uni-heidelberg.de/diglit/innendekoration1837/0087

Koenig-Fachsenfeld von, O. (1937). Wandlungen des Traumproblems von der Romantik bis zur Gegenwart. *The Journal of Nervous and Mental Disease, 85*(6), 749–750.

Koenig-Fachsenfeld von, O. (1940). Organisation und Aufbau der Erziehungshilfe. *Zentralblatt für Psychotherapie und ihre Grenzgebiete. 2. Sonderheft des Deutschen Instituts für Psychologische Forschung und Psychotherapie*, 8–11.

Koenig-Fachsenfeld von, O. (1940). Die Erziehungshilfe in Berlin. *Zentralblatt für Psychotherapie und ihre Grenzgebiete. 2. Sonderheft des Deutschen Instituts für Psychologische Forschung und Psychotherapie*, 12–13.

Koenig-Fachsenfeld von, O. (1941). Erziehungshilfe. *Frauen-Kultur im Deutschen Frauenwerk. Zeitschrift des Deutschen Frauenwerkes, 5,* 9.

Koenig-Fachsenfeld von, O. (1942). Erziehungshilfe. *Zentralblatt für Psychotherapie und ihre Grenzgebiete, 14*(1–2), 25–34.

Lockot, R. (1980). *Bericht eines Interviews mit Dr. Olga von Koenig-Fachsenfeld.* Unveröffentlicht.

Ludwig-Körner, C. (2024). *The Women of Anna Freud's War nurseries. Their Lives and Work.* Routledge.

Papp, C. (2014). Vortrag Nr. 46 am 8. Mai 2014, Archiv Sachsenheim. Thema: Frauenbildungsbewegung um die Jahrhundertwende in Württemberg. https://genealogie-nordwuerttemberg.de/wp-content/uploads/2021/10/46-Frauenbildungsbewegung.pdf (aufger. 14.8.2024, CLK)

Riklin, F. (1964). From the Societies. *Journal of Analytical Psychology, 9*, 179–186.

Sachsenheimer Nachrichtenblatt, Ausgabe-Nr. 14 Freitag, 4. Juli 2014 Jahrgang 2014. https://sachsenheimer-nachrichtenblatt.de/files/blaetterbare-pdf/pdfs/2014/2014_07_04.pdf

Wendt, G. (2022). *Eine kurze Geschichte vom Schloss Fachsenfeld*. https://www.aalen.de/sixcms.php/media.php/166/Wendt_Eine%20kurze%20Geschichte%20vom%20Schloss%20Fachsenfeld.pdf (aufger. 1.5.2024 CLK)

5 Gerda Leverkus[1]

Erbin eines großen Namens

30. Januar 1907 Köln – 30. April 1971 Berlin

Bevor Gerda Leverkus 1943 ihre Ausbildung zur »Behandelnden Psychologin« am Deutschen Institut für Psychologische Forschung und Psychotherapie begann, arbeitete sie als Gymnastiklehrerin. Als Jungianerin gehörte sie nach 1945 dem Käthe-Bügler-Kreis an, der, in Abgrenzung zur »Amalgamierung« am Institut für Psychotherapie Berlin e. V., anstrebte, ein eigenes »rein jungianisches« Institut aufzubauen. In der Deutschen Gesellschaft für analytische Psychologie, die 1961 gegründet wurde, war Gerda Leverkus sechs Jahre lang die schriftführende Vorsitzende.

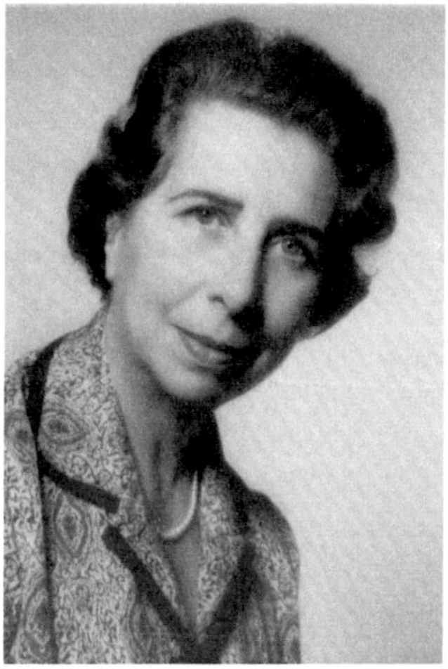

Abb. 1: Gerda Leverkus

Kind einer bekannten Familie

Gerda Leverkus wurde am 30. Januar 1907 in Köln als Tochter des Fabrikanten Carl Julius Leverkus (1872–1941) geboren. Ihr Vater stammte aus Leverkusen, ihre Mutter Adele geb. Scheibler (1881–1943) aus Krefeld. Gerda Leverkus und ihr vier Jahre älterer Bruder Carl Erwin waren die Urenkel von Carl Leverkus (1804–1889), der im Jahre 1860 seine 1834 ge-

1 Überarbeitete Fassung, erstmals abgedruckt in: Ludwig-Körner, C. (1998). *Wiederentdeckt. Psychoanalytikerinnen in Berlin*. Psychosozial-Verlag, S. 162–169.

gründete Ultramarinfabrik von Wermelskirchen an den Rhein in die Landgemeinde Wiesdorf verlegt hatte. Die durch den Bau der Fabrik und die Ansiedlung von Arbeitskräften entstehende Siedlung wurde nach dem Hof seiner Vorfahren bei Lennep »Leverkusen« genannt. Carl Leverkus war einer der ersten Fabrikanten in Deutschland, die Ultramarin herstellten. Dieser Farbstoff wurde vielfältig, unter anderem für die Malerei, zum Färben von Stoffen und in der Papierfabrikation eingesetzt. Zwischen 1917 und 1924 wurde die Fabrik nach und nach von Friedrich Bayer aufgekauft. Carl Julius Leverkus, der Vater von Gerda Leverkus, hatte Chemie studiert und war seit 1900 Vorstandsmitglied der »Vereinigten Ultramarinfabriken AG vormals Leverkus, Zeltner und Consorten«, die bis in die 1920er Jahre in Leverkusen neben den seit 1891 ansässigen und sich sehr schnell vergrößernden Farbenfabriken Bayer produzierten.[2]

Ihre Kindheit und Jugend verlebte sie in Köln und wurde bis zu ihrem zehnten Lebensjahr – entsprechend der damaligen Tradition dieser großbürgerlichen Familien – zu Hause privat unterrichtet. Schmunzelnd erzählte sie später Vertrauten, wie sie als junges Mädchen beim Essen von einem hinter ihr stehenden Diener mit weißen Handschuhen bedient wurde. Nach dem Abschluss der zehnten Klasse des Lyzeums ging sie für ein weiteres Jahr in ein Internat nach Dresden. Anschließend besuchte sie für zwei Jahre, von 1924 bis 1926, die soziale Frauenschule (Reinhardswaldschule) nahe bei Kassel. Nach ihrer Ausbildung kehrte sie 1927 in ihre Heimatstadt Köln zurück und arbeitete dort in einer städtischen Fürsorgeanstalt für Frauen und deren uneheliche Kinder. Sie belegte an der Kölner Universität Kurse für englische Sprache und be-

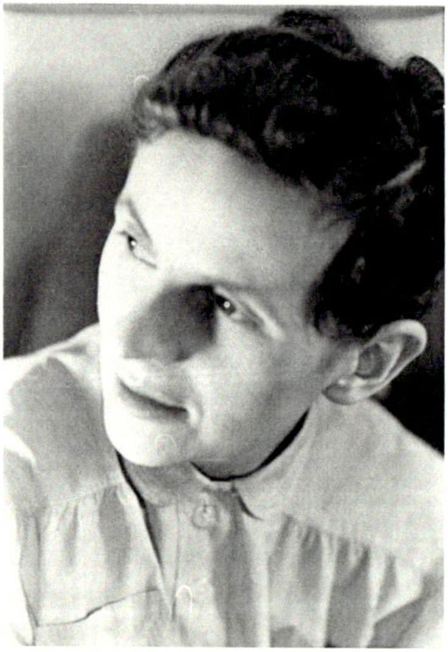

Abb. 2: Gerda Leverkus

2 Stadt Leverkusen (Hrsg.). (1990). *Das ultramarinblaue Wunder – Zum Gedenken an Carl Leverkus 1804–1889*. Stadt Leverkusen sowie schriftliche Mitteilung des Stadtarchivs Leverkusen, 08. Juli 1998.

suchte Vorlesungen zur englischen Literatur und Geschichte, aber auch Vorlesungen bei dem Philosophen Max Scheler. Ihre Sprachstudien setzte sie 1928 für zwei Monate in den Vereinigten Staaten und für fünf Monate in England fort. Auch für junge Frauen dieser Schicht war es damals bereits üblich, für einige Zeit ins Ausland zu gehen, um Sprachkenntnisse zu erwerben und andere Kulturen kennenzulernen.

Tätigkeit als Gymnastiklehrerin

Von 1929 bis 1931 erlernte sie in Wiesbaden und Frankfurt am Main den Beruf der Gymnastiklehrerin an einer »Mensendieck-Schule«. Es handelte sich um eine internationale Organisation, deren Vorsitzende Dr. Bess M. Mensendieck in New York lebte.[3] Im Herbst 1932 machte sie dort das staatlich anerkannte Examen als Mensendieck-Gymnastiklehrerin und arbeitete für einige Monate als Assistentin an der Hauptausbildungsschule in Wiesbaden. 1932 volontierte sie für zwei Monate an verschiedenen Gymnastikschulen in Schweden. Kurze Zeit arbeitete sie dann auch in Köln, bis sie 1934 ein Angebot aus Berlin erhielt, als Leiterin des Vorseminars in der Berufsausbildung von Mensendieck-Gymnastikerinnen tätig zu werden. Mensendieck-Schulen galten von 1933 an als unerwünscht. 1937 wurde die Schule in Berlin geschlossen, da nach dem Erlass des Reichsministeriums für Wissenschaft, Erziehung und Volksbildung vom 15. Januar 1936, alle Gymnastikschulen auf eine einheitliche Lehrweise (»Deutsche Gymnastik«) umgestellt werden mussten. Bevor Gerda Leverkus eine eigene Praxis eröffnete, unternahm sie eine längere Studienreise nach Südafrika.

Gerda Leverkus arbeitete von 1937 bis 1942 als freiberufliche Gymnastiklehrerin. Sie hatte sich inzwischen auf die Behandlung von Kinderlähmungen, Haltungsfehlern, Sport- und Arbeitsschäden spezialisiert. 1940 erlernte sie noch zusätzlich die Säuglings- und Kleinkindgymnastik an der Neumann-Neurode-Schule und erhielt damit die Berechtigung, auch diese Lehrweise zu vertreten, zur »Verhütung des

3 Mensendieck, Bess, eigentlich Elizabeth Marguerite Mensendieck (1864–1957) war niederländischer Abstammung und lebte seit 1930 in New York. Sie entwickelte eine spezielle Gymnastik für Frauen, die eine Analyse und Synthese der menschlichen Bewegungen anstrebt (Brockhaus Enzyklopädie, 19. Aufl., Mannheim, 1991).

Wuchs-Krüppeltums«, wie sie es in ihrem Lebenslauf bezeichnete. Sie war Mitglied des Reichsverbandes Deutscher Turn-, Sport- und Gymnastiklehrer und gehörte seit 1933 der NS-Frauenschaft an.[4]

Ausbildung am Deutschen Institut für Psychologische Forschung und Psychotherapie

Seitdem Gerda Leverkus in Berlin lebte, besuchte sie regelmäßig Vorlesungen am Berliner Psychoanalytischen Institut und später am Deutschen Institut für Psychologische Forschung und Psychotherapie.[5] Aber erst Jahre später strebte sie eine psychotherapeutische Ausbildung an. Das Foto, mit dem sie sich um die Aufnahme bewarb, zeigt sie in der Tracht der Rote-Kreuz-Helferinnen. Sie gibt in ihrem Fragebogen als Referenz »Dr. E. Roellenbleck, Berlin« an,[6] der 1922 bei Max Scheler in Köln über Bergson und Freud promoviert hatte und ein früher Schüler Therese Benedeks in Leipzig war (Hermanns, 1997, S. 116). Im Oktober 1942 stellte sie sich bei der Individualpsychologin Johanna Herzog-Dürck[7] zu einem Auswahlgespräch vor. Diese schilderte sie in ihrem Bericht anlässlich dieses Erstgesprächs als »ausgeglichenen Menschen von Niveau«.[8] Von 1929 bis 1932, in ihrer Wiesbadener Zeit, hatte sie, wie auf ihrer Mitgliederkarte des Deutschen Instituts für psychologische Forschung und Psychotherapie

4 Kartei des »Deutschen Instituts für Psychologische Forschung und Psychotherapie« sowie handschriftlicher Lebenslauf von Gerda Leverkus; wie stark und mit welchen Aufgaben Gerda Leverkus in die Arbeit dieser Organisation involviert war, ist nicht bekannt. Eine Recherche im Bundesarchiv Berlin, Abteilung R (ehemals Document Center) gab keine Anhaltspunkte.

5 Lebenslauf von Gerda Leverkus.

6 Wegen seines Engagements für die SPD wurde Roellenbleck 1933 aus dem Staatsdienst als Direktor und Berater der Hessischen Beratungsstelle für volkstümliches Buchwesen entlassen und siedelte nach Berlin über, wo er seine psychoanalytische Ausbildung abschloss (Hermanns, 1997, S. 116).

7 Bruder-Bezzel (1991) führt Johanna Dürck unter den Mitgliedern der Deutschen Allgemeinen Ärztlichen Gesellschaft für Psychotherapie auf, die »Adlerianer« bzw. »Künkelianer« waren. Johanna Herzog-Dürck war, wie aus den Unterlagen des Deutschen Instituts für Psychologische Forschung und Psychotherapie (BA Koblenz) hervorgeht, Dr. phil., Mitglied der NSDAP und hatte von 1934–35 eine Lehrbehandlung bei Künkel absolviert.

8 Kandidaten-Akte des Deutschen Instituts für psychologische Forschung und Psychotherapie.

verzeichnet ist, bereits eine Freudianische Analyse bei Dr. Orb gemacht. Nach den Institutsunterlagen wollte sie nun eine Lehrbehandlung »Jungscher oder Künkelscher Richtung« (adlerianisch). Mit der Option, später als Kandidatin zur ordentlichen Mitgliedschaft aufgenommen zu werden, begann sie am 15. Dezember 1942 ihre Ausbildung als außerordentliche Kandidatin.[9] Nachdem im Februar 1943 der Jungianer Gustav Heyer und im April desselben Jahres auch der Leiter des Deutschen Instituts für Psychotherapie Matthias Heinrich Göring nichts gegen ihre Ausbildung als ordentliche Kandidatin einzuwenden hatten, wurde sie mit Bestätigung des Reichsinnenministers am 7. September 1943 zur Ausbildung einer »Behandelnden Psychologin« zugelassen. Der Titel »Behandelnder Psychologe« wurde seit 1938 an nichtärztliche Akademiker, die am Institut ihre Ausbildung zum Vollpsychotherapeuten absolviert hatten, vergeben (Geuter, 1988). Eigentlich durften nur Akademiker behandelnde Psychologen werden, Ausnahmen mussten durch das Reichsinnenministerium bestätigt werden (Göring, 1942a, b). Wie sich aus den Institutsunterlagen (BA Koblenz) und aus den Jahresberichten des Instituts (Göring, 1940, 1941) ergibt, waren diese Ausnahmefälle recht zahlreich und es waren besonders Frauen, die, wie Gerda Leverkus, als Nichtakademikerinnen die Ausbildung anstrebten.[10]

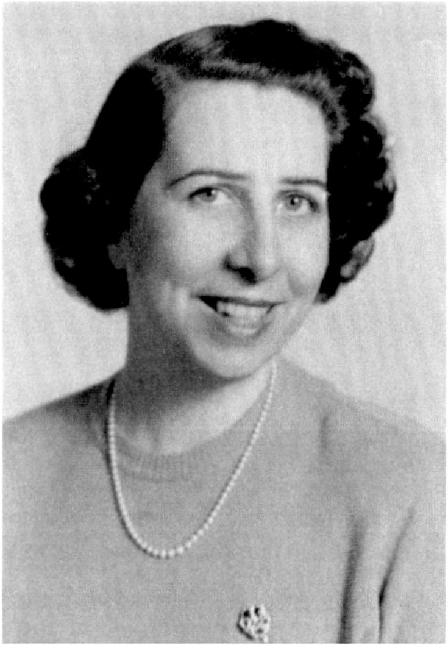

Abb. 3: Gerda Leverkus

Inzwischen war sie schon zu Ada Müller-Braunschweig in Lehranalyse

9 Ordentliche Mitglieder konnten nur vollausgebildete Psychotherapeuten werden, außerordentliche Mitglieder waren weiterhin in ihrem ursprünglichen Beruf tätig und wandten dort ihre tiefenpsychologischen Kenntnisse an. Außerordentliche Mitglieder hatten keine Berechtigung, als Psychotherapeuten zu arbeiten.

10 So waren von den fünfundzwanzig sich 1940 in Ausbildung befindenden behandelnden Psychologen elf Nichtakademiker, davon zehn weiblich (Göring, 1942b, S. 2).

gegangen und hatte damit eine Lehranalytikerin gewählt, die zwar mit dem Freudianer Carl Müller-Braunschweig verheiratet war, selbst aber durchaus mit der jungianischen Richtung »sympathisierte«. Bei ihr führte sie auch ihre Kontrollbehandlungen durch.[11] Bei dieser Wahl wird sicher auch das Interesse Gerda Leverkus' an der Behandlung von Kindern eine Rolle gespielt haben.

Berufstätigkeit als analytische Psychologin

Am 15. März 1945 erhielt sie vom DI die Berechtigung, als Psychotherapeutin eine eigene Praxis zu führen. Schwerpunkte ihrer Arbeit waren »Fälle von Entwicklungshemmungen, Schlafstörungen, Zwangsneurosen«.[12] Später ging sie nochmals für eine kurze Zeit zu Carl Müller-Braunschweig in Analyse.[13]

Da sie nicht darauf angewiesen war, von den Einnahmen ihrer Praxis zu leben, konnte sie – bevor die Psychoanalyse von den Krankenkassen bezahlt wurde – immer wieder auch mittellose Patienten behandeln. Viele ihrer Patienten hatten aber auch leitende Stellungen inne. Mit ihrer Fähigkeit, Menschen schnell, fast intuitiv, zu erfassen, sie sensibel zu begleiten und, wenn nötig, zu stützen, war sie nicht nur »Anlaufstelle« für Patienten, sondern auch für Familienmitglieder und Bekannte.

Marita von Berghes geb. von der Schulenburg hatte von ihrer Mutter, die ebenfalls eine Mensendieck Ausbildung zur Gymnastiklehrerin erhalten hatte und außerdem eine Nachbarin von Gerda Leverkus gewesen war, diese empfohlen bekommen. Sie erinnert sich gerne an diese Psychotherapie, die einstündig im Sitzen 1968/1969 durchgeführt wurde und die sie als sehr hilfreich bei der Bewältigung ihrer damaligen Verunsicherungen erlebte, die am Beginn ihres Psychologiestudiums aufgetreten waren. Damals hatte Gerda Leverkus ihre Praxis und Wohnung bereits in der Hubertusallee in Dahlem.[14] Ihr Behandlungszimmer war geschmackvoll mit eini-

11 Zu der Zeit war es üblich, die erste Kontrollanalyse beim eigenen Lehranalytiker durchzuführen.

12 Lebenslauf von Gerda Leverkus.

13 Margarete Köhler, 28. Januar 1997.

14 Sie lebte anfänglich in der Düsseldorfer Straße 37 und später in einer sehr schönen Wohnung in der Hubertusallee. In der Düsseldorfer Straße 37a wohnte auch der Atemtherapeut Cornelis Veening.

gen Antiquitäten eingerichtet und vermittelte ihr den Eindruck, verstärkt natürlich durch die Persönlichkeit von Gerda Leverkus, dass hier ein Ort war, wo sie sich auch mit Problemen beschäftigen konnte, die traditionsreiche Familien mit sich bringen konnten. Sie fühlte sich von ihr »selbstverständlich verstanden« und schildert Gerda Leverkus als »überaus einfühlend, konkret und lebensnah«. Gepflegt, damenhaft gekleidet, strahlte sie gleichzeitig in ihrer herzlichen, zugewandten Art auch Mütterliches aus. Mit ihrem »feinen Humor« gelang es ihr, sich auch heikleren Themen zu nähern, wobei es ihre Stärke war, »kraftvolle Seiten« bei Patienten zu entdecken und diese zu fördern und »manches, was damals noch nicht reif war, im Untergrund ruhen zu lassen«.

Noch heute wundert sich Marita von Berghes, wieso sie Jahre später, als sie längst in einer anderen Stadt lebte und mit ihrem Verlobten zu einem Kurzbesuch nach Berlin kam, ihrem spontan auftretenden Wunsch nachging, Gerda Leverkus wiederzusehen. Dieses Mal wurde sie in ihrem Wohnzimmer empfangen, das mit seinen schönen alten Möbeln Behaglichkeit ausstrahlte. Gerda Leverkus war gerade aus dem Krankenhaus entlassen worden und wirkte »zurückgenommener, durchscheinender als früher«. In keiner Weise fühlte sie sich bei diesem Gespräch mehr in die Patientinnenrolle zurückversetzt, da Gerda Leverkus weder »psychologisierte noch die unklare Motivation des Besuchs erhellen wollte«. Sie selbst habe es mehr »wie eine Fügung« erlebt und sich auch bei diesem Besuch bei »dieser weisen, älteren Frau sehr angenommen und begleitet gefühlt«. An dieses Gespräch erinnert sich auch ihr Mann, Alexander von Berghes, sehr lebhaft, da Gerda Leverkus sich im Gespräch ihm sehr zuwandte. Sie riet ihm, der damals gerade sein medizinisches Staatsexamen abgelegt hatte, Psychotherapeut zu werden. Seiner Meinung nach habe sie »mediale Fähigkeiten gehabt«. Diese Begegnung muss für ihn so beeindruckend gewesen sein, dass er während der kirchlichen Trauung plötzlich das Gefühl hatte, »sie ist um mich herum, wie ein Energiefeld«. Mit dieser »Unterstützung« konnte er beruhigt in den »Stand der Ehe« treten[15].

Gerda Leverkus selbst war dies nicht beschieden. Es gibt keine Hinweise auf längere Beziehungen zu Männern. Obwohl sie allein lebte, war sie jedoch fest in einen großen Familienverband eingebunden; Nichten und Neffen standen in enger Verbindung zu ihr. Christoph Leverkus traf sich zum Beispiel während der Zeit, in der er in Berlin lebte, jede Woche mit

15 Quelle: Marita und Dr. Alexander von Berghes (25. Oktober 1997 und 14. Februar 1998).

seiner Tante zu gemeinsamen Spaziergängen. Sie war diejenige, bei der er sich Rat und Unterstützung in wichtigen Lebensfragen holte und mit der er manchmal auch gerne gemeinsam in die Ferien fuhr. In ihrem Wesen wird sie als eher »angemessen zurückhaltend, zugewandt und freundlich« beschrieben, »eine schnörkellose Persönlichkeit, so klar wie ihre Schrift«.[16]

Gerda Leverkus war bis zu ihrem Lebensende eng mit Regina Lepsius[17] und Anneliese Aumüller befreundet; scherzhaft wurden diese drei Freundinnen von Kollegen als die drei »Jung-Frauen« bezeichnet. Zusammen mit ihnen nahm sie rege am kulturellen Leben teil. Sie war auch mit der Jungianerin Annemarie Mommsen befreundet und mit Ilse Filter, deren Mann ein damals bekannter Maler in Berlin war. Es gab kein außergewöhnliches Konzert, das sie nicht besuchte. Sie liebte die Berliner Philharmoniker und fuhr quer durch Deutschland, um an bestimmten Theateraufführungen und Konzerten teilzunehmen.

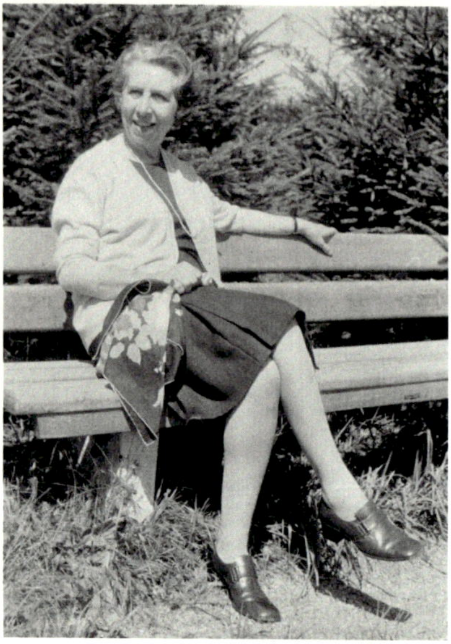

Abb. 4: Gerda Leverkus im August 1970

Gemeinsam mit Gertrud Lemke, Anneliese Aumüller, Ada Müller-Braunschweig, Julius Schirren und Cornelis Veening[18] gehörte Gerda Leverkus dem von Käthe Bügler 1946 gegründeten Jungianischen Arbeitskreis an. Dieser Arbeitskreis bemühte sich bis 1949 in Abgrenzung zur »Amalgamierung« am Institut für Psychotherapie e. V. ein eigenes jungianisches Institut zu etablieren, was jedoch nicht gelang.[19] Aufgeschlossen nahm Gerda Leverkus später noch an vielen

16 Quelle: Ihr Neffe, Christoph Leverkus.

17 vgl. den Beitrag von Carlpeter Lepsius in diesem Band.

18 Cornelis Veening (1895-1976) war Holländer. Er nannte sich Atempsychologe, war aber kein Psychologe, und schätzte die jungianische Richtung sehr. Nach der Auflösung des Reichsinstitutes kam es zur Trennung vom Arbeitskreis und Veening kehrte nach Holland zurück (Lockot, 1994).

19 Der Arbeitskreis hatte in Berlin-Wilmersdorf in der Albrecht-Achilles-Straße seinen Sitz.

Vorträgen – auch medizinischen – und ausgewählten Seminaren der Deutschen Psychoanalytischen Vereinigung teil. Sie war assoziiertes Mitglied der DPV, deren Institut sie finanziell förderte.[20]

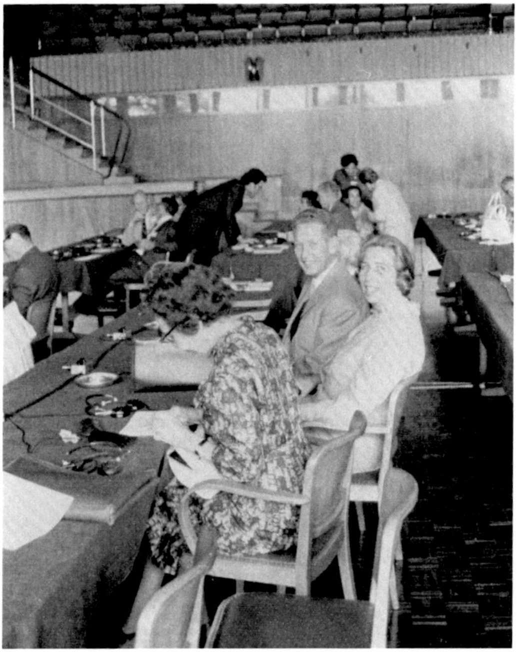

Abb. 5: Gerda Leverkus in der Mitte, rechts neben ihr Dr. Hans Joachim Wilke, Weilburg 1951

In der Deutschen Gesellschaft für Analytische Psychologie war sie sechs Jahre die schriftführende Vorsitzende.[21] Noch kurz vor ihrem Tod half sie, einen kleinen Kongress zu organisieren. Sie verstarb nach längerer schwerer Krankheit mit 64 Jahren am 30. April 1971. Bis zum Schluss hoffte sie, ihre Krebserkrankung (Leukämie) überwinden zu können.

Ihr Kollege Viktor Zielen beschreibt sie in einem Nachruf:

> »[…] still ruhend in sich selbst, von inniger, zarter Empfindung, von großer Klarheit des Geistes, so wirkte sie auf alle, die sie kannten, für die seelisch Leidenden, die bei ihr Rat suchten und fanden, wie für alle, die sie durch ihre Freundschaft auszeichnete. Ihre besondere Aufmerksamkeit widmete sie der Förderung und Ausbildung künftiger Therapeuten im Rahmen der Deutschen Analytischen Gesellschaft Jungs, die sie mitbegründete und bis zuletzt im Kreise des Vorstandes mitformte.«

20 Auskünfte von Prof. Dr. Lürßen und Margarete Köhler.

21 Dr. Hans Dieckmann schrieb im Namen des Vorstandes der DGAP den Nachruf auf sie.

Literatur

Bruder-Bezzel, A. (1991). *Die Geschichte der Individualpsychologie*. Fischer.

Dieckmann, H. (1971). Nachruf des Vorstandes der DGAP. *Zeitschrift für analytische Psychologie und ihre Grenzgebiete, 2.*

Geuter, U. (1988). *Die Professionalisierung der deutschen Psychologie im Nationalsozialismus.* Suhrkamp.

Göring, M.H. (1942a). Jahresbericht 1940 des Deutschen Instituts für Psychologische Forschung und Psychotherapie. *Zentralblatt für Psychotherapie und ihre Anwendungen, 14,* 1–62.

Göring, M.H. (1942b). Jahresbericht 1941 des Deutschen Institutes für Psychologische Forschung und Psychotherapie und Hinweise für die Weiterarbeit anläßlich der Mitgliederversammlung am 28. März 1942. *Zentralblatt für Psychotherapie und ihre Anwendungen, 14,* 62–77.

Hermanns, L. (1997). Psychoanalytiker in Deutschland 1933–1945. Zwischen Anpassung und Widerstand. In: D. Juelich (Hrsg.), *Geschichte als Trauma: Festschrift für Hans Keilson* (S. 111-126). Psychosozial-Verlag.

Kammer, H. & Bartsch, E. (1992). *Nationalsozialismus. Begriffe aus der Zeit der Gewaltherrschaft 1933–1945.* rororo.

Lockot, R. (1994). *Die Reinigung der Psychoanalyse.* edition diskord.

Springer, A. (1997). Die Analytische Psychologie und das Institut für Psychotherapie e.V. Berlin. In: *Über die Schwierigkeit, die eigene Geschichte zu schreiben.* Arbeitskopie, S. 140–244.

Stadt Leverkusen (Hrsg.). (1990). *Das ultramarinblaue Wunder – Zum Gedenken an Carl Leverkus 1804–1889.* Leverkusen.

Dank an Marita von Berghes, Dr. Alexander von Berghes, Dr. Johann Christoph Leverkus und Gisela Leverkus. Die Fotografien wurden durch Frau Gisela Leverkus sowie Herrn Carlpeter und Frau Dr. Juliane Lepsius zur Verfügung gestellt.

6 Regina (Gina) Lepsius geb. Röhricht[1]

Leiterin einer der ersten Erziehungsberatungsstellen in Berlin

20. Juli 1906 Muskau/Oberlausitz – 29. Juni 1994 Berlin

Carlpeter Lepsius

In ihrer Ausbildung am Deutschen Institut für Psychologische Forschung und Psychotherapie setzte die Diplom-Psychologin Regina Lepsius einen jungianischen Schwerpunkt, obwohl sie sich selbst nie als »reine Jungianerin« verstand. Von 1946 bis 1949 arbeitete Regina Lepsius als Dozentin in dem in Berlin bestehenden Jungianischen Arbeitskreis, den sie mit Käthe Bügler, Gerda Leverkus und anderen gemeinsam ins Leben gerufen hatte. In Spandau baute sie 1952 die Erziehungsberatungsstelle des Bezirksamtes auf, die sie neunzehn Jahre lang leitete.

Familiengeschichte und Kindheit in Muskau und Waren

Meine Mutter Regina Elisabeth Röhricht wurde am 20. Juli 1906 in Muskau, Oberlausitz geboren, wo ihr Vater, Georg (Jürgen) Röhricht (geboren 1879 in Berlin, gestorben 1960 in Waren), damals als Berufsoffizier stationiert war. Muskau an der Görlitzer Neisse ist vor allem wegen des großen Parks im englischen Stil bekannt, der in der ersten Hälfte des vorigen Jahrhunderts von dem Landschafts- und Gartenkünstler Hermann Fürst von Pückler-Muskau (1785–1871) angelegt wurde und an den Regina lebhafte Kindheitserinnerungen hatte. Der Großvater väterlicherseits, Dr. Gustav Reinhold Röhricht (geboren 1842 im niederschlesischen Bunzlau, gestorben 1905 in Berlin), war Gymnasiallehrer und Geschichtsforscher gewesen und hatte die Familie humanistisch geprägt. Der Urgroßvater Johann Gottfriedt Roehrichs (1800–1876) war, wie auch schon sein

1 Überarbeitete Fassung, erstmals abgedruckt in: Ludwig-Körner, C. (1998). *Wiederentdeckt. Psychoanalytikerinnen in Berlin*. Psychosozial-Verlag, S. 149–161, hier angereichert mit Fotos.

Vater, Kürschner in Bunzlau gewesen. Die Großmutter väterlicherseits, Anna Ida (1852–1924) geb. Schiller, stammte aus dem schlesischen Wigandsthal, wo die Familien Schuhmacher und Weber waren.

Reginas Mutter Gertrud Elisabeth (Trudeliese) (geboren 1885 in Labes, gestorben 1970 in Waren) war Tochter eines Mediziners, Geheimrat Dr. Georg Meyen (1854–1940), aus dem pommerschen Werben und der Mühlenbesitzertochter Hedwig Wolff aus dem ebenfalls pommerschen Labes, das heute zu Polen gehört. Die Familien der Urgroßeltern waren vorwiegend pommersche Müllermeister. Die Mutter Trudeliese war über viele Jahre mit dem Literaturhistoriker Friedrich Wolters (1876–1930) eng befreundet und stand daher dem Stefan-George-Kreis nahe.

1914 wurde Reginas Vater Georg in Frankreich schwer verwundet. Nach einer Teilgenesung war er in Jauer im schlesischen Liegnitz stationiert. Dort starb der 1915 in Berlin geborene Bruder Wolf-Jürgen im Alter von vier Jahren, was eine schwere Belastung für die junge Familie war. Danach war Jürgen Röhricht für einige Zeit Kommandant eines Kriegsgefangenenlagers für französische Offiziere in Wesel am Rhein, wo die junge Gina – von ihrer Mutter wurde sie meist Gigi genannt – mit ihren Eltern in der Zitadelle wohnte. Sie hat mir – vor allem anlässlich eines gemeinsamen Besuches »in den Wällen von Wesel« in den 1980er Jahren – einiges von ihren intensiven Eindrücken aus dieser Zeit erzählt, so auch von einem der gefangenen Offiziere, der bei seiner Flucht ums Leben kam. Im Januar 1917 wurde ein zweiter Sohn, Peter, geboren.

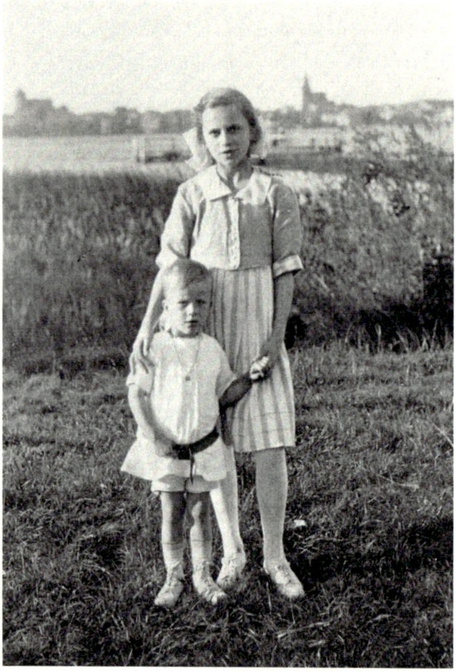

Abb. 1: Regina Röhricht, vierzehnjährig, mit ihrem Bruder

1918 wurde Reginas Vater als Major pensioniert, und

die Eltern zogen 1920 mit den beiden Kindern in das mecklenburgische Waren an der Müritz, wohin später auch die Großeltern mütterlicherseits (Meyen) zogen. Ich selbst verknüpfe die schönsten Erinnerungen aus meiner Kindheit mit den Sommerferien, die ich regelmäßig bei meinen Großeltern am Waldrand in der Villenstraße (heute heißt sie Fontanestraße) verbrachte, wo Großvater Jürgen trotz der spürbaren Spätfolgen seiner Verwundung der Gartenarbeit und handwerklichen Erhaltung der kleinen Villa nachging.

Die starke Naturverbundenheit der Großeltern wirkte sich natürlich auch auf die persönliche Entwicklung meiner Mutter aus und zeigte sich bis ins hohe Alter in ihren ausgedehnten Spaziergängen durch die mecklenburgischen Wälder und Wiesen. Ein anderes Beispiel ist mir aus ihrem späteren Studium der Kunstgeschichte bekannt, in dessen Verlauf sie eine kunstgeschichtliche Arbeit über den Braunschweiger Landschaftsmaler Johann Friedrich Weitsch (1723–1803) schrieb. Reginas Bruder Peter wurde auf Wunsch der Mutter intensiv von ihr mit betreut und längere Zeit unterrichtet. Peter Röhricht diente während des Zweiten Weltkrieges als Offizier und lebt heute mit seiner Frau in Hannover.

Studium und Ausbildung zur Psychotherapeutin in Berlin

1926 machte Regina Röhricht – als erstes Mädchen – ihr Abitur am staatlichen humanistischen Gymnasium in Waren. Sie erzählte mir oft von dem – im damaligen ausgeprägt bürgerlichen Waren ungewöhnlichen – sozialdemokratischem Engagement des Schuldirektors, zu dem ihr Vater sie nicht ohne Überwindung trotzdem aufs Gymnasium schickte, was auch mit einem äußerst langen Schulweg verbunden war. In ihrem Abiturzeugnis ist noch die – später geänderte – Absicht vermerkt, Philologie zu studieren, was ihr stets vital gebliebenes humanistisches Interesse

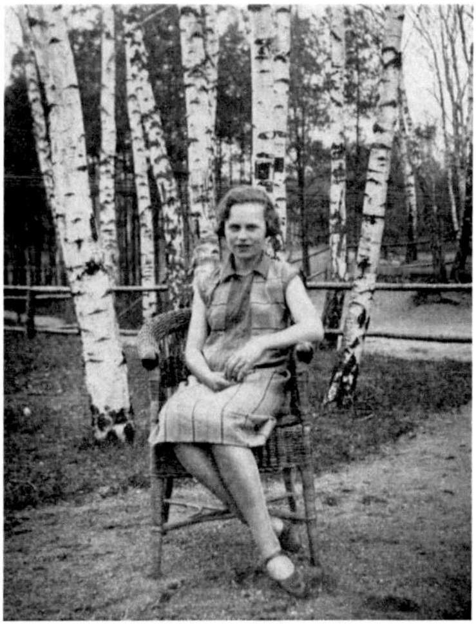

Abb. 2: Gina Röhricht, 1927

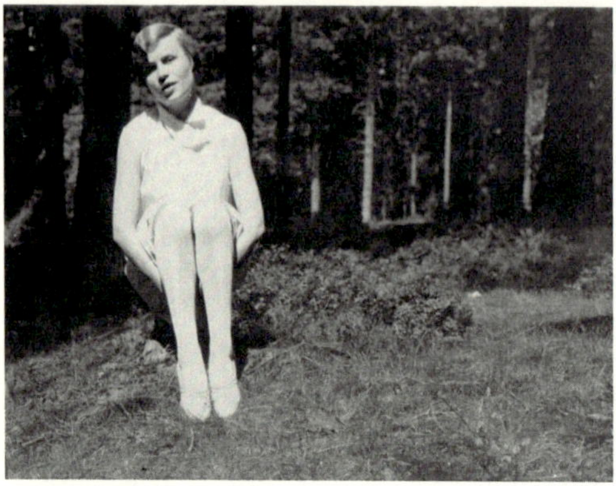
Abb. 3: Gina Röhricht

deutlich macht. De facto waren ihre Studienfächer dann – in München, Rostock und Berlin – Kunstgeschichte, Archäologie und Psychologie.

Während ihrer Studienzeit in Berlin lernte Gina meinen Vater, den 21 Jahre älteren Chemiker Dr. Richard Lepsius (1885–1969), kennen, dessen humanistische Neigungen und Interessen sich mit Ginas kreuzten: Sein Großvater Carl Richard Lepsius (1810–1884), ursprünglich Linguist und unter anderem in der Nachfolge von Champollion auf die Weiterführung der Entzifferung und Interpretation der Hieroglyphen spezialisiert, hatte die deutsche Ägyptologie begründet und im Auftrag von König Friedrich Wilhelm IV. die preußische Ägyptenexpedition 1842–1846 geleitet. Neben seinen vorwiegend freiberuflichen Tätigkeiten war mein Vater korrespondierendes Mitglied des Deutschen Archäologischen Instituts und Schatzmeister der Gerhart-Hauptmann-Gesellschaft. Sicherlich haben diese gemeinsamen humanistischen Hintergründe und Traditionen eine wesentliche Rolle in der Verbindung meiner Eltern gespielt. Andere wichtige Faktoren waren Richards große Kontaktfreudigkeit, sein aufgeschlossenes Wesen, sein lockerer Umgang mit Menschen, seine Redegewandtheit und seine Fähigkeit, Geselligkeit zu stiften. Hier traf sich seine Extravertiertheit mit der meiner Mutter, deren Altruismus, soziales Engagement und forschendes Interesse für Men-

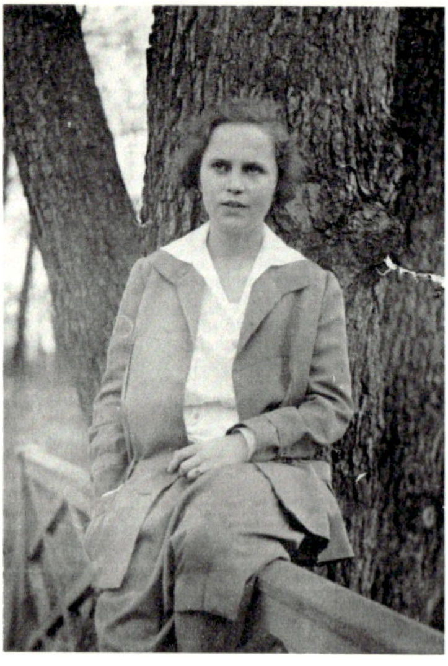
Abb. 4: Gina Röhricht

schen jedoch weit mehr im Vordergrund standen. Regina zog Befriedigung und Freude aus sozialem Einsatz für Andere, bewahrte sich jedoch immer ihre eigene Unabhängigkeit, aus Überzeugung und Rebellion. Diese letztgenannten Eigenschaften hatte sie wiederum mit Richard gemeinsam, sicherlich keine unproblematische Basis für eine lange Partnerschaft.

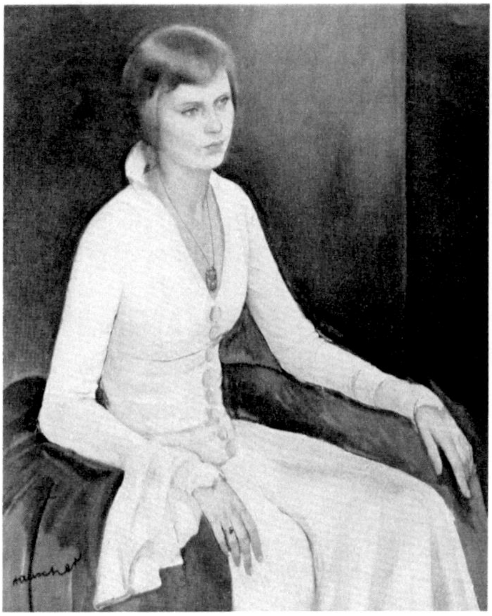

Abb. 5: »Gina Lepsius, die Gattin von Richard Lepsius«. Gemälde von Georg Rauscher, veröffentlicht in einer Zeitschrift

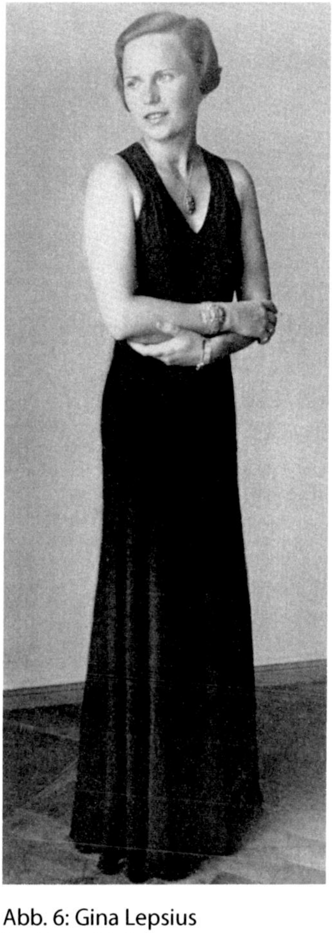

Abb. 6: Gina Lepsius im Abendkleid

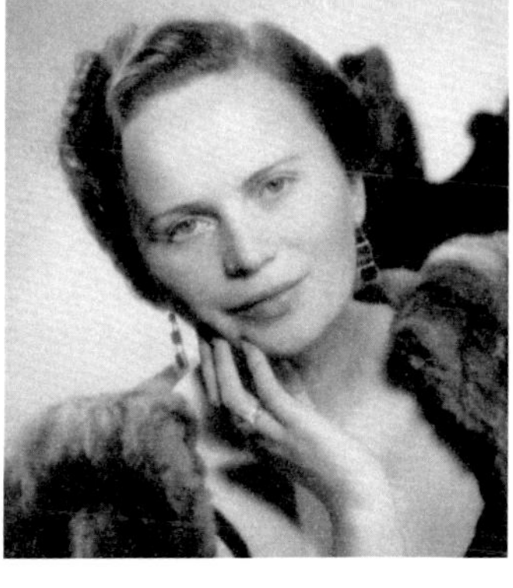

Abb. 7: Gina Lepsius

Regina Röhricht und Richard Lepsius heirateten im September 1928, ein gutes Jahr vor meiner Geburt. Aus einer ersten Ehe meines Vaters (mit Marianne Buttersack, 1893–1960) war meine Schwester Ingrid (geboren 1914 in Mülheim an der Ruhr) hervorgegangen, die in Berlin aufgewachsen war und seit 1960 in Irschenhausen bei Wolfratshausen lebt, wo sie im »Hollerhaus« eine Galerie und vielfältige künstlerische Aktivitäten betreibt.

Unsere Familie lebte zunächst in Berlin-Wilmersdorf und seit 1934 in der Herbartstraße am Lietzensee in Charlottenburg. Hier entwickelten meine Eltern ein umfangreiches gesellschaftliches Leben, woran Gina aus der Zeit vor der Ehe kaum gewöhnt war. 1944 trennte sich Regina Lepsius von meinem Vater, der in humanitärem Einsatz nach Stockholm gegangen war, wo er nach Kriegsende seine Beratungstätigkeit fortsetzte. 1959 kehrte er nach Deutschland zurück und starb 1969 in Baden-Baden, wo er bis kurz vor seinem Tode Vorsitzender der Philosophisch-Literarischen Gesellschaft und der Deutsch-Französischen Gesellschaft gewesen war. Zuletzt haben sich meine Eltern noch bei Julianes und meiner Hochzeit 1964 in Stockholm und bei den Taufen unserer beiden Kinder (1966 und 1968) in Neu-Isenburg gesehen. Das Interesse meines Vaters an seiner ehemaligen Frau blieb stets lebhaft.

In einem 1952 verfassten Lebenslauf – vermutlich anlässlich der vorgesehenen Berufung an die von ihr gegründete und 19 Jahre lang geleitete Erziehungsberatungsstelle des Bezirksamtes Spandau von Berlin – schreibt Regina Lepsius unter anderem:

> »Durch den Ausbruch des Krieges und die damit verbundenen Erschütterungen und Überlegungen veranlaßt, wandte ich mich in präziserer Form wieder meinen Studien zu. Ich hatte während meiner Ehejahre weiterhin Verbindung zu meinen Studiengebieten gehalten, u. a. auch durch Reisen mit meinem Mann nach Frankreich, Italien, Balkan und Ägypten.
>
> Mehr und mehr zog mich die Psychologie an, nun vor allem das Spezialgebiet der Tiefenpsychologie. Meine erste Analyse machte ich bei Herrn Prof. Dr. H. von Hattingberg durch, auf dessen Befürwortung ich als Ausbildungskandidatin am Deutschen Institut für Psychologische Forschung und Psychotherapie [...] aufgenommen wurde. Gleichzeitig verpflichtete ich mich, mein Studium der Psychologie an der Universität Berlin zu Ende zu führen.«

In ihrer Verbindung zueinander lassen diese beiden Absätze die Vermutung aufkommen, dass der Kriegsausbruch und die damit verbundenen Erschütterungen und außerdem der Wunsch, Analytikerin zu werden, die Hauptursachen für Reginas Entscheidung waren, sich in die Analyse von Hattingbergs zu begeben. Verständlicherweise werden im Zusammenhang mit einer Bewerbung bzw. Berufung nicht unbedingt auch tiefer liegende Beweggründe erwähnt. In sehr viel späterer Zeit – ich hatte inzwischen selbst eine Analyse hinter mir – habe ich immer wieder versucht, in Gesprächen mit meiner Mutter Näheres über die Hintergründe für diesen Schritt zu erfahren. Sie war nicht bereit, hierüber zu sprechen, doch ich machte mir meine eigenen Gedanken.

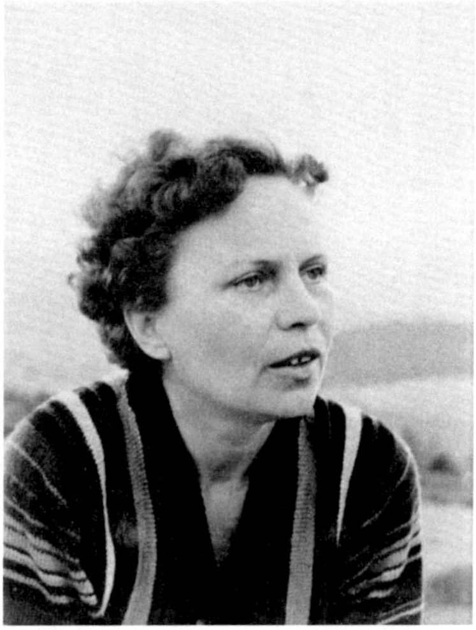
Abb. 8: Gina Lepsius

Zum einen war es zu dieser Zeit – ich war damals zehn Jahre alt – unübersehbar, dass es in der Ehe meiner Eltern zu schweren Auseinandersetzungen kam. Gerne hatte Regina schon immer erzählt, dass sie »Pep« nur unter dem Vorbehalt geheiratet hätte, »man könne es ja mal für vier oder fünf Jahre probieren«. Der Umstand, dass nun ein passendes Landschulheim für mich gesucht wurde – die drei Jahre auf der hessischen Burg Nordeck empfinde ich noch heute als die glücklichsten meiner Kindheit und Jugend – ist sicherlich mehr im Zusammenhang mit dieser sich zunehmend vertiefenden Ehekrise zu sehen als mit dem manchmal vorgeschobenen Grund von Bombenangriffen, die ja 1940/41 für Berlin noch nicht sehr bedrohlich waren. So ist es für mich eine naheliegende Vermutung, dass sich Regina von der Wiederaufnahme des Psychologiestudiums, vor allem aber von der Psychoanalyse eine Klärung ihrer seelischen Situation und einen Ausweg aus einer Beziehungskrise versprach. Richard sah den begonnenen Weg der Analyse als Gefährdung der Ehe: Er bedrohte, wie später Gina gern erzählte, den Analytiker bei einem persönlichen Besuch mit einer Pistole für den Fall, dass die Ehe als Folge der Analyse auseinandergehen würde. Obwohl dann die Ehe scheiterte, blieb die

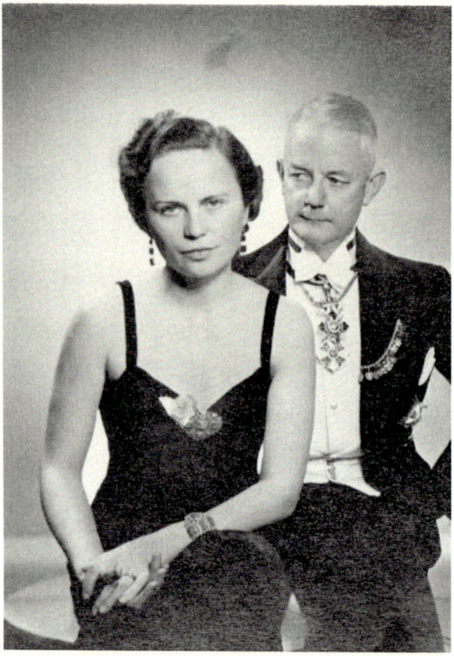

Abb. 9: Gina Lepsius mit ihrem Mann

Gewalttat zum Glück aus, zu der ich meinen Vater auch nicht für fähig gehalten hätte.

Der zweite Hintergrund liegt zeitlich weiter zurück und ursächlich wohl auch tiefer: Ich wurde mit Lippen- und Gaumenspalte geboren, was zu Beginn der 1930er Jahre zwar bereits operabel war, aber noch nicht mit den gleichen Methoden und Ergebnissen wie seit den letzten drei bis vier Jahrzehnten. Mein Vater sah sich nach den besten verfügbaren Operateuren um, und so wurde ich zweimal innerhalb des ersten Lebensjahres, zwei weitere Male dann mit elf bzw. dreizehn Jahren operiert, was

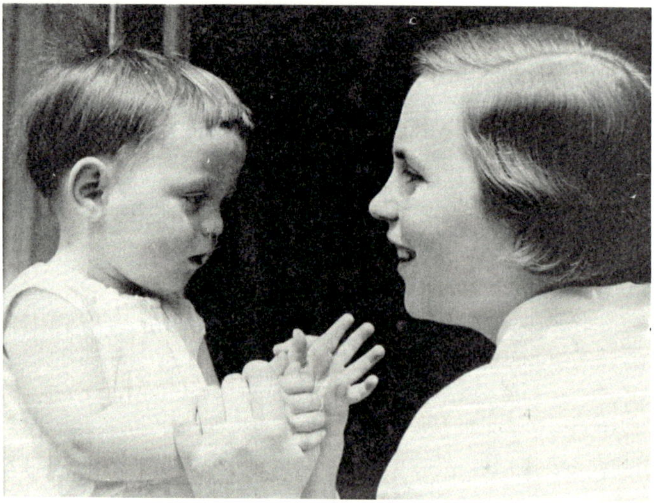

Abb. 10: Gina Lepsius mit ihrem Sohn Carlpeter

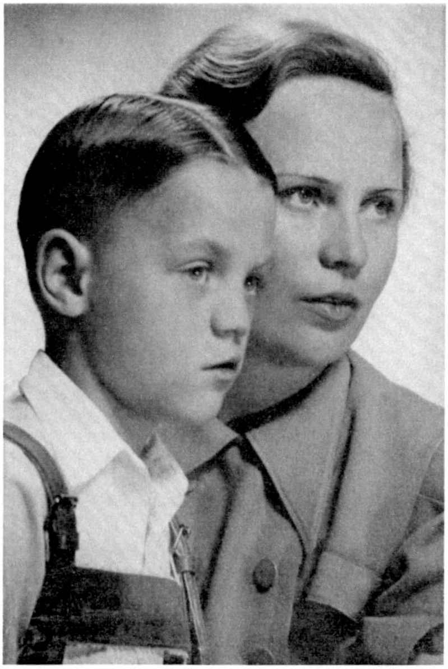

Abb. 11: Gina Lepsius mit ihrem Sohn Carlpeter

damals noch mit erheblichen physischen und psychischen Belastungen verbunden war. Während Richard in seiner zupackenden Art praktikable Auswege suchte und fand, bedeutete das Auftreten des Geburtsfehlers für Regina, was sie selbst mehrfach im Verwandtenkreis »das Trauma meines Lebens« nannte, das sie seelisch nur schwer verkraften konnte. In ihrem Nachlass fand ich dann einen handschriftlichen Lebenslauf aus späterer Zeit, in dem sie diesen Hintergrund nannte.

Das im erstgenannten Lebenslauf erwähnte, Anfang 1936 gegründete Deutsche (später Reichs-)Institut für Psychologische Forschung und Psychotherapie stand unter der Leitung des Psychotherapeuten und Vetters von Hermann Göring, Matthias Heinrich Göring. In dem Institut waren alle psychotherapeutischen Richtungen zusammengeschlossen. Reginas erster Psychoanalytiker Hans von Hattingberg war Stellvertreter von M. H. Göring.

In einem der ersten Kriegsjahre war Gina Lepsius auch bei dem bekannten Berliner Psychoanalytiker und Astrologen Fritz Riemann (1902–1979) in Analyse, der ein ausführliches Horoskop über sie erstellte. Unabhängig von der jeweiligen Einstellung zur Astrologie ist ein Blick in den charakteranalytischen Teil interessant. Dort ist unter anderem die Rede von

> »[…] einer zähen vitalen Konstitution mit starken, eigenwilligen Willensimpulsen, und man könnte sagen, daß das treibende Motiv in Ihrem Leben sehr häufig der Ehrgeiz sein wird. Sie können enorm arbeiten, zäh und ausdauernd, und haben Freude an der Überwindung von Widerständen, wie Sie überhaupt unbewußt gleichsam wie unter einem Druck sich fühlen,

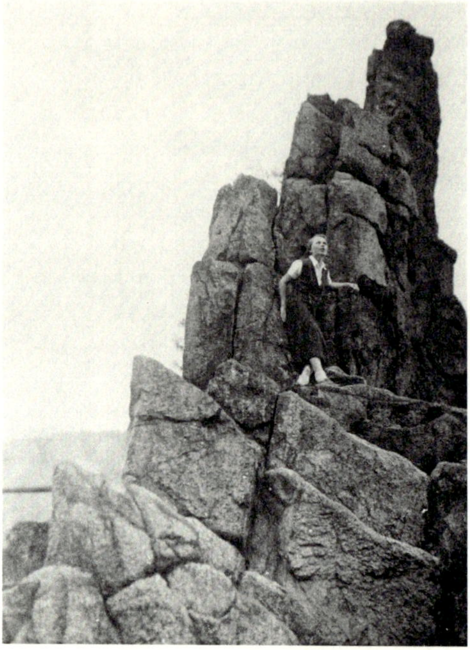
Abb. 12: Gina Lepsius im Felsen kletternd

gegen den Sie starke und öfter wohl auch unnötig starke Energiemengen einsetzen, die dadurch etwas Schroffes und Starres bekommen können. Sie haben ein ausgeprägtes Pflichtgefühl, sind zuverlässig, stellen große Forderungen an sich und andere, sind dabei besonnen, konzentriert und haben auch gute diplomatische Fähigkeiten, Vorsicht, Zurückhaltung, die bis zur Verschlossenheit gehen kann. Man könnte sagen, daß Sie in dieser tiefsten Basisschicht Ihres Wesens sich immer wie getrieben fühlen von einem unbewußten ›Imperativ‹, einem Sollen, das oft als drückend empfunden wird und die Freudefähigkeit etwas herabsetzen dürfte. Liegt darin positiv viel Tüchtigkeit, Fleiß und Ausdauer, so kann negativ damit zusammenhängen eine mehr pessimistisch-mißtrauische Haltung, Gefühle von Unzufriedenheit und Ressentiment, Nachträglichkeit und vor allem ein starker Eigensinn, der Ihnen den Kontakt erschweren kann. Sie haben weiter Züge von Herbheit und Strenge, zeigen die später zu erwähnenden weichen Züge nicht gern, geben sich überhaupt gleichsam nicht gern aus der Hand; Sie haben ›Nerven‹ und sind nicht leicht aus dem Gleichgewicht zu bringen, neigen im allgemeinen zu einfachen und sparsamen Lebenshaltungen und werten vor allem nach Leistung.«

Riemann, der die sinnvolle Anwendung der astrologischen Deutung im Aufzeigen von Anlagen, Möglichkeiten und Gefahren sah, mit denen der Mensch sich auseinandersetzen muss, schildert aber auch

»[...] eine sehr anregbare und interessierte Haltung, ›revolutionäre‹ und reformatorische Neigungen, eine Zuwendung zu allem sachlich Neuen und Einsatzbereitschaft dafür; andererseits werden die erwähnten eigenwillig-eigensinnigen Züge noch erheblich verstärkt, was manchmal zu extremen Verhaltensweisen führen kann (vor allem wohl im Willenseinsatz), denen es an Elastizität fehlt, an Entspannung; stark beeindruckbar (nicht beeinflußbar!) können Sie plötzlichen Impulsen nachgeben, haben dann etwas Mitreißendes und Suggestives, Ursprüngliches und Originelles und starke intuitive Züge.«

Wenn ich rückblickend meine eigenen – natürlich sehr subjektiven – Einschätzungen der Persönlichkeitsstruktur und des Grundverhaltens meiner Mutter kombiniere mit – natürlich auch mehr oder weniger subjektiven – vielen Beurteilungen aus dem näheren und weiteren Verwandten- und Freundeskreis von Gina Lepsius, so komme ich unweigerlich zu dem Ergebnis, dass sämtliche Aussagen dieser Charakteranalyse, auch in ihrer teilweisen Widersprüchlichkeit, zutreffen. Das gilt auch für die von Riemann angeführten »extravaganten und eigenbrötlerischen Gewohnheiten und Haltungen«, die besonders nach ihrer Pensionierung deutlich wurden. Vielleicht gab ihr gerade ihr Beruf die stärkste Möglichkeit, menschlichen Kontakt und soziale Zuwendung zu leben.

Ihre Diplomvorprüfung im Psychologiestudium machte Regina Lepsius bei Professor Kroh, Ordinarius an der Universität Berlin. Ihre Studienarbeit hatte das Thema »Kindlicher Gestaltwandel und Auffassungstypus«. Sie untersuchte anhand eines Testes (R. Selinka) den Schritt von der ganzheitlichen zur analytischen Auffassungsweise um das sechste Lebensjahr, entsprechend zur körperlichen Entwicklung dieser Phase, die W. Zeller als den »Gestaltwandel« beschreibt. Der Berliner Psycho-

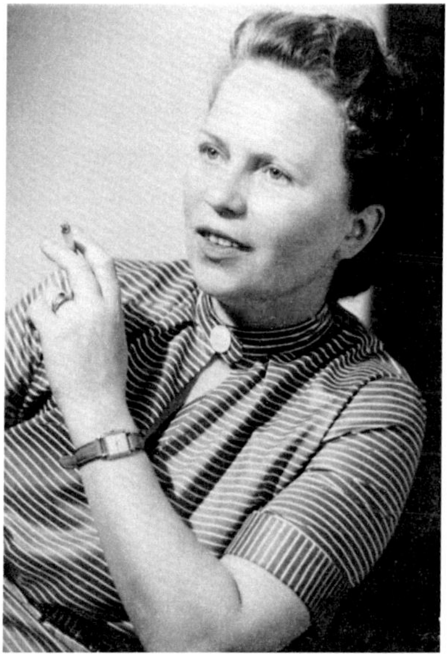

Abb. 13: Gina Lepsius

loge und Pädagoge Eduard Spranger prüfte Gina in Philosophie und beeindruckte sie besonders durch seine Vorlesungen über die Typologie der Lebensformen und die Psychologie des Jugendalters. Die Diplomhauptprüfung machte sie im März 1944 mit dem Gesamturteil »sehr gut« und hielt ihr Prüfungsreferat im Februar 1945 im Reichsinstitut unter dem Vorsitz des Psychoanalytikers Werner Kemper. Nach seinem Bericht wurde das Institut in den letzten Apriltagen bei einem Bombenangriff mit sämtlichen Unterlagen vollständig zerstört. Kurz davor hatte Regina Lepsius noch ihre Freisprechung als Psychotherapeutin erhalten.

Neben dieser Ausbildung erhielt sie einen großen Teil ihrer tiefenpsychologisch-psychotherapeutischen Ausbildung bei Dr. Hildegard Buder, die auch ihren Verhandlungsverlauf kontrollierte. Das Kriegsende erlebte sie getrennt von der übrigen Familie in Berlin; ich selbst war als Fünfzehnjähriger zum Volkssturm eingezogen worden und befand mich zu der Zeit in kurzer amerikanischer Kriegsgefangenschaft in Südtirol.

Psychotherapeutin und Leiterin einer Erziehungsberatungsstelle

Im Oktober 1946 schloss sich Regina dem neu gegründeten Jung-Institut an, für das sie sich mit ihrer Kontrollanalytikerin Käthe Bügler eingesetzt hatte, die das Institut leitete. Regina war dort als Dozentin tätig und übernahm auch die psychotherapeutische Beratungsstunde. Eine lebensnahe Freundschaft verband sie mit Anneliese Aumüller und Gerda Leverkus, die mit ihr im Jung-Institut aktiv waren. Das Jung-Institut bestand in dieser Form nur bis 1949.

In vielen persönlichen Gesprächen hat sie immer wieder betont, dass sie sich nicht als reine Jungianerin verstand, sondern auch vieles aus der Freud'schen Analyse akzeptierte und als Bestandteile ihrer analytischen Arbeit verwendete. Sie gehörte später weder der Deutschen Psychoanalytischen Gesellschaft (DPG) noch der – freudianischen – Deutschen Psychoanalytischen Vereinigung (DPV) an, wohl aber, seit 1950, der von ihr als Dachorganisation bezeichneten Deutschen Gesellschaft für Psychotherapie, Psychosomatik und Tiefenpsychologie (DGPPT).

Ab Mai 1945 arbeitete sie in privater Praxis. Sie behandelte Fälle von Zwangsneurose, Hysterie, Organneurose und Entwicklungshemmung. Dabei beschäftigte sie besonders das Schicksal der jungen Heimkehrer.

Über diese Erfahrungen hielt sie auch Vorträge. In Ergänzung zu ihrer psychotherapeutischen Praxis hatte sie den Wunsch, in größerem Kreise wirksam zu sein, um bestimmte Zeitprobleme in allgemeiner Form in die Diskussion zu bringen. Diese Möglichkeit bot sich, zunächst im Rahmen der Neulehrerausbildung und der Volkshochschule, an. Von der Leiterin der Neulehrerausbildung Wilmersdorf, Käte Stobbe, wurde sie gebeten, die Psychologieseminare für Schulamtsanwärter zu übernehmen. Sie begann mit diesen Kursen im Frühjahr 1949.

Bei den jungen, zum Teil kaum vorgebildeten Lehrern fand sie ein reges Interesse. Aufbauend auf der Entwicklungspsychologie führte sie allmählich an tiefenpsychologische Aspekte heran. Hauptthemen waren Erziehungsschwierigkeiten – damit verbunden die Notwendigkeit für den Lehrer, sich seiner eigenen Reaktionen bewusster zu werden – und der Austausch zwischen Elternhaus und Lehrerschaft. In der Volkshochschule Schöneberg hielt sie Vorträge über Kinderfragen (auch sexueller Art), das vaterlose Kind und Ähnliches. Ein besonderes Anliegen war ihr das Elternseminar, ein neuer Versuch, Erziehungsschwierigkeiten nicht nur in Einzelbehandlungen anzugehen, sondern zum Gespräch einer am Problem interessierten Gruppe zu machen. Diese Tätigkeit sollte sich später als vorteilhaft für ihre Arbeit als Erziehungsberaterin erweisen. Im »Arbeitskreis für Neue Erziehung« hielt sie ebenfalls Vorträge und wurde wiederholt vom Rundfunk (SFB) herangezogen, wenn Diskussionen zu diesen Fragen vorlagen.

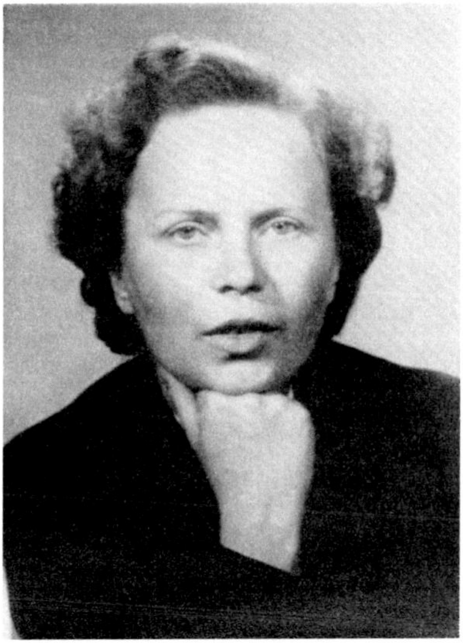

Abb. 14. Gina Lepsius

Im März 1952 trat Gina Lepsius eine Stellung als Erziehungsberaterin in der Abteilung Jugend und Sport des Bezirksamtes Spandau von Berlin an. Von dieser Position aus wurde sie mit der Planung und dem Aufbau einer neu einzurichtenden Erziehungsberatung beauftragt. Sie befasste sich gründlich und zielstrebig mit den notwendigen baulichen und personel-

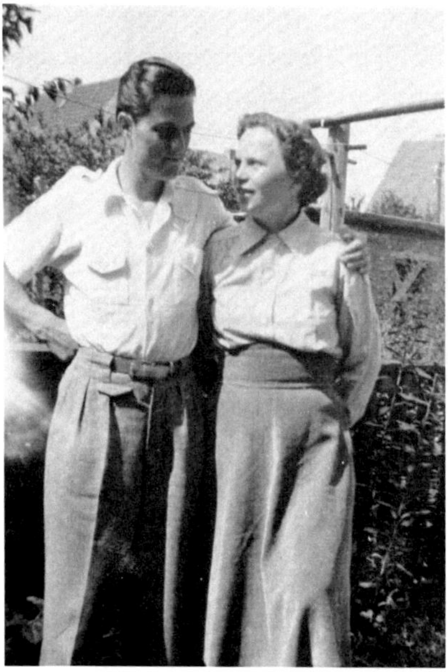

Abb. 15: Gina Lepsius mit ihrem jugendlichen Sohn

len Voraussetzungen für eine gut funktionierende und modernsten Ansprüchen genügende Organisation, die vor allem auch auf die besonderen Probleme und Belange der betroffenen Eltern eingehen sollte.

Während meiner Berlinaufenthalte hatte ich öfter Gelegenheit, die von ihr geleitete Erziehungsberatung und ihre Mitarbeiter kennenzulernen, und konnte dabei ein sehr anregendes und motivierendes Arbeitsklima feststellen. Noch auf der Trauerfeier nach ihrem Tode erzählten mir frühere Mitarbeiter von Ginas besonderem Interesse für die Probleme der Eltern und deren Einfluss auf die Kinder, um die Hinter-

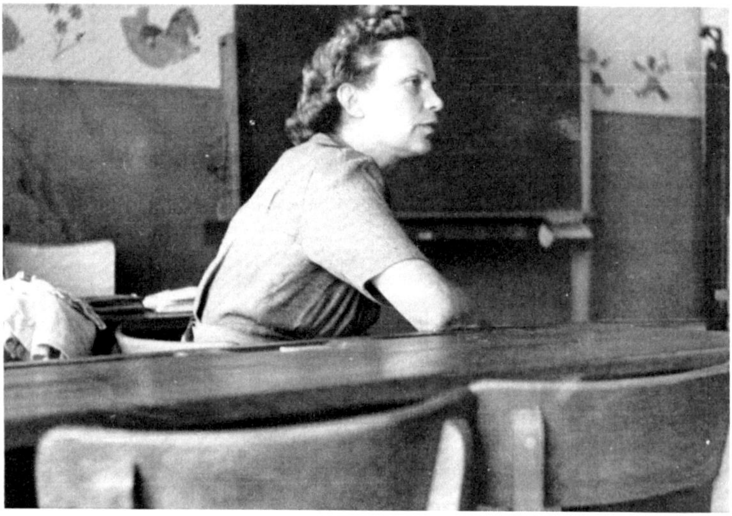

Abb. 16: Gina Lepsius in einer Schule

gründe und Ursachen von Störungen des Kindes so umfassend und eingehend wie möglich zu ergründen, bevor mit der Therapie der Kinder begonnen wurde, was damals noch nicht so üblich war wie heute.

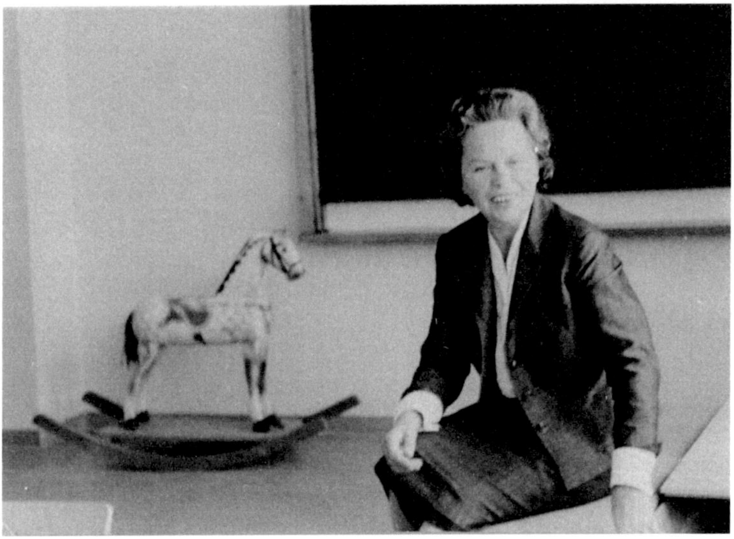

Abb. 17: Gina Lepsius während ihrer Zeit in der Erziehungsberatungsstelle

Diese neunzehnjährige Tätigkeit hat für Gina ihre Lebenserfüllung bedeutet, wie sie uns immer wieder bestätigte. Als sie im Juli 1971 mit der Vollendung ihres 65. Lebensjahres die Leitung der Spandauer Erziehungsberatung in andere Hände legte – sie konnte die Entscheidung über die Auswahl ihres Nachfolgers noch selbst beeinflussen und ihren Nachfolger einarbeiten – hatte sie eigentlich keine Pläne, ihre frühere psychotherapeutische Praxis wiederaufzunehmen. Es traten jedoch etliche frühere Analysanden wieder an sie heran, und neue kamen hinzu, deren Behandlung sie in Notfällen auch zu niedrigsten Honoraren übernahm. So war sie bis etwa Beginn der 1980er Jahre noch in gewissem, allmählich abnehmendem Umfang als Psychoanalytikerin tätig.

Im Frühjahr 1964 hatten Juliane Trendelenburg und ich uns in Stockholm kennengelernt. Juliane war damals Legationsrätin im Auswärtigen Dienst und leitete die Konsulats- und Rechtsabteilung der Deutschen Botschaft in Stockholm. Wir feierten im Sommer 1964 zweimal Verlobung: zuerst mit unseren schwedischen Freunden in Stockholm und kurz darauf

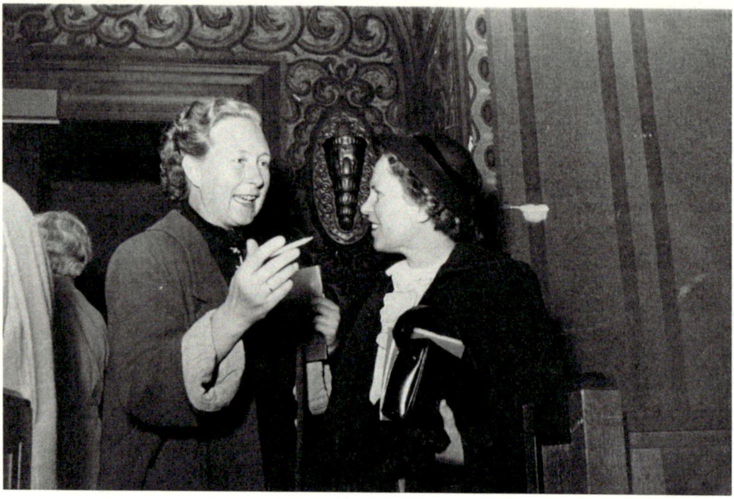

Abb. 18: Gertrud Weller (links) und Gina Lepsius 1953 in Hamburg

mit den deutschen Freunden und Verwandten in der Wohnung meiner Mutter im Corbusier Haus in Charlottenburg. 1958 hatte sie eine der ersten Mieterinnen werden können, was sie immer mit Dank erfüllte. Außer ihren Patienten empfing sie dort kaum Besuch, und unser Feiern überforderte sie eigentlich. Uns blieb besonders in Erinnerung, wie harmonisch das erste persönliche Zusammentreffen meiner Eltern seit zwanzig Jahren verlief.

Ginas siebzigsten Geburtstag feierten wir 1976 schon mit unseren beiden Kindern Bernhard und Lili. Wir luden sie nach Visby auf der südschwedischen Insel Gotland ein, wo wir auch ihren archäologischen Interessen nachgehen konnten. Zur Feier ihres achtzigsten Geburtstages traf sich ein großer Lepsius-Familienkreis in Düsseldorf. Bis zu dieser Zeit nahm sie intensiv am politischen und kulturellen Geschehen in Berlin teil und versäumte kaum eine Ausstellung. Ab etwa ihrem 85. Lebensjahr verließ sie jedoch ihre Wohnung nur noch zu kurzen Spaziergängen. Sie genoss es aber noch intensiv, von ihrem Sessel im siebten Stock aus den Himmel zu beobachten oder vom Balkon in die Bäume zu schauen.

Gina Lepsius passte in keine Schablone. Ihr Lebensweg verlief alles andere als geradlinig. Ihre Passion für Psychologie und Psychoanalyse zeichnete sich bereits lange vor ihrer Ausbildung für dieses Fachgebiet ab. Nach offensichtlich problembeladenen, aber auch von Bildung und humanistischem Weltbild geprägten Jugend- und Studienjahren erlebte sie anderthalb Ehejahrzehnte, die man als stürmisch bezeichnen darf. Mit dem Beginn des Krieges – aber nicht nur wegen des Kriegsbeginns – veränderte sich ihr Leben, nicht über Nacht aber doch verhältnismäßig kurzfristig. In dieser Zeit wurde der Leidensdruck so groß, dass sie den Weg zur Analyse fand, die ihren späteren Berufsweg prägen sollte. Ihr Beruf war ihr Lebensinhalt. Nach dem Krieg hatte sie noch eine intensive Beziehung zu einem Kollegen gefunden, der als Folge der russischen Gefangenschaft schon vom Tod gezeichnet war.

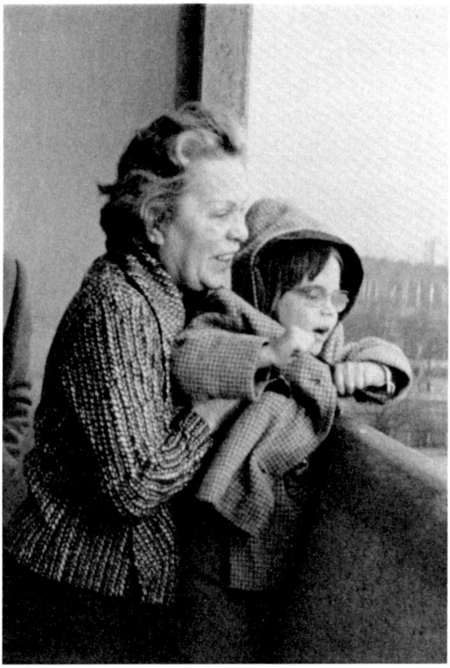

Abb. 19: Gina Lepsius mit ihrer Enkelin auf dem Balkon ihrer Wohnung im Corbusier Haus in Berlin

In den letzten drei bis vier Jahren ihres fast 88-jährigen Lebens sprach sie immer häufiger davon, dass ihr Leben bald zu Ende gehe. Auf den Tod hatte sie die Familie aber auch schon vorher immer wieder »eingestimmt«. Jetzt nahm – wie häufig in diesem Alter – das Kurzzeitgedächtnis beschleunigt ab, was sie auch bewusst wahrnahm und ausdrückte. Allerdings schwanden in dieser Zeit auch zunehmend und in den beiden letzten Jahren rapide ihre Langzeiterinnerungen, sodass sie schließlich fragen konnte, ob sie wirklich einen Bruder hätte und ob ihre Eltern noch lebten. Sie vermochte aber auch selbst zu sagen, sie habe den Eindruck, dass sie langsam »verblöde«.

Gina war seit ihrem sechzehnten Lebensjahr Raucherin, nach ihrer Aussage war es ihr Vater gewesen, der sie zum Mitrauchen angeregt hatte. Sie blieb Kettenraucherin bis zu ihrem Tode. Auf unsere Besorgnis hin sagte sie nur: »Ihr wisst ja gar nicht, was eine Sucht ist.« Ich fürchtete sehr, sie würde an einem Bronchialkarzinom sterben. Der immer stärker werdende

Raucherhusten war aber nach Einschätzung ihres Hausarztes, der sie in ihrem letzten Lebensjahr zweimal monatlich im Corbusier Haus besuchte, nicht ausschlaggebend für den Tod. Sie wollte ihre Wohnung nicht verlassen und dort nur ihre Ruhe haben. Der Gedanke an ein Heim war ihr unerträglich und wurde strikt abgelehnt. Selbst die für sie engagierte regelmäßige Betreuung akzeptierte sie nur schwer und wurde ihr gegenüber mitunter aggressiv. Eine Woche vor ihrem Tod wurde sie in eine Charlottenburger Klinik eingeliefert, wo sie nur wenige Tage noch bei Bewusstsein war. Sie starb dort am 29. Juni 1994.

Die Pfarrerin der Friedensgemeinde an der Heerstraße, Viola Kennert, hatte Gina Lepsius ab und zu im Corbusier Haus besucht. Auf der Trauerfeier am 5. Juli 1994 auf dem Parkfriedhof Lichterfelde, wo auch Richard Lepsius und dessen Eltern im Familiengrab ruhen, ging Viola Kennert auf Ginas menschenscheues, zurückgezogenes Leben in ihren letzten Jahren ein: »Sie war allein aber nicht einsam.« Damit traf sie gut das introspektive Dasein, in dem sich Gina zu Hause und wohl fühlte. Beim Betrachten der Wolken und dem träumerischen Gedankenspiel auch in Gesprächen mit uns war Gina wieder wie in ihrer Warener Zeit eins mit der Natur und mit sich selbst.

Ein Gedicht von ihr aus ihren Berliner Studentenjahren, das in einer Berliner Tageszeitung veröffentlicht wurde, gibt die Stimmung wieder, in der sich Gina Röhricht damals und Regina Lepsius am Ende ihres langen Lebens befand:

Nachtfahrt

In stiller Weite ruht vor engen Fenstern
Die Nacht, der fahrtbereite Kahn,
Von dumpfem Bann, von grauen Taggespenstern,
Führt er zu klarer Mondlichtbahn.
Das sternbesäte Himmelssegel breitet
Gelassen sich dem Winde dar,
Und da mir jede Wirklichkeit entgleitet
Entgleitet mir auch Raum und Jahr.
Mein Schattenbild umfangen enge Wände –
Ich selbst fahr fort in fernes Licht –
Die Sterne fallen mir in sel'ge Hände –
– den Steuermann erkenn' ich nicht –.

7 Siegrid Alexandra Gräfin zu Eulenburg

Oberin und Psychotherapeutin[1]

6. November 1889 Berlin – 28. September 1965 Berlin

Siegrid Gräfin zu Eulenburg war eine der ersten Frauen, die psychotherapeutisches Denken in kirchliche Kreise hineintrug. Fest im kirchlichen Glauben verankert praktizierte sie als Laienanalytikerin und schuf eine Verbindung von Religiösem und analytischer Arbeit.

Siegrid Gräfin zu Eulenburg stammt aus dem alten Adelsgeschlecht der Eulenburgs, das zuerst Ende des 12. Jahrhunderts erwähnt wird. Eulenburgs waren Vögte in der Stadt Eilenburg, damals Ileburg. Ein Teil der Familie verlagert sich nach Böhmen; im 15. Jahrhundert zieht ein anderer Teil nach Ostpreußen. Der letzte Erbe dort, Gottfried zu Eulenburg, wird 1786 in den preußischen Grafenstand erhoben. Er hat mit seiner Frau Hedwig von der Groeben vier Söhne. Von ihnen leiten sich die vier späteren Stämme ab: die Wilhelm'sche oder Prasser Linie,[2] die Heinrich'sche oder Wicker Linie, die Ernst'sche oder Gallinger Linie und die Friedrich'sche, nachfolgend Liebenberger und Hertefeld'sche Linie.

Siegrid zu Eulenburg stammt aus der Wicker Linie.[3] Ihr Großvater war General Karl Graf zu Eulenburg, Mitglied des preußischen Herrenhauses, Rechtsritter des Johanniterordens, in erster Ehe verheiratet mit Louise von Bonin.[4] Als die 26-Jährige 1871 an Masern starb, war ihr Söhnchen

1 Es handelt sich um eine überarbeitete Fassung der Veröffentlichung: Ludwig-Körner, C. (2019). Siegrid Alexandra Gräfin zu Eulenburg (1889–1965), Oberin und Jungianerin. *Luzifer & Amor, 63*, 149–162. Der Artikel wurde unter Mithilfe von Apollonia Heisenberg, der Nichte Siegrid zu Eulenburgs, verfasst.

2 Jeweils nach den Gütern benannt.

3 Die Recherchearbeit Ende der 1990er Jahre wurde von Ulrike Günther geb. Popp unterstützt.

4 2. Juli 1843 – 26. April 1919, Bruder von Botho Wendt, preußischer Ministerpräsident und Innenminister, und von August, Oberhofmarschall und Minister des königlichen Hauses Hohenzollern.

Siegfried, der Vater von Siegrid, gerade 13 Monate alt. Der Witwer übergab seinen Sohn der Großmutter mütterlicherseits, die ihm eine liebevolle Ersatzmutter wurde. 23 Jahre später heiratete Karl zu Eulenburg nochmals. Mit seiner um 28 Jahre jüngeren Frau Marie Gräfin zu Eulenburg-Prassen bekam er noch vier Söhne und eine Tochter. Der Älteste von ihnen, Carl Elimar, war 25 Jahre jünger als sein Halbbruder Siegfried und nur drei Jahre älter als Siegrid.

Siegfried, der Vater von Siegrid zu Eulenburg (geboren am 10. Oktober 1870 in Crangen), wurde der letzte Kommandeur des berühmten 1. Garderegiments zu Fuß.[5] Sein Regiment war sein Leben; er unterstand direkt dem Kaiser. Nach dem Ersten Weltkrieg übernahm er das Gut Wicken, Erbteil von seinem Vater, bis dahin von dessen zweiter Frau Marie mit deren fünf Kindern bewohnt. 1898 heiratete Siegfried die 25-jährige Jeanne von der Burg, gesch. von Arnim.[6] Sie war Tochter des Generals Ernst von der Burg und seiner Frau Ida Rieter, Schweizerin aus einem reichen Industriellenhaushalt, die ein großes Vermögen in die Ehe gebracht hatte. Dieses Vermögen hatte Siegfried als Patriot im Ersten Weltkrieg zu großen Teilen in Kriegsanleihen angelegt. Um Wicken zu entschulden und seine Halbgeschwister auszuzahlen, verkaufte er Teile des Gutes. Auf Wicken wurde eisern gespart.

Siegrid zu Eulenburg (geboren am 6. November 1898 in Berlin) wuchs in Potsdam auf, der Garnisonsstadt ihres Vaters.

1903 wurde ihr Bruder Botho-Ernst geboren. Sie besuchte von 1912 bis 1915 die höhere Töchterschule des Klosters »Heiligengrabe« in der Prignitz, eine Sammelstelle der Töchter des preußischen Adels. Sie nannten sich die »Stiftskinder«, wurden aber während der Zeit der Monarchie von einigen als »des Kaisers weibliche Kadetten« bezeichnet.[7] Während

5 Er war Ritter des Königlich Preußischen Schwarzen Adler Ordens und ausgezeichnet mit dem Orden »Pour le Merite mit Eichenlaub«. Im Ersten Weltkrieg bekannt wegen seiner Kühnheit wurde er nach dem Krieg vom Kriegsminister beauftragt, ein Freikorps aufzustellen, welches dann in die vorläufige Reichswehr überführt wurde. Von 1920 bis 1933 war er Landesführer des ostpreußischen Stahlhelms, der zum Grenzschutz aufgestellt war. Von vielen der »Stahlhelmer« wurde er als sehr autoritär erlebt. Die ihn kannten, waren entweder seine Anhänger und liebten ihn oder waren gegen ihn. Von Freunden wurde er später oft liebevoll als »Ritter ohne Furcht und Tadel« oder »der letzte Ostpreuße« genannt (Nachruf »Die Zeit«, 27. Oktober 1961).

6 Sie trennte sich von ihrem ersten Mann, Kurt von Arnim, wegen seiner Spielsucht.

7 Heiligengrabe wurde 1287 als Zisterzienserinnenkloster gegründet und 1742 Friedrich II. zum Landesherrlichen Stift erhoben. Aus der 1847 gegründeten »Erziehungsanstalt für

die anderen jungen Mädchen auf Einladungen gingen, war Siegrid auf eigenen, geistigen Pfaden, interessierte sich für Religion, Literatur, Sprachen. Gerne hätte sie Abitur gemacht und studiert, was ihrer intellektuellen Neugier und Eigenständigkeit entsprachen. Eine studierende Tochter war damals jedoch in diesen Familien kaum vorstellbar, aber ihr Schlusszeugnis in der Klosterschule sprach auch nicht unbedingt dafür. Wie wir dem Zeugnis entnehmen können, lagen ihre Stärken weder in der Ordnung ihrer Hefte noch einer ordentlichen Schrift, aber auch nicht in den Naturwissenschaften oder musischen Fächern und erst recht nicht im Sport.

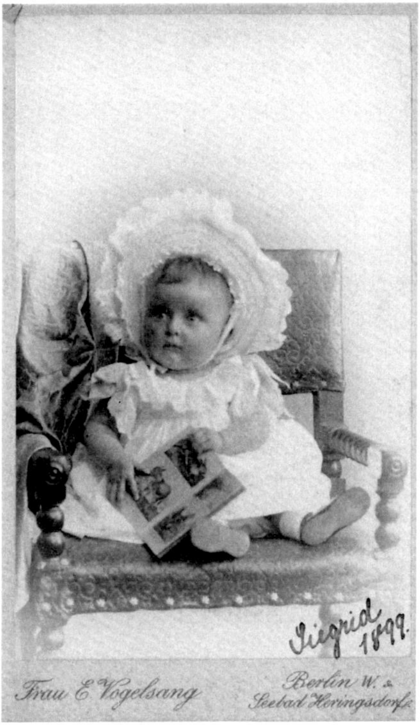

Abb. 1: Siegrid Gräfin zu Eulenburg 1899 (Foto: Apollonia Heisenberg)

Sie entschloss sich, Krankenschwester zu werden, einer engagierten Person wie ihr naheliegend in der Zeit des Ersten Weltkriegs.[8] Für ein halbes Jahr arbeitete sie im Kreiskrankenhaus Britz (Berlin),[9] dann meldete sie sich nach Boitzenburg in der Uckermark um, wo die Schwester ihres Vaters, Alexandra Gräfin Arnim lebte, an der er und auch sie sehr hingen. Der Lebenslauf von Siegrid zu Eulenburg weist Lücken auf. Es ist anzunehmen, dass sie immer wieder bei Verwandten lebte bzw. auf der väterlichen »Begüte-

verarmte adlige Mädchen« entstand um 1900 eine anerkannte höhere Mädchenschule (Romeyke, 2015).

8 Bescheinigung der Frauenschule der Inneren Mission vom 21. März 1921.

9 Zeugnis der Oberin Thea Freiin von Kottwitz vom 14. April 1921 vom Kreis-Krankenhaus Berlin-Britz, dass Siegrid Gräfin zu Eulenburg vom 11. Oktober 1920 bis zum 12. April 1921 in der Krankenpflege tätig war, am theoretischen Kurs teilgenommen und auf der Kinderstation, der Frauenabteilung und im OP gearbeitet hat.

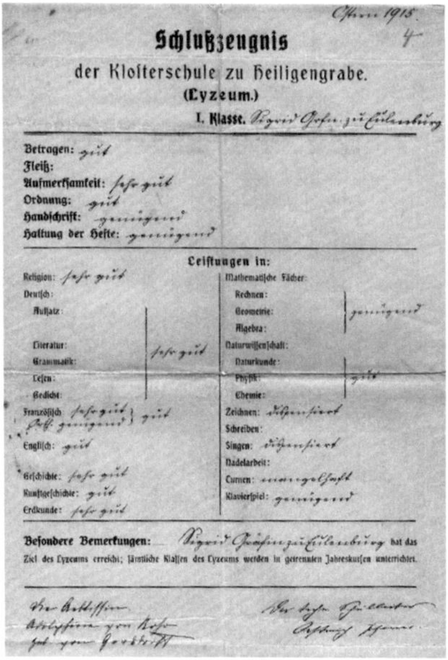

Ostern 1915
4

Schlußzeugnis
der Klosterschule zu Heiligengrabe.
(Lyzeum.)
I. Klasse. Siegrid Gräfin zu Eulenburg

Betragen: gut
Fleiß:
Aufmerksamkeit: sehr gut
Ordnung: gut
Handschrift: genügend
Haltung der Hefte: genügend

Leistungen in:

Religion: sehr gut
Deutsch:
Aufsatz:
Literatur:
Grammatik:
Lesen:
Gedicht: sehr gut
Französisch: sehr gut, Prüf. genügend – gut
Englisch: gut
Geschichte: sehr gut
Kunstgeschichte: gut
Erdkunde: sehr gut

Mathematische Fächer:
Rechnen:
Geometrie:
Algebra: genügend
Naturwissenschaft:
Naturkunde:
Physik:
Chemie: gut
Zeichnen: dispensiert
Schreiben:
Singen: dispensiert
Nadelarbeit:
Turnen: mangelhaft
Klavierspiel: genügend

Besondere Bemerkungen: Siegrid Gräfin zu Eulenburg hat das Ziel des Lyzeums erreicht; sämtliche Klassen des Lyzeums werden in getrennten Jahreskursen unterrichtet.

Abb. 2: Schlusszeugnis aus Heiligengrabe, Ostern 1915

rung«, wo sie dann aber in der Krankenpflege mithalf.[10] Dokumente belegen, wie sie sich fortlaufend weiterbildete. Vom Oktober 1922 bis April 1923 nahm sie an einem zweijährigen Lehrgang der sozialen Pflegeschule der Inneren Mission teil, für die Ausbildung zur kirchlichen Religionslehrerin. Ostern 1925 bis Ostern 1926 besuchte sie die Bibel- und Missionsschule Herrnhut, wo sie am 25. März 1926 die Schlussprüfung zur »berufsmäßigen Gemeindehelferin« bestand. Am 21. März 1927 zog sie nach Berlin in Hallesche Straße 21 und war im Dienst des Burckhardt Hauses im kirchlichen Frauendienst tätig. Im März 1928 legte sie an der Wohlfahrtsschule Elberfeld die »staatliche Prüfung als Wohlfahrtspflegerin« ab.

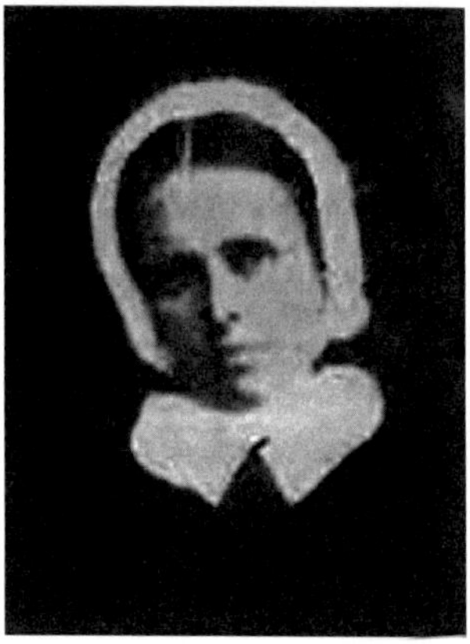

Abb. 3: Siegrid Gräfin zu Eulenburg als Diakonissin (Foto Antonia Heisenberg)

Es ist unbekannt, wann sie beschloss, Diakonissin zu werden. Am 11. April 1929 wurde sie als Diakonissin eingesegnet, einen Tag später schon vom Generalsuperintendenten D. Gennrich zur Oberin ernannt und vom Vorstand des Mutterhauses Bethanien als Oberin nach Lötzen, Ostpreußen bestellt, wo auch eine Krankenpflegeschule angeschlossen war. Sie versuchte die Ausbildung der Schwestern zu modernisieren: Sport, Theater, freiere Kleidung sollten den jungen Frauen eine lebendige Entwicklung ermöglichen.

10 Bescheinigung des Arztes Dr. Ewert, Schönbruch Kreis Bartenstein/Ostpreußen.

»Für das innere Leben der Schwesternschaft gingen von Schwester Sigrid wesentliche Impulse aus. 1933 sah Schwester Siegrid sich leider genötigt, aus gesundheitlichen Gründen, das Amt der Oberin niederzulegen, fand aber bald einen neuen bedeutsamen Wirkungskreis. Sie unterzog sich einer psychotherapeutischen Ausbildung und begründete mit Hilfe des Mutterhauses und interessierten Stellen in Berlin eine psychotherapeutische Praxis.«[11]

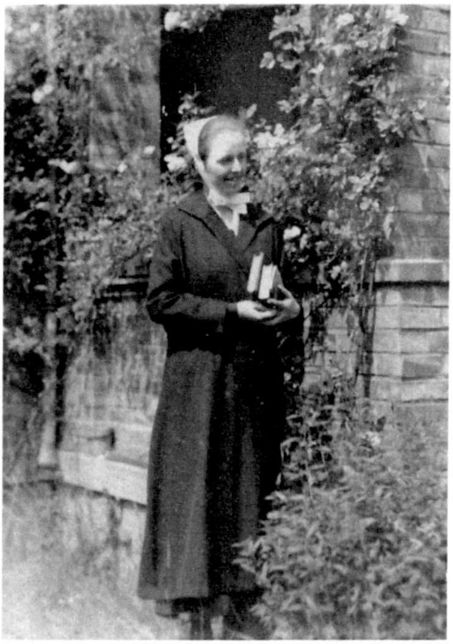

Abb. 4: Siegrid Gräfin zu Eulenburg als Diakonissin (Foto: Apollonia Heisenberg)

Bis zum 29. Oktober 1934 war sie auf dem Gut ihrer Eltern in Wicken gemeldet, dann lebte sie in Berlin an wechselnden Stellen. Ihre letzte Wohnung war in der Prinz-Friedrich-Leopold-Straße 48 in Berlin-Nikolassee.

Psychotherapeutische Zugehörigkeit

Es könnte sein, dass Probleme während ihrer Tätigkeit als Oberin in Lötzen Siegrid zu Eulenburg veranlasst haben, selbst eine psychotherapeutische Behandlung zu suchen. In den Unterlagen des Deutschen Instituts für psychologische Forschung und Psychotherapie (DI) findet man die Angabe einer Behandlung von 1931–1932 bei dem Psychiater Alphonse Maeder in Zürich,[12] die sicherlich nur sporadisch stattfand, da Siegrid zu Eulenburg gleichzeitig Oberin in Ostpreußen war. Sie muss diese Behandlung als sehr hilfreich empfunden haben, was vielleicht ein Grund war, selbst

11 Bericht des Mutterhauses Bethanien, Heft 4, 1965, S. 3.

12 Maeder galt als führender christlicher Psychotherapeut, der sich mit Jung von der frühen Psychoanalyse Freuds abgewandt hatte.

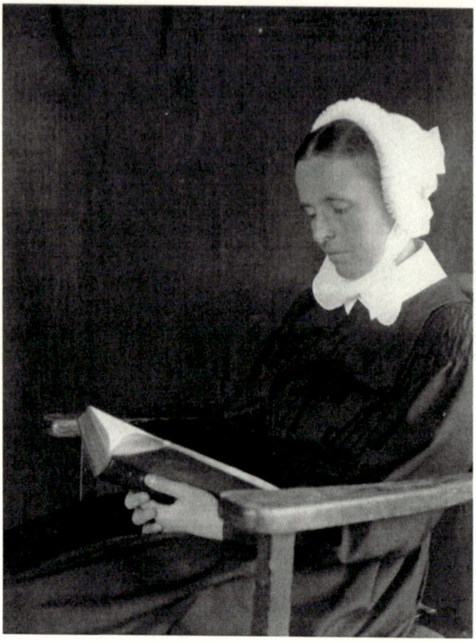

Abb. 5: Siegrid Gräfin zu Eulenburg als Diakonissin (Foto: Apollonia Heisenberg)

eine psychotherapeutische Ausbildung anzustreben. Sie versuchte wohl, ihr Leben auf einen neuen Boden zu stellen und einen Weg zu finden, sich und anderen zu helfen.

Im Januar 1941 begann Siegrid zu Eulenburg für eineinhalb Jahre eine Lehrbehandlung bei dem Jungianer Dr. von Gebsattel.[13] Vermutlich wählte sie die jungianische Richtung, da sie bei Jung auch eine Anerkennung der religiösen Bedürfnisse eines Menschen gewahrt sah. Von Herbst 1942 bis Herbst 1943 machte sie dann ihre »Fortbildungsbehandlung« bei dem Pädagogen und Psychologen Adolf Weizsäcker. Er hatte das Aufgabenprofil eines neuen Berufsstandes »Heilerziehung« bzw. Psychagogik entwickelt.[14]

Es bleibt unklar, ob Siegrid zu Eulenburg der 1931 gegründeten C. G. Jung-Gesellschaft angehörte. Sie hatte jedoch Kontakt zur Atem-

13 Viktor Emil Freiherr von Gebsattel war seit 1938 Mitglied des DI. Er arbeitete seit 1922 psychotherapeutisch in seinem Sanatorium in Fürstenberg bei Berlin und stand der Daseinsanalyse von Binswanger nahe. Nach Analysen bei Leonhard Seif in München erhielt er Einzelanalysen bei Toni Sussmann. Es ist anzunehmen, dass Siegrid zu Eulenburg auch Milla von Prosch und Fanny du Bois-Reymond kannte.

14 Die psychotherapeutische Arbeit mit Kindern sollte in zwei Gruppen realisiert werden: Eine akademische Gruppe der Ärzte und Psychologen sollte die Aufgabe der Kinderpsychotherapie übernehmen, und eine sozialpädagogische Gruppe (Fürsorgerinnen, Jugendleiterinnen, Lehrerinnen, Erzieherinnen) hätte als »psychagogische Volksberater« eine eher heilpädagogische Arbeit übernehmen sollen. Die Einrichtung eines speziellen Ausbildungsganges gelang nicht, aber dem angehenden Psychotherapeuten wurde es ermöglicht, auf dem Wege eines Zusatzstudiums eine Spezialisierung für Kinderbehandlung zu erwerben (Ludwig-Körner, 1998).

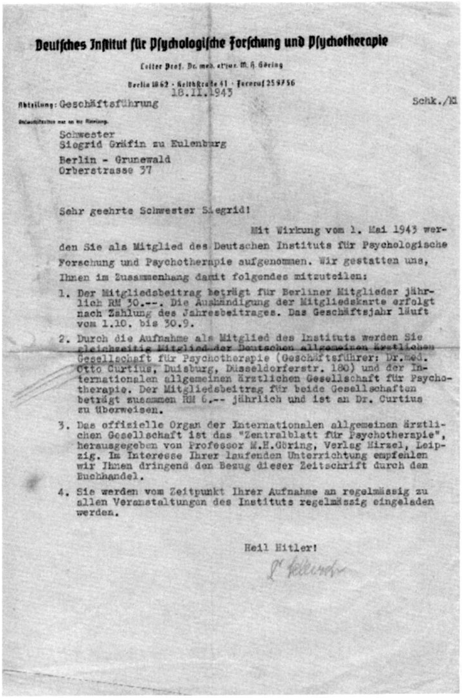

Deutsches Institut für Psychologische Forschung und Psychotherapie

Leiter Prof. Dr. med. et jur. M. H. Göring

Berlin W 62 · Keithstraße 41 · Fernruf 25 97 56

18.II.1943

Abteilung: Geschäftsführung Schk./Kl

Schwester
Siegrid Gräfin zu Eulenburg

Berlin - Grunewald
Orberstrasse 37

Sehr geehrte Schwester Siegrid!

Mit Wirkung vom 1. Mai 1943 werden Sie als Mitglied des Deutschen Instituts für Psychologische Forschung und Psychotherapie aufgenommen. Wir gestatten uns, Ihnen im Zusammenhang damit folgendes mitzuteilen:

1. Der Mitgliedsbeitrag beträgt für Berliner Mitglieder jährlich RM 30.--. Die Aushändigung der Mitgliedskarte erfolgt nach Zahlung des Jahresbeitrages. Das Geschäftsjahr läuft vom 1.10. bis 30.9.
2. Durch die Aufnahme als Mitglied des Instituts werden Sie gleichzeitig Mitglied der Deutschen allgemeinen ärztlichen Gesellschaft für Psychotherapie (Geschäftsführer: Dr. med. Otto Curtius, Duisburg, Düsseldorferstr. 180) und der Internationalen allgemeinen ärztlichen Gesellschaft für Psychotherapie. Der Mitgliedsbeitrag für beide Gesellschaften beträgt zusammen RM 6.-- jährlich und ist an Dr. Curtius zu überweisen.
3. Das offizielle Organ der Internationalen allgemeinen ärztlichen Gesellschaft ist das "Zentralblatt für Psychotherapie", herausgegeben von Professor M.H.Göring, Verlag Hirzel, Leipzig. Im Interesse Ihrer laufenden Unterrichtung empfehlen wir Ihnen dringend den Bezug dieser Zeitschrift durch den Buchhandel.
4. Sie werden vom Zeitpunkt Ihrer Aufnahme an regelmässig zu allen Veranstaltungen des Instituts regelmässig eingeladen werden.

Heil Hitler!

Abb. 6: Bescheinigung der Mitgliedschaft im Deutschen Institut für Psychologische Forschung und Psychotherapie

therapeutin Elly Meier-Denninghoff, einer der ersten Schülerinnen des Atemtherapeuten Veenings in Berlin.[15]

Sie führte den Titel »Behandelnder Psychologe«, den nach den Richtlinien des Reichsministeriums des Inneren in begründeten Ausnahmen auch Nicht-Akademiker erhielten.[16] Sie gehörte keiner Partei an, hatte lediglich eine Mitgliedschaft im Fachausschuss für Schwesternwesen.[17]

Seit dem 1. Mai 1943 wurde Siegrid zu Eulenburg als Mitglied des DI geführt, wie ein Schreiben von M. Göring es anzeigt, und arbeitete seitdem psychotherapeutisch. Es ist anzunehmen, dass sie ihre Patienten in ihrer Wohnung behandelte, denn Geld für Praxisräume besaß sie nicht. Laienanalytiker wie sie durften seit dem am 17. Februar 1939 beschlossenen Heilpraktiker-Gesetz nur auf Anweisung eines Arztes arbeiten, sonst riskierten sie eine Strafanzeige. So scheint der Gräfin (Korrespondenz vom 12. Juli 1962 mit dem Bezirksamt Zehlendorf) eine Anzeige gedroht zu haben. In einem Brief vom 1. September 1962 wandte sie sich an den damaligen Justiziar der DGPPT, Hellmut Becker, der ihr am 9. September

15 Die erste Arbeitsgemeinschaft um Veening entstand Ende der 1930er Jahre in Berlin. Es gehörten ihr unter anderem neben Elly Meier-Denninghoff, Margret Mhe und Herta Grun an (Waltmatter Kreis, 1995).

16 1940 wurde dieser Titel vom Reichsministerium rechtlich anerkannt.

17 Datei des Deutschen Instituts für Psychologische Forschung und Psychotherapie.

1962 antwortete und sich für sie einsetzte, sodass sie kurz vor ihrem Tod 1965 dann doch als Mitglied der Deutschen Gesellschaft für Psychoanalyse, Psychotherapie, Psychosomatik und Tiefenpsychologie (DGPT) aufgeführt wird.[18]

Verbindung von analytischer und religiöser Arbeit

Die Gräfin wird als »passionierte Psychotherapeutin« beschrieben, die ihren Beruf sehr liebte und ihn bis zu ihrem Lebensende ausübte.[19] Sie soll keinen großen Patientenstamm gehabt haben. Sie lebte sehr bescheiden. In Briefen aus den Jahren 1951/52 spricht sie indirekt ihre prekäre Lage an: »[S]onst stockt die Praxis seit Monaten.« Sie berichtet, dass sie einen Vortrag bei der Inneren Missionsrüstung in der »Zone« gehalten habe.[20] Ihre Arbeit kann als »pastorale Psychotherapie« verstanden werden. In einem Mitteilungsblatt des Mutterhauses liest man: »Hier entfaltete sich in der Mitarbeit auf Rüstzeiten und in persönlicher Seelsorge von Jahr zu Jahr mehr, was ihr schon als Oberin Ziel ihres Dienstes gewesen war, eine ›Mutter in Christo‹ zu werden.«[21]

Finanziell wurde sie von der Kirche unterstützt. So findet man in einem nicht veröffentlichten Aufsatz »Über den Heilberuf der Kirche« folgende Gedanken von ihr:

> »Die Heilberatung der Kirche ist ganz unmittelbar und ohne Vorbild erwachsen aus der besonderen Notlage der Zeitkrise um das Jahr 1945. Bis heute noch lässt fast jedes Anliegen, das von dem Ratsuchenden vorgebracht wird, irgendeine Frage menschlicher Bedrängnis offen. Sie scheint zunächst nicht einfügbar in die Rubrik einer Fürsorgestelle, einer Pfarramtssprechstunde oder einer Ehe- oder Berufsberatung, ganz einfach, weil der Fragende selbst seine besondere Notlage noch als undurchsichtig oder zumindest als mehrschichtig erlebt. Durch anlage-

18 Dank gilt Dr. Regine Lockot, von der ich diese Informationen erhielt.

19 So Apollonia Heisenberg, Nichte von Siegrid zu Eulenburg.

20 Januar 1952, Brief an Dr. Hildemarie Streich.

21 Mitteilungsblatt der Diakonie, 1965, Heft 4, S. 14. In dem Nachruf wird auf einen Aufsatz von Siegrid zu Eulenburg mit der Überschrift »Mütter in Christo« Bezug genommen, in dem sie auf die vielfältige selbstverständliche Arbeit der Mütter verweist (ebd., S. 13).

> bedingte Entwicklungs- und Reifungskrisen, Umweltspannungen in Ehe und Familie, und nicht zuletzt im politischen Umkreis, durch wirtschaftliche oder berufliche Überforderungen wird der Mensch gleichsam an die Wesensgrenzen seines Daseins und damit seiner Lebenskraft gedrängt. Verstärkt wird dieses oft noch durch ein besonderes Geschehen der Stunde, wie etwa die Entlassung aus der Gefangenschaft, die langjährige Trennung von Angehörigen, den anhaltenden Mangel an Wohnraum und Nahrung oder die Entwurzelung aus dem heimatlichen Boden. Kein religiöses Erbgut, keinerlei Norm der Überlieferung und Sitte, keinerlei politische Ideologie lassen da mehr das Leben sinnvoll oder auch nur tragbar erscheinen. Illegale Hilfswege aller Art vom Kartenlegen bis zu spiritistischen Experimenten haben sich als Täuschung erwiesen. Längst hat der Arzt die weitere Beanspruchung der beliebten Hormone und Schlafmittel verweigert und weitere Beurlaubung von der Schule oder Arbeitsstätte verwehrt. Der Arbeitgeber droht mit Entlassung, weil immer neue Reibungen mit den Arbeitskollegen entstehen oder wiederholte Übergriffe in fremdes Eigentum vorliegen. Wer zeigt den legalen Zugang zu dem Bereich der Heilung und damit des Heils, auf das allein ja im Grunde der stetig und unerbittlich sich verdichtenden Lebenskonflikt hinweisen will?«

Sie führt anschließend als Beispiel die Behandlung eines 22-jährigen Heimkehrers an. Der Aufsatz ist auch gleichzeitig eine Art Rechenschaftsbericht über die ihr zur Verfügung gestellte Unterstützung (unveröffentlichtes Manuskript):

> »In 47 Fällen haben im vorigen Jahr die Zuschüsse der Inneren Mission mittellosen Patienten das Aufsuchen der Heilberatung ermöglicht, darunter einem Drittel Männer, resp. Jugendlicher. 29 von ihnen konnten nach wenigen Beratungen weiter überwiesen, resp. entlassen werden und bedürfen nur noch gelegentlicher Überwachung. 15 gingen für längere Zeit der eigentlichen tiefenpsychologischen Behandlung bei mir zu. Soviel auch der Anfragen kamen, immer wird es Anliegen gerade dieser Arbeit sein müssen, auf jedes extensive Wirken zu Gunsten des intensiven zu verzichten, im Unterschied etwa zu einem der Versicherungsanstalt angeschlossenen ›Institut für psychogene Erkrankungen‹. Die innersten Gründe hierfür werden ohne weiteres ersichtlich durch die weiter unten aufgezeigten Beispiele aus dem Ablauf der Sprechstunde.«

Es folgen Fallvignetten wie die von einer Studienrätin, Frau eines Wissenschaftlers, deren Mann »kurz nach Einzug der Russen« erschossen wurde. Zuvor war 17-jährig ihr ältester Sohn gefallen. Nachts im Wald öffnete sie »angstbesessen« ihren drei Kindern und sich die Pulsadern. Die älteren und sie überlebten, während der Jüngste verblutete. Siegrid zu Eulenburg beschreibt, wie sie – manchmal auch die Kinder einbeziehend – hilft, die Schuldgefühle zu bearbeiten, einen Lebenssinn wiederzufinden, zumal der Patientin »aus politischen Gründen verwehrt war, in den Schuldienst zurück zu kehren«.

Siegrid zu Eulenburg plante eine Communauté, eine Lebensgemeinschaft ähnlich der von Taizé und Grandchamp zu gründen, die sie beide auch mehrmals besuchte. Bereits durch ihre Krankheit (Multiple Sklerose) gezeichnet, übersetzte sie die Regeln von Taizé aus dem Französischen und schuf eine eigene Ordensregel für ihre geplante Communauté.

Es war auch die Arbeit mit den Patienten, die sie neue Wege suchen ließ. Sie teilte die Meinung C. G. Jungs, dass viele Krankheiten von der Lebensmitte an ihren Ursprung im Sinnverlust haben und dass sich die Gesundheit eher einstellt, wenn der Patient seine Wurzeln, auch zur Religion, in einer Rückbindung zur Transzendenz gefunden hat. Mit einigen Auserwählten, auch der damals noch jungen Hildemarie Streich, die später selbst Jungianerin wurde (siehe Kap. 8), aber auch ehemaligen Patienten traf sich Siegrid zu Eulenburg monatlich in einem »geistigen Zirkel«. Sie führte Retraiten durch, eine Art Meditationswochenende ähnlich wie in Taizé.

Viele, vor allem jüngere Menschen, sollen sich um Siegrid zu Eulenburg geschart haben. Eine ihrer Patientinnen war die 1922 in Hamburg geborene Maria Gräfin zu Dohna.[22] Gegen den Willen ihrer Eltern studierte sie am Max Reinhardt Seminar in Wien Schauspiel. Eine weitere Schauspielausbildung führte sie in der Nachkriegszeit nach Berlin. Sie litt unter heftigen Verspannungen. Eine Masseurin aus dem Zirkel um die Gräfin zu Eulenburg erkannte die Depressionen der jungen Frau und riet ihr, sich an sie zu wenden. Es ist anzunehmen, dass die junge Frau in der Haltung der

22 Ihr Vater, Nikolaus zu Dohna-Schlodien, war ein Korvettenkapitän im ersten Weltkrieg. Die verheiratete Maria Oberländer (1922–2015) absolvierte später »ein Abendstudium, wurde Katechetin und unterrichtete an Volksschulen in der Umgebung evangelische Religion. Ihre Schauspielleidenschaft lebte sie zusammen mit ihrem Mann im Kolpingtheater Rosenheim aus« (OVB online, Nachruf 19. August 2015).

Gräfin Eulenburg vieles aus ihrer Familie wiedererkannte, somit eine »familiäre Vertrautheit« bestand und ihr die Therapie geholfen hat. Sie hielt aber doch die große Liebe zu dem attraktiven, »nicht standesgemäßen« Schauspieler und Regisseur Oberländer aufrecht und heiratete ihn 1951. Siegrid zu Eulenburg war bei der Hochzeit Trauzeugin und wurde Patentante bei der ein Jahr später geborenen ersten Tochter Christine Johanna.[23] In der Frühzeit der Psychoanalyse und Psychotherapie kam es öfter vor, dass die Trennungslinie zwischen Patienten und Therapeut nicht streng gezogen und die Abstinenzregel nur bedingt beachtet wurde. In der geistig religiösen Einstellung der Gräfin fand das junge Paar aber einen Halt, und sie gehörten fortan zum engeren Kreis, den die Gräfin um sich scharte.

Es ist anzunehmen, dass Siegrid zu Eulenburg den »geistigen Kreis« wie eine Familie erlebte. Aber Psychotherapeuten sind natürlich verpflichtet, auch ihren Familienmitgliedern gegenüber Stillschweigen über ihre Patienten zu wahren. Im Zirkel um die Gräfin scheinen die Teilnehmer jedoch von den Nöten untereinander gewusst haben. So heißt es in der Einladung vom Mai 1958:

> »Familie S. in Westdeutschland, die Schwester Siegrid kürzlich einer Konsultation wegen aufgesucht hat und in der die Mutter im medizinischen Staatsexamen steht und Herr B. (vom Buberkreis) Hauslehrer des Sohnes ist, ist über einen lebensbedrohenden Unfall der Tochter in tiefer Sorge.«

Und am 3. August 1958: »Frau S. ist vom 7.–12.8. in Berlin, um bei Gräfin Eulenburg zu arbeiten. Der Herr Jesus Christus erbarme sich ihrer und ihrer Familie.«[24] Die Teilnehmer unterstützten sich auch gegenseitig, wo immer es möglich war. So erhielt Herr B. z. B. für ein Jahr eine Hauslehrerstelle bei der Familie S., ebenso wie eine arbeitslose Malerin.

Nach Angaben von Hildemarie Streich schätzte die Gräfin Eulenburg auf der einen Seite Menschen, die sich ihr ebenbürtig fühlten, auf der anderen Seite wollte sie »das Zepter in der Hand behalten«. Während Frauen sich ihr eher unterordneten, kam es häufig zu Komplikationen mit deren Ehepartnern. Ihr eigener Vater war ihre große Bezugsperson, ihr Schutz und Schild, ihre absolute Autorität. Ihre Mutter blieb im Hintergrund.[25]

23 Telefonat am 27. Juli 2016 mit Johanna Rambeck.

24 Die Namen werden aus Datenschutzgründen hier nicht aufgeführt.

25 Die Angaben der letzten beiden Absätze nach H. Streich, 24. November 1999.

Leben ohne Patienten und Bibelkreis

Sieht man von Mitgliedern des religiösen Kreises ab, so scheint Siegrid zu Eulenburg ein eher zurückgezogenes Leben geführt zu haben, wobei sie auch Menschen wie den Zeichner, Illustrator, Dichter und Übersetzer Baron Hanns-Henning von Voigt, genannt Alastair, gut kannte.[26] Im Nachlass von Siegrid zu Eulenburg befindet sich ein Bild von ihm. Sie muss ihn schon in den 1920er Jahren gekannt haben.

Ob es Freundschaften zu jungianischen Kollegen gab, bleibt unklar. Hildemarie Streich (siehe Kap. 8) glaubte, dass Gräfin zu Eulenburg unter den Psychotherapeuten auch wegen ihrer Religiosität eine Außenseiterposition einnahm, da unter diesen gehäuft eine agnostische Einstellung verbreitet sei. Sie schien wenig Gesprächspartner gehabt zu haben, war eher verschlossen und hatte nur einen kleinen Kreis von Menschen, die sich wie sie mit Sinn- und Seins-Fragen auseinandersetzten.

> »Die Gräfin lebte eine eigentümliche Mischung von wirklicher Hingabefähigkeit, von hoher religiöser Begabung und einem starken Wunsch, auf Menschen Einfluss zu nehmen.«[27]

Sie war eine außerordentliche Frau, intelligent und gebildet, die hohe Anforderungen an sich stellte (wie ihr Vater), berichtete ihre Schwägerin Adelheid zu Eulenburg.[28] Ihre Nichte erinnert sich, sie als Kind als »Ehrfurcht gebietende Tante« empfunden zu haben. Wenn Siegrid zu Eulenburg bei der Familie von Gundalena (ihrer Cousine) und Carl Friedrich von Weizsäcker zu Besuch war und abends zu ihrem Gastzimmer hinaufstieg, sagte die Familie: »Jetzt geht das erste Garderegiment zu Bett«, so entschieden war ihr Schritt.[29] Gundalena von Weizsäcker berichtete, dass Siegrid zu Eulenburg im Alter »harmonischer« wurde. Sie war oft zu Besuch und

---

26 H.-H. v. Voigt machte aus seiner Homosexualität keinen Hehl: tanzte, sang, malte und war in den 1920er/30er Jahren eine bekannte Größe, bis er im Dritten Reich ins Exil gehen musste. Gepudert, geschminkt, in erdachter stilisierter Kleidung empfing er seine Besuche meist in Pensionen in abgedunkelten Zimmern. »Er strahlte einen großen Zauber aus, hatte eine große Liebes- und Einfühlungsstärke« (Adelheid Heisenberg, Telefonat am 24.1.2017).

27 H. Streich, 24.11.1999.

28 Adelheid Gräfin zu Eulenburg geb. Freiin von Weizsäcker.

29 Apollonia Heisenberg, 18. Januar 1999.

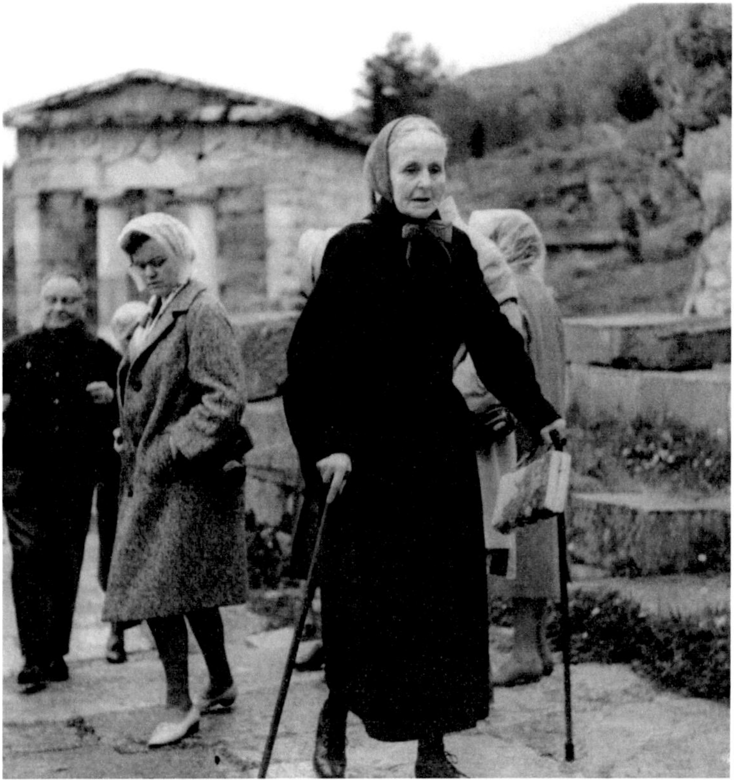

Abb. 7: Siegrid Gräfin zu Eulenburg im Alter (Foto: Apollonia Heisenberg)

Patin ihres jüngsten Sohnes Heinrich. Siegrid zu Eulenburg freute sich, wenn sie an den gemeinsamen Familienspielen teilnehmen konnte. Die Kinder hatten immer etwas Scheu vor ihr, da sie in ihrer Ordenstracht streng wirkte.[30] »Sie hat sich eine Welt geschaffen, die sie am Leben hielt; sie hatte ihr eigenes Gedankenreich. Es war nicht leicht für sie, sich zu öffnen.«[31]

30 Gundalena Freifrau von Weizsäcker geb. Wille, eine Schweizer Cousine 2. Grades von Siegrid zu Eulenburg. Ihre mütterlichen Großmütter waren Schwestern. Telefonat am 20. März 1999.

31 Gespräch mit Apollonia Heisenberg geb. Gräfin zu Eulenburg am 18. Januar 1999. Ihr Vater Botho Ernst Graf zu Eulenburg, ein promovierter Landwirt, wurde seit dem 3. Juli 1944 bei Glebokie, nordöstlich von Wilna vermisst.

Ihre Nichte Apollonia Heisenberg war fasziniert von ihrer Eigenständigkeit. Sie konnte spannend erzählen, ohne Klischees, oft mit schonungsloser Schärfe, aber auch Klarsicht, ein intensiverer Partner als viele junge Altersgenossen.

Als Apollonia im Sommer 1965 einen Schwesterhelferinnen-Kurs in den Semesterferien in Berlin machte, besuchte sie ihre Tante häufig. Man hatte inzwischen bei Siegrid zu Eulenburg eine Multiple Sklerose diagnostiziert. Sie war gestürzt und lag mit einem Oberschenkelhalsbruch im Krankenhaus. Da sie sich kaum bewegen konnte, hatte sich ein Dekubitus entwickelt und entzündet. Die Gräfin war konsterniert wegen dieses unnötigen Pflegefehlers, an dem sie kurz nach einem Besuch ihrer Nichte am 28. September 1965 verstarb. Als einzige Hinterbliebene – Heilwig, ihre ältere Schwester, lag selbst gelähmt mit Multipler Sklerose im Bett – sichtete und verteilte die damals 21-Jährige den Nachlass von Siegrid zu Eulenburg.

1960 war Siegrids Mutter Jeanne gestorben, 1961 der Vater und nur vier Jahre später Siegrid zu Eulenburg. Sie wurde am Eingang der St. Annen Kirche, der Dahlemer Dorfkirche begraben. Ihre Schwägerin Adelheid von Weizsäcker hatte ein altes bayrisches Kreuz aus München ausgesucht. Siegrid zu Eulenburg liegt direkt neben dem von ihr hochgeschätzten Helmut Gollwitzer. Zu ihrer Beerdigung traf sich noch einmal der vertraute »geistige« Kreis.[32]

Wenn wir heute anhand der Biografie dieser Kollegin den Kopf schütteln über Verstrickungen mit ihren Patienten, so dürfen wir nicht vergessen, wie sich zum einen im Laufe der Jahrzehnte die psychotherapeutische Haltung geändert hat, zum anderen, wie aufgrund der Bezahlung der Analyse durch die Krankenkasse eine größere finanzielle Unabhängigkeit entstanden ist und sich auch dadurch die Gefahr verringerte, unbewusst Patienten in Abhängigkeiten zu halten.

32 Die Familie Oberländer fuhr zum Beispiel mit dem VW-Bus und allen Kindern – das jüngste war ein Vierteljahr alt –, um ihr das letzte Geleit zu geben (27. Juni 2016 mit Johanna Rambeck).

Literatur

Hueck, W. v. (1973). *Genealogisches Handbuch des Adels. Gräfliche Häuser A, Bd. VII.* Starke.
Ludwig-Körner, C. (1998). *Wiederentdeckt. Psychoanalytikerinnen in Berlin.* Psychosozial-Verlag.
Romeyke, S. (2015). *Preußens Töchter. Die Stiftskinder von Heiligengrabe 1847–1945.* Lukas.
Waldmatter Kreis (Hrsg.). (1995). *Erinnerungen an Cornelius Veening anlässlich seines 100. Geburtstages am 15.1.1995.* Privatdruck.

8 Dr. phil. Hildemarie (Hilde-Marie) Elisabeth Gertrude Streich geb. Peter

Musiktherapeutin, Expertin für Traumanalysen

19. November 1921 Berlin – 12. April 2012 Berlin

Im Rahmen meiner Forschungen zu Gräfin Siegrid zu Eulenburg konnte ich Dr. Hildemarie Streich noch interviewen. Ich war damals (1997 und 1999) nicht nur von ihrer frischen, jugendlichen Stimme am Telefon angetan – musste mir immer wieder vergegenwärtigen, dass sie damals bereits 75 Jahre alt war –, sondern es beeindruckte mich auch ihre besonnene, respektvolle und offen Art, in der sie mir über ihre Beziehung zum »Uhu« (Gräfin Siegrid zu Eulenburg) und sich erzählte. Viele Details zu ihrem Leben konnte ich leider erst Jahre nach ihrem Tod – im Rahmen dieser Buchveröffentlichung – erfahren. An dieser Stelle möchte ich allen danken, die mir dabei behilflich waren, und auf eine kommende umfassendere Darstellung ihres Lebens von Dr. Jörg Rasche verweisen, der Hildemarie Streich noch persönlich kannte und unter anderem »Erbe« ihres Nachlasses ist und mir viele Informationen gab.[1]

Familiärer Hintergrund

Hildemarie Streich wuchs in einem religiösen, musikalischen Elternhaus in Berlin auf. Ihr Vater, Dr. phil. Alfred Wilhelm Karl Peter, Archivar, wurde am 16. März 1886 in Freiburg im Breisgau geboren, wo er 1907 nach seinem Abitur bis 1911 Geschichte, Philosophie und Germanistik an der Universität Freiburg studierte. Während seines Studiums beschäftigte er sich intensiv mit Paläografie und Urkundenlehre. Er promovierte im

1 Mein Dank gilt neben Dr. med. Jörg Rasche und seiner Ehefrau Beate Kortendieck-Rasche Dr. med. Mechthild Wenk-Ansohn, Dr. med. Gabriele Mende, Michael Büscher, Dr. med. Ekkehard Netzel und Björn Bürger, dem Landesarchiv Berlin, Kleinmann, der Friedhofsverwaltung Berlin und Katja Sester, Gemeinde Renchen.

Sommer 1911 zum Dr. phil. mit seiner Forschungsarbeit »Studien über den Kardinal Johannes Dominici«. Seine Eltern Wilhelm Heinrich Peter, Bankkassierer (geboren am 4. August 1852 in Mühlheim), und Marie Ottilie Peter geb. Dumas (geboren am 11. Juni 1865) lebten bis zu ihrem Tod in Freiburg und Hildemarie Streich wohnte während ihrer Freiburger Studienzeit bei ihnen.

Dr. Alfred Peter, der bei seiner Heirat am 21. Mai 1918 im Standesamt Berlin-Wedding keiner Kirche angehörte, lebte derzeit in Charlottenburg, Englische Straße 1. Es ist anzunehmen, dass durch seine Frau, Anna Barbara Charlotte Schmidt (1891–1949), geboren in Niesky (Kreis Rothenburg/Oberlausitz), der enge Bezug zur Kirche entstand, da ihre Familie dem Herrnhuter Kreis angehörte.[2] Ihre Eltern waren der Kaufmann Paul Schmidt und Anna Maria Olufson, wohnhaft in der Hussitenstraße 5 in Berlin. Der damals 67-jährige Vater der Braut war Trauzeuge sowie der 25-jährige Kontorist Theodor Schmidt (vermutlich der Bruder der Braut), wohnhaft in Berlin Hussiten Straße 4/5.

Am 4. März 1919 wurde das älteste Kind Erdmuth geboren (verstorben 1983)[3], ein Jahr später, am 4. Juni 1920, Dorothea Siebert (verstorben 2014)[4] und schließlich am 19. November 1921 Hildemarie (Hilde-Marie). Man kann sich gut ausmalen, was diese dichte Reihenfolge für die Kinder und Mutter bedeutete. 1924 folgte ihr Bruder Gottfried, der 1946 – ein Jahr nach dem Tod seines Vaters – an einer Sepsis verstarb. Das jüngste Geschwister von Hildemarie Streich, Caritas (30. Mai 1930–20. Oktober 2017), heiratete Friedrich Wilhelm Netzel.[5]

Hildemarie Streichs Vater arbeitete ab 1926 bis zu seinem Tod im Stadtarchiv Berlin als »Wissenschaftlicher Hilfsarbeiter«, der Vorgängerinstitution des Berliner Landesarchivs.[6] Er war eines der ersten Mitglieder des Versöhnungsbundes, einer überkonfessionellen Vereinigung für Völkerfreundschaft, die während des ersten Weltkrieges entstanden war, begründet von Prof. Dr. Friedrich Siegmund-Schultze

2 Akte 375/1918.

3 Sie erlernte den Beruf einer Kindergärtnerin, blieb unverheiratet und lebte bis zum Tod ihres Vaters bei ihren Eltern in Britz, danach in Berlin in der Weserstr. 164.

4 Musikalisch, wie alle in ihrer Familie, nahm sie Gesangsunterricht, arbeitete als Krankenschwester und hatte einen Sohn.

5 Sie hatte drei Söhne: Claudius, Ekkehard, Hinrich.

6 Dank gilt Björn Bürger, Landesarchiv Berlin, Geschäftszeichen: LA IV – 9221 – 000861/24., Nr 9887.

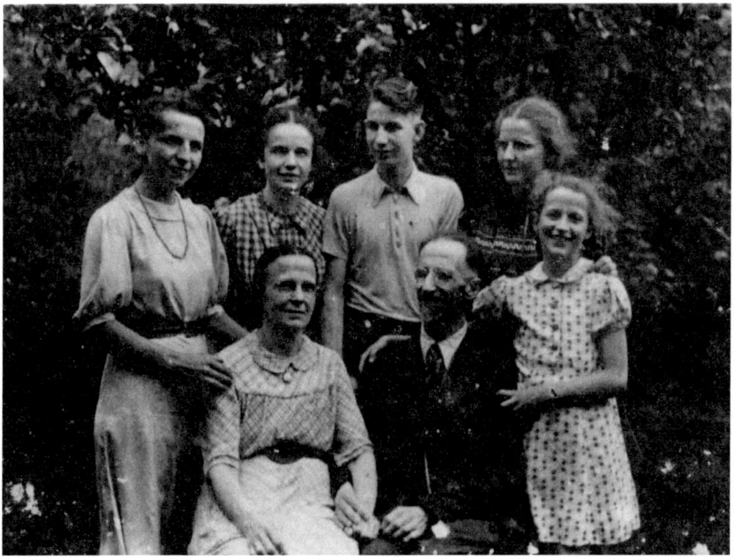

Abb. 1: Familie Peter: vorne die Eltern mit Caritas; von links: Erdmuth, Dorothea, Gottfried und Hildemarie (Foto: Ekkehard Netzel)

(1885–1969). Dieser hatte 1911 zusammen mit seiner Frau die »Soziale Arbeitsgemeinschaft Berlin-Ost (SAG)« gegründet, ein Nachbarschafts- und Siedlungsprojekt in einem der ärmsten Berliner Viertel. 1925 erhielt er in Berlin eine Professur für Jugendkunde und Jugendwohlfahrt, später erweitert um die Fächer Sozialpädagogik und Sozialethik. 1933 wurde die Soziale Arbeitsgemeinschaft von den Nazis geschlossen und er wurde wegen der Unterstützung vieler Juden verhaftet und von der Gestapo eskortiert in die Schweiz abgeschoben. Er war der Taufpate von Hildemarie Streich.

Zum engen Kreis der Familie Peter gehörte weiterhin unter anderem der Schwede Birger Forell, der von 1929 bis 1942 als Pfarrer der schwedischen Gemeinde in Berlin und Unterstützer der Bekennenden Kirche viele Verfolgte des NS-Regimes gerettet hatte, bis er – von der Gestapo überwacht – 1942 Deutschland verlassen musste. Dr. Hermann Stöhr (4. Januar 1889 in Stettin – 21. Juni 1940 in Plötzensee), promovierter Staatswissenschaftler, arbeitete unter anderem als Sekretär in dem von Siegmund-Schultze mitgegründeten deutschen Zweig des Internationalen Versöhnungsbundes und kümmerte sich unter dem Dach der Sozialen Arbeitsgemeinschaft Berlin-

Ost um arbeitslose Jugendliche. Er war Mitglied der Bekennenden Kirche und protestierte schon 1933 öffentlich gegen den Aufruf eines Boykotts jüdischer Geschäfte. Gebrandmarkt vom ersten Weltkrieg verweigerte er seine erneute Einberufung und wurde wegen Fahnenflucht und seiner Kritik am Nazi-Regime wegen »Zersetzung der Wehrkraft« in Plötzensee hingerichtet. Er war der Taufpate von Caritas, der jüngsten Schwester von Hildemarie Streich.

Zu dem Freundeskreis ihrer Eltern gehörte auch Dr. Harald Poelchau (5. Oktober 1903–29. April 1972), der sich früh der Bekennenden Kirche angeschlossen hatte. Er schmuggelte Briefe aus dem Gefängnis und half vielen Juden zur Flucht. Als Gefängnispfarrer in Berlin-Tegel, Moabit und Plötzensee konnte er seinem Freund Stöhr noch einen letzten Gefallen ermöglichen, indem er, einen Tag vor dessen Hinrichtung, Hildemarie Peter und ihre Schwester ins Gefängnis Plötzensee schmuggelte, damit sie dort für die Gefangenen musizieren konnten. Sie wussten nicht, dass es das letzte Mal war, dass sie ihrem geliebten »Onkel« begegneten.[7]

Hans Poelchau hatte am 30. April 1944 mit einer psychoanalytischen Ausbildung am DI begonnen.[8] Seine Lehrbehandlung bei Prof. I. H. Schultz musste er im Frühjahr 1944 abbrechen, »da dieser keine Zeit hatte«, und wechselte im Herbst zu Dr. Felix Böhm.[9]

Auch die Familie Peter wurde wegen ihrer Opposition zur Diktatur mehrmals um 1940 von der »GeStaPo« heimgesucht und litt sehr unter den kriegsbedingten Einschränkungen. Alfred Peter starb am 17. Oktober 1945 um 8.30 in seiner Wohnung in der Onkel-Bräsig-Straße 83 in Berlin-Britz an »Gastroenteritis und Marasmus« (Hungerödem). Anwesend war seine älteste Tochter Erdmuth Peter, die unverheiratet mit ihren Eltern dort lebte und den Tod bescheinigte.[10] Die Mutter von Hildemarie Streich verstarb 1949 ebenfalls an den Folgen der kriegsbedingten Mangelernährung.

Hildemarie Peter schrieb 1945/46 zum Tode ihres Vaters und ihres Bruders folgenden Nachruf:

---

7 Mitteilung von Dr. med. Jörg Rasche, am 23. Januar 2024.

8 Zu der Zeit lebte er mit seiner Frau und ihrem 1938 geborenen Sohn Harald in der Afrikanischen Straße 140B. 1945 wurde ihre Tochter Andrea (Siemsen) geboren.

9 Datei des Deutschen Instituts für Psychologische Forschung und Psychotherapie (DI) Nr. 218.

10 Nr. 9887.

Noch trägt der Ort, an welchem du gewesen,
kurz ehe Deine Zeit zu Ende ging,
die Zeichen Deiner Nähe, hell zu lesen.

Es hält dich noch ein jedes Ding,
das Du anschautest oder auch anrührtest.
Und war auch weiter nichts getan,
als dass Du Deinen Blick hinüberführtest,
es hob dich auf und nahm Dich an.

Und selbst die Wege, welche Du gegangen,
haben Dein Wesen aufgefangen.
Du bist ganz nah, bist hier und dort.

Ich spüre Deiner Schritte Gehen,
Deines erlösten Atems Wehen
Und rede mit Dir ohne Worte.[11]

Es ist anzunehmen, dass Hildemarie Streich schon früh für sich erfuhr, welch heilende Kraft von der Musik ausgehen kann. Bestärkt wurde dies durch folgende Erfahrung, wie sie es in einem Artikel in der *Musiktherapeutischen Umschau* von 1986 beschrieb (zit. nach Muthesius, 2012, 312f.).

> »Meine ersten ganz eigenen Erfahrungen mit der Musik als einer Kraft, die schwere Gemütsstörungen günstig zu beeinflussen vermag, machte ich als Schulmädchen mit 16 Jahren. In dieser Zeit befreundete ich mich mit einem Mädchen, dessen Mutter an einer Paranoia erkrankt war ... Es hieß, die Mutter sei nicht zu bändigen, müsse immer wieder zum Austoben in die Gummizelle gebracht werden, und sei im Bett nur angeschnallt ertragbar.«

Hildemarie Streich hatte bereits als Kind für erkrankte Menschen musiziert und dabei sehr positive Erfahrungen gemacht, weshalb sie sich mit ihrer Freundin zum Besuch ihrer Mutter in die Psychiatrie aufmachte.

11 Dank an Frau Beate Kortendieck-Rasche, die dieses Gedicht aufbewahrt hatte.

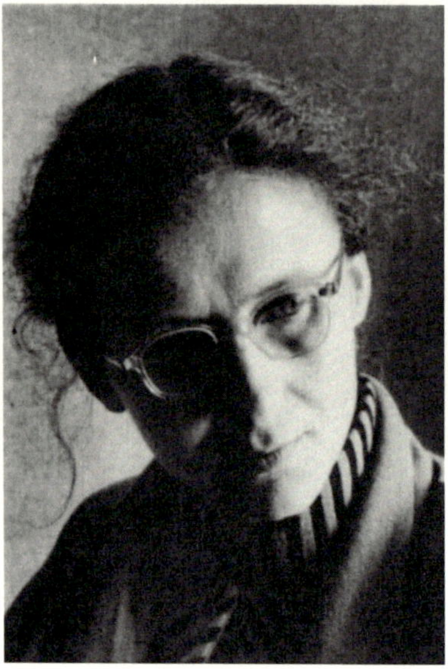

Abb. 2: Hildemarie Peter (Foto: Ekkehard Netzel)

»Wir fingen an zu musizieren und zu singen und die Wirkung übertraf alle unsere Erwartungen. Die Kranke wurde ruhig ..., ihr Gesicht glatt, friedlich und schön, und ihre ganze Haltung entspannt und aufmerksam. Sie wurde von den Pflegern losgelassen ... Wir hofften, die Mutter würde bald gesunden und zumindest einmal besuchsweise nach Hause dürfen. Aber es kam anders. Eines Tages hieß es, alle Insassen der geschlossenen Abteilung ... seien in eine Heilstätte ... verlegt worden ... und dürften ... keine Besuche mehr bekommen. Kurze Zeit später kam die Nachricht, dass die Mutter verstorben sei. [...] In jener Zeit keimte bei mir zum ersten Mal der Gedanke auf, einen Beruf zu wählen, in welchem sich Musik und Psychiatrie miteinander verbinden lassen.«

Dafür hätte Hildemarie Streich Medizin und Musik studieren müssen. Ein Freund der Familie, selber Arzt, riet ihr vom Medizinstudium ab, weil »die herrschende Regierung unter Hitler die an Psychose erkrankten Menschen als lebensunwert ablehne ...«. Sie begann zu verstehen, dass der plötzliche Tod der Mutter der Freundin ein Ergebnis von Hitlers Vernichtungsplänen sein musste. Ebenso hatte sie die Hinrichtung eines nahen Verwandten, der sich gegen das Regime stellte, zu verarbeiten[12], wie auch etliche Hausdurchsuchungen in ihrer elterlichen Wohnung. Das geschah vermutlich, weil der Vater in engem Kontakt zum Kreisauer Kreis stand.

Ein Begabtenstipendium ermöglichte ihr 1942 ein Studium der Schulmusik, Germanistik und Psychologie in Berlin zu beginnen.[13] In ihrem Psychologiestudium hörte sie noch kurz Eduard Spranger, machte ein Schulmusikexamen, um mit 27 Jahren nach Freiburg zu gehen, wo sie bei ihren Großeltern väterlicherseits wohnte.

12 Gemeint ist vermutlich die Hinrichtung von Stöhr, der jedoch nicht mit ihr verwandt war.

13 Hinweis von Dr. med. Jörg Rasche.

Hildemarie Streichs Beziehung zu Siegrid Gräfin zu Eulenburg und Rudolf Streich

Nachdem ihr Vater verstorben war, lernte Hildemarie Streich mit ungefähr 23 bzw. 24 Jahren Siegrid Gräfin zu Eulenburg kennen (von Eingeweihten »Uhu« genannt). »Ich erbte die Beziehung sozusagen von meinen Eltern« (Streich, 22. Oktober 1999).

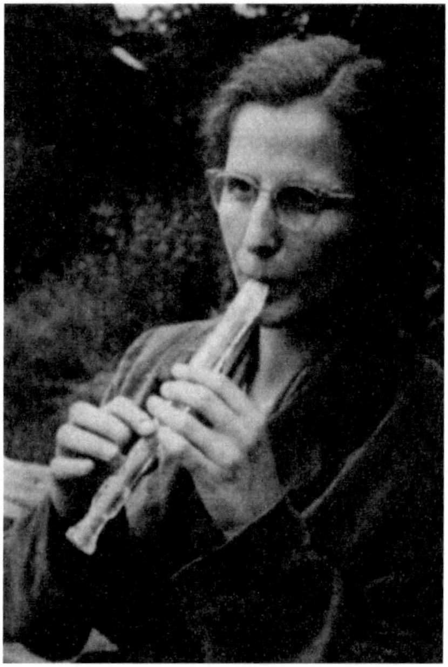

Abb. 3: Hildemarie Peter Flöte spielend (Foto: Ekkehard Netzel)

> »Harald Poelchau hatte eine Verbindung zum ›Uhu‹. Ich nehme an, dass über diese und von Gablentz[14] und so, zu denen mein Vater da seine Freunde hatte, dass dadurch die Beziehung zur Siegrid Eulenburg gekommen ist. Ja, wahrscheinlich auch über den religiösen Sektor. Meine Eltern waren sehr aufgeschlossen, auch neueren religiösen Strömungen gegenüber und Siegrid kannte auch die Probleme, die unsere evangelische Kirche hatte. Poelchau war ein besonders guter Geistlicher. Nach dem Tode meines Vaters haben wir, meine Mutter und ich, die Siegrid aufgesucht. Die lud uns auch ein, wollte uns kennenlernen und von da an begann so eine Beziehung, eine Freundschaft, der ich viel verdanke, also die religiösen Impulse usw., das war sehr gut« (ebd.).

Es ist anzunehmen, dass die Begegnung mit der Gräfin mit ein Anstoß war, später in die jungianische Ausbildung zu gehen. Neben der Fortsetzung ihres Psychologiestudiums studierte sie in Freiburg Musikwissen-

14 Dr. rer. pol. Otto Heinrich von der Gablentz (1889–1972), Politologe, Mitglied der Widerstandsgruppe Kreisauer Kreis.

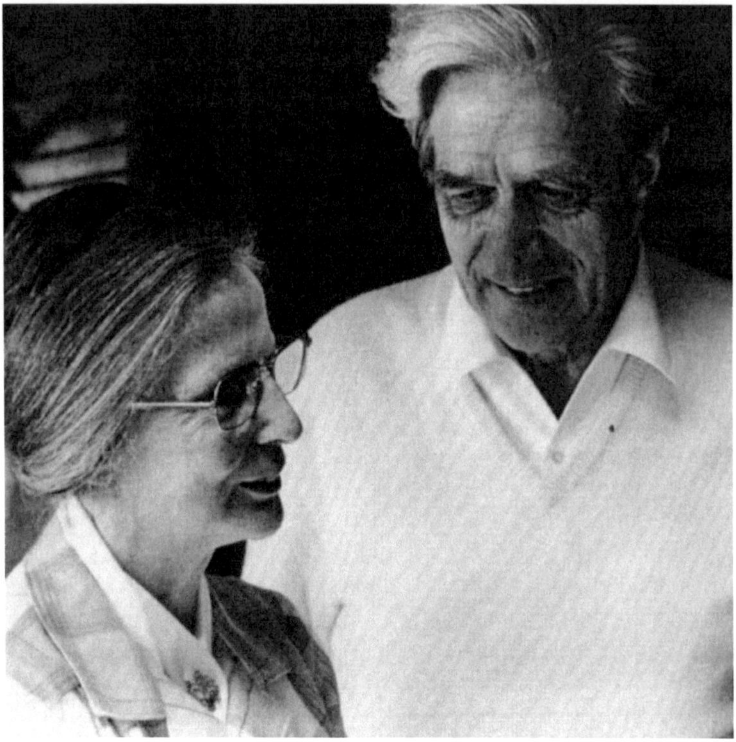

Abb. 4: Das Ehepaar Streich (Foto: Ekkehard Netzel)

schaften und promovierte 1952 mit der Dissertation »Die Blockflöte und ihre Spielweise in Vergangenheit und Gegenwart«, »worüber sich die Gräfin von Herzen gefreut hatte« (ebd.). 1954 erhielt Hildemarie Streich ein Stipendium für einen Musik-Kongress und Studien in London.[15]

In ihrer Freiburger Zeit lernte sie den bereits verheirateten Dipl.-Ing. Rudolf Daniel Streich (5. Februar 1910–26. Dezember 1988)[16] kennen, der zwei Söhne hatte, die bei ihrer Mutter aufwuchsen. Er wurde in Renchen, Kreis Bühl/Baden geboren. Seine Eltern waren der Verwalter Andreas Streich und Emma Streich geb. Großjohann. Er hatte drei jüngere

15 Traueranzeige von Dr. Jörg Rasche, 2012.

16 Sterbeurkunde (LAB P Rep. 559, Nr. 1240) – Dank an Herrn Björn Bürger, Landesarchiv.

Geschwister: Johanna Elisabeth, Andreas Hermann und Helmut Hermann Daniel.[17]

Aus Andeutungen ist zu entnehmen, dass es Hildemarie Streich anfangs sehr schwerfiel, dem Werben ihres Mannes nachzugeben. Sicherlich spielte auch eine wichtige Rolle, dass er bereits eine Familie hatte (Kortendieck-Rasche, 20. Februar 2024).

Hildemarie Streich berichtete, dass ihr Mann sich damals zwar auch Rat bei Siegrid Gräfin zu Eulenburg wegen seiner familiären Zerwürfnisse geholt habe, aber nie ein Patient von ihr gewesen sei (Streich, 24. November 1999).

> »1956 heirateten mein Mann und ich dann in Berlin.[18] Und mein Mann war ein hochbegabter Mensch, hat auch eine Orgel gebaut. Also wir passten sehr gut zusammen in Bezug auf die Musik und auch anderes und sie (Gräfin zu Eulenburg) hatte uns beide ausersehen für die Communauté. Da sollte ein Haus gegründet werden und bei unserer Hochzeit sagte sie meinem Mann: ›Sie hoffte, dass er Hausvater würde.‹ Mit seiner Biografie mit seinem ›Vater-Diakon‹, der erbleichte bloß und konnte nur sagen, ›also niemals‹. Und ich wollte auch meinen eigenen Weg gehen, wollte auch nicht Hausmutter oder Therapeutin für alles sein. Ich unterstützte ihre Ideen, die waren außerordentlich gut, sind eine Notwendigkeit unserer Zeit, das war fabelhaft, ist ein großes Verdienst« (ebd.).

Rudolf Streich, angestellt bei Siemens, unterstützte Siegrid Gräfin zu Eulenburg insofern, dass er zu Siemens nach München fuhr, um dort Unterstützung für dieses Projekt zu erhalten.

> »Sie schaute sich mit ihrem Kreis Villen an, um ihre Idee einer Communauté verwirklichen zu können. Etwas realitätsfremd glaubte Siegrid Gräfin zu Eulenburg, wenn erst einmal ein Haus vorhanden sei, werde sich das Geld

17 Andreas Streich wurde am 8. Dezember 1878 in Ebingen, Kreis Balingen geboren und starb am 10. Mai 1948 in Renchen; die Sterbedaten seiner Frau sind unbekannt; Johanna Elisabeth Streich (28. August 1912 Renchen – 21. Februar 1994 in Lahr/Schwarzwald); Andreas Hermann Streich (22. Februar 1915 Renchen – 15. Februar 1992 in Stuttgart, Bad Cannstatt, der am 17. Juli 1940 in München heiratete); Helmut Hermann Daniel Streich (geboren am 9. September 1919 in Renchen, fiel am 28. April 1945 in Mögelin, Havelland).

18 Die Heirat fand am 28. Dezember 1956 in Berlin, Standesamt Charlottenburg statt.

schon einstellen. Das Projekt wäre auch beinahe realisiert worden, als Maria Oberländer durch eine ihrer Tanten ein Haus gefunden hatte. Letztendlich zerschlug es sich, eventuell auch weil die Gräfin bereits krank geworden war« (ebd.).

Würde Siegrid zu Eulenburg noch leben, so hätte sie vielleicht in ihrer ehemaligen Klosterschule Heiligengrabe einen Ort gefunden, ihre Ideen zu realisieren, denn dort werden heute »Meditationen« bzw. »Einkehrwochen« angeboten.

»Sie war bloß sehr, sehr, sehr dominierend und so wollte sie eine Communauté gründen« (ebd.). Hildemarie Streich schilderte, wie die Treffen um Siegrid Gräfin zu Eulenburg stattfanden. Die Teilnehmer erhielten Texte (z. B. Jakob und Esau), arbeiteten sie durch und malten Bilder dazu. Es gab Schweigephasen, wo man sich in sein Zimmer zurückziehen konnte. Als studierte Musikerin erhielt Hildemarie Streich anschließend von der Gräfin den Auftrag, etwas auf der Flöte vorzuspielen oder vorzusingen bzw. mit der Gruppe gemeinsam zu singen (z. B. das Palästinalied von Walter von der Vogelweide), woraufhin wieder meditiert wurde. Das Programm einer Retraite-Tagung in Haus Belvedere am Seebergsteig in Berlin-Dahlem am 15.–18. Mai lautete:

> »Inhalt des Zusammenseins, zu dem wir einladen, soll diesesmal nicht die Erforschung oder Diskussion eines Themas sein, wie sonst auf Tagungen üblich. Vielmehr möchten diese Tage Gelegenheit geben zu Stunden gemeinsamer Betrachtung und persönlicher Besinnung. Gerade draus erhoffen wir die Möglichkeit zu fruchtbarem Gespräch, erwachsen aus ausreichenden Zeiten der Stille und des Schweigens. Der gemeinsamen Betrachtung wird das Buch Jona zu Grunde liegen, dem Gespräch Berichte über Zeitfragen. Zur Mitfeier von Gottesdienst und Sakrament ist auf persönlichen Wunsch Gelegenheit zu geben. – gez. Siegrid zu Eulenburg«[19]

Es handelte sich um einen gleichbleibenden Tagesablauf, der um 8 Uhr mit einer Morgenfeier begann und um 21.30 Uhr mit einer Abendfeier abschloss. Die Teilnehmer wurden gebeten, die vollen Tageszeiten miteinander zu verbringen. »Unkostenzuschuss je nach persönlicher Möglichkeit. (Die Teilnahme an der Retraite soll keinesfalls davon abhängig

19 Quelle: Ankündigung Mai 1958.

sein).«[20] Dabei wurde auch die Frage diskutiert, wie sich zur Retraite die Mütter von den Kindern freimachen können.

> »Behinderungen stellen sich ferner ein durch Belange des Berufs, erforderliche Rücksichten gegenüber den Stellen, von denen die einzelnen abhängig sind und durch Überlegungen, die sich mit der Form und dem Vorhaben unserer Zelle allgemein auseinandersetzen.«[21]

Diese Zusammenkünfte sollten exakt nach den Vorgaben der Gräfin Siegrid zu Eulenburg ablaufen; sie schätzte keine Impulse von Teilnehmern, erinnert sich Hildemarie Streich. Sie war gewohnt, das Kommando zu geben, war eigensinnig und dominant. In Ostpreußen, erzählte sie, habe sie den Dorfbewohnern beigebracht, sich die Zähne zu putzen. Sie wollte anderen etwas beibringen.

Zu den Retraiten kamen auch ehemalige Patienten, zum Teil aus »Westdeutschland«, die die Zeit auch für erneute psychotherapeutische Konsultationen bei der Gräfin nutzten und derer die Mitglieder des Kreises in den ersten Jahren der »Zelle« in Fürbitten gedachten. Die Diskretion in den Therapien wurde so nicht unbedingt aufrechterhalten.

Es gab zusätzlich monatliche Begegnungen, zu denen meist die Gräfin einlud. Die Losungen hatte immer ein Mitglied ausgesucht. Vereinzelt fanden auch Treffen ohne die Gräfin statt, wenn diese zum Beispiel auf einem Kongress weilte oder krank war.[22] Die Einladungen enthielten oft Fürbitten für Mitglieder bzw. deren Angehörige, wenn sie eine schwere Zeit durchlebten, seien es Krankheiten, berufliche Entscheidungen, Schwangerschaften, Examina. Diese Treffen fanden zuerst in der Wohnung des Pfarrerehepaars Krüger, Prinz-Friedrich-Leopold-Straße 27 in Nikolassee statt, aber auch in der Wohnung von Gräfin zu Eulenburg, Prinz-Friedrich-Leopold-Straße 48.

Auf der Einladung vom 1. Dezember 1958, bei der Hildemarie Streich die Losung ausgewählt hatte, wird die Gruppe um Fürbitten gebeten:

20 Unterlagen von Dr. Hildemarie Streich.

21 Quelle: Ankündigung Mai 1958.

22 Zum Beispiel ihre Teilnahme an einem Kongress vom 10. bis 20. April 1958 in Wiesbaden. Mitglieder des Kreises kamen oft aus kirchlichen Kreisen (z. B. Mitarbeiter aus dem Heim der Inneren Mission in der Kruppstraße), Vikare, Pfarrer, Erzieher, Gewerbelehrer, Studenten, Ärzte, Künstler.

»Wir bitten Dich für die Hungernden in der Welt und alle, die Mangel leiden. Erbarme Dich ihrer lass uns bereit sein, von unserer Fülle herauszugeben. Gib Deinen Frieden in unser aller Herzen, so wird auch Frieden für die Welt werden.«

Es wurde aber auch um ein Retraitehaus in Berlin gebeten: »[U]nd Wir bitten Dich für Dein Haus in dieser Stadt, lasse es werden aus Stein, Stahl und Glas. Mache uns und die Geldgeber bereit zu handeln, wenn Du dieses Haus auch in der Realität verwirklichen willst.« Auch im Schreiben vom 30. August 1959, unterzeichnet von der Gräfin, gilt die Fürbitte – neben den persönlichen Problemen von Mitgliedern – »für das Retraitehaus und um das Geld, das wir brauchen« (eine Bitte, die immer dringender zu werden scheint, da sie nun häufiger geäußert wird), aber auch »für die Teilnehmer an der Retraite in Grandchamp vom 8. bis 12. September um bleibende Einsaat«.

Gewohnt an Regeln entsprechend ihrer Ordensausbildung und ihrem familiären Hintergrund fiel es ihr nicht immer leicht, Menschen weniger zu dominieren und ihnen genügenden Raum zur eigenen Entfaltung zu geben.

Als Hildemarie Streich zu Käthe Bügler[23] in Lehranalyse ging, die wiederum die »Oberin« kannte, und später zu Gustav-Richard Heyer[24]

23 Dr. med. Katharina (Käthe) Bügler (15. Oktober 1898–25. Januar 1977), katholische Kardiologin, Nervenärztin, Psychoanalytikerin; Promotion in Köln 1923; kurz niedergelassen als Ärztin und Psychotherapeutin 1925/1926 in München, Mandlstraße 3b; ab 1929 bis 1977 in Berlin als Fachärztin für Nervenkrankheiten und Innere Krankheiten, dort: W 15, Pariser Str. 3 (1933, 1936) und in Berlin-Wilmersdorf in der Emserstraße 16 von 1936 bis 1960. Auf ihrer Karteikarte des DI steht, dass sie »Psychotherap. Behandlung bei: C. G. Jung in Zwischenräumen« hatte und Lehrbehandlung bei: Dr. Heyer, Kranefeldt, Jung 1923–29; Fortbildungsbehandlung: Sommer 38 Prf. Jung. ab 1.X.40 bei Kees Veening – Atmen.; Fortbildungskurse: Kongresse und Tagungen. Generalvers. d. Dtsch. Inst. 41; Vortrags- und Vorlesungstätigkeit. Sie war Mitglied des Instituts seit 1936/1937. Bemerkungen: über spezielle Behandlungsarten: Hypnose, autog.Training, Atemtherapie.«

24 Aus der Datei des DI: Heyer (geboren 29.4.1890 in Kreuznach/Nahe) lebte danach zuerst in Berlin Charlottenburg, Heerstr. 96, was handschriftlich korrigiert wurde in z. Zt. Sensburger Allee 68. Als Beruf wird »Facharzt für innere Krankheiten« angegeben, verheiratet, zwei Kinder. Als Sprachen werden »etwas französisch und italienisch« genannt. Er bezeichnete sich als »gottgl.«, war Mitglied der NSDAP, Assistenzarzt d. Res.a.D. und Mitglied des DI seit der Gründung 1936. Er gibt an seit 1925 in München psycho-

nach München, wagte sie anfangs nicht, dies der Gräfin mitzuteilen. Sie befürchtete, dass es dann zu einem Bruch kommen würde. »Schwester Siegrid«, so unterschrieb die Oberin ihre Briefe an Hildemarie Streich, »war sehr mächtig; sie hatte eine sehr starke Ausstrahlung und eine sehr gute Intuition. So konnte sie auch vielen helfen, aber die Gefahr einer zu starken Bindung blieb« (Streich, 22. Oktober 1999).

Aus den Erzählungen von Hildemarie Streich wurde deutlich, wie schwierig es für sie war, sich den Erwartungen der Gräfin zu entziehen. Sie geriet in heftige Loyalitätskonflikte, da sie auf der einen Seite die Gedanken und das Anliegen der Gräfin teilte, auf der anderen Seite ihren Mann nicht zwingen konnte, sich den Wünschen der Gräfin unterzuordnen. »Das gab große Konflikte. [...] Ich hatte natürlich eine stärkere Bindung zu ihr, durch meine Eltern und durch die ganze Vorgeschichte und hätte ihr gern etliche Wünsche dieser Art erfüllt, zumal ich hinter den Zielen stand« (ebd.). Ihr fiel die Distanzierung zur »Oberin« auch insofern schwer, da sie deren Schwägerin, Adelheid Gräfin zu Eulenburg, aus früheren Zeiten kannte, als diese als sogenannte Hausmutter für eine Weile im Landerziehungsheim Birklehof in Hinterzarten mit ihren Kindern lebte und arbeitete, wo auch Hildemarie Streich dem Sohn ihres Doktorvaters Flötenunterricht gab.[25]

> »Ich habe während meines Studiums da oben in dem Birklehof unterrichtet. Da fuhr ich von Freiburg rauf mit dem Rad, nahm es mit und bin dann runtergebraust. Ich habe da unterrichtet. Und Uhu hatte seine Hände da auch im Spiel, aber ich bin durch meinen Doktorvater dahin gekommen. Der wollte, dass ich seinen Sohn dort unterrichte, der hat dann Flötenunterricht gekriegt. Und der stand mit der Frau Picht in Verbindung, die Musikerin war.«

In ihrem Artikel in der *Musiktherapeutischen Umschau* (Streich, 1986, S. 312) schreibt sie: »Meinen Lebensunterhalt und das Studium verdiente

therapeutisch gearbeitet zu haben und nun in Berlin. »Lehrbehandlung bei C.G. Jung seit 1926 mehrmals mehrere Monate«. Fortbildungsbehandlung: keine; Fortbildungskurse: keine; Vortrags- und Vorlesungstätigkeit: vielfach;

Bemerkungen: über spezielle Behandlungsarten: autog. Training, Atemtherapie.«

25 Der Religionsphilosoph und Pädagoge Georg Picht war von 1946 bis 1956 Leiter des Landerziehungsheims Birklehof. Seine Frau Edith Picht-Axenfeld war Pianistin und Cembalo-Pädagogin. Sie hatte von 1947 bis 1978 in Freiburg eine Professur inne, und Hildemarie Streich studierte unter anderem bei ihr.

ich mir in diesen Jahren durch Blockflötenunterricht und durch musiktherapeutische Einzelbetreuung von Erwachsenen, Kindern und Studenten, wobei ich überwiegend mit der Stimme und der Blockflöte arbeitete.«

Es waren sicherlich auch die Ergebnisse ihrer Lehranalysen, dass sie nach ihrer Heirat und der Rückkehr aus Freiburg nach Berlin einen größeren inneren Abstand zur Gräfin gewinnen konnte und ihr vermittelte, dass ihr Platz nicht in der Communauté und erst recht nicht als Hausmutter dort sei.

> »Mein junger Haushalt war auch nicht gerade sehr reich, aber einen Kühlschrank wollten wir doch haben, es ist einfach praktisch; sie hatte keinen. Und sagte dann: ›So etwas Bürgerliches‹. Aber ich habe ihn trotzdem gekauft. Ich denke, das lag einfach daran, weil sie keinen hatte und weil einfach die Gelder fehlten. Ich fand am Kühlschrank nichts Bürgerliches und auch nichts Adliges, sondern etwas Praktisches« (Streich, 24. November 1999).

Voller Schuldgefühle erinnerte sie sich vierzig Jahre später, wie sie ihre Nähe mied, als sie bei einem Vortrag von Romano Guardini, den sie mit ihrem Mann besuchte, die Gräfin mit ihrer »Clique« entdeckte, aber vorgab, sie nicht zu sehen, oder wie sie die Gräfin zu Hauskonzerten nicht mehr einlud.

> »Die Menschen schätzten sie auf der einen Seite wegen ihrer Qualitäten, auf der anderen Seite fürchteten sie ihre Dominanz. Trotzdem glaube ich, dass die Gräfin als Therapeutin sehr wirksam war. Ja, Musik liebte sie – wir haben ja dann viele Konzerte gemacht, aber dazu konnten wir sie auch leider nicht mehr einladen. Das war leider, es war sehr bedauerlich. Das ist eine schmerzliche Erfahrung, wenn etwas, was mit so viel Enthusiasmus und so echtem Engagement startete, wenn das einfach gar nicht mehr durchführbar ist, weil das Kostbarste an der Grundidee dadurch gefährdet ist« (ebd.).

Therapeutische Ausbildung und Arbeit

1960 entschloss sich Dr. Hildemarie Streich zu einer therapeutischen Ausbildung – Lehranalyse bei Bügler und Kontrollanalyse bei Heyer (Streich, 22. Oktober 1999).

Entsprechend der im DI praktizierten jungianischen Ansätze und der

Atemtherapie (Mhe, Ada Müller-Braunschweig) wandte sie sich Veening zu – bezeichnete sich als seine Schülerin; Elly Meier-Denninghoff war die erste Atemtherapeutin von Dr. Hildemarie Streich.[26]

Jörg Rasche (2012) schreibt:

> »Frau Streich galt früh als überaus begabte Analytikerin mit großer Intuition. In Berlin gab es damals noch keine geregelte Jungianische Ausbildung. So setzte sie ihre Studien fort am Züricher C. G. Jung-Institut bei Marie-Luise von Franz und hielt mehrmals Vorträge bei den Eranos-Tagungen in Ascona.[27]
>
> Ihr Hauptinteressengebiet war die Verbindung von Musik und Jung'scher Psychoanalyse. Sie veröffentlichte wegweisende Studien zu ›Musik im Traum‹, zu alchemistischer Musik und der psychologischen Bedeutung der Tonarten. Sie beschreibt (Streich, 2001, S. 73f.) wie [ihr] gegen Ende ihrer ›mehr als fünfjährigen Lehranalyse in Analytischer Psychologie [...] eines Tages bei der Durchsicht ihrer Träume spontan die Idee gekommen (sei), ihre eigenen Musikträume zusammenzustellen, durchzusehen und neu zu überprüfen. Hierbei stellte sie zu ihrer Überraschung fest, dass an diesen Träumen die Entwicklung der vergangenen Jahre sich wie an einem klingenden ›roten Faden‹ ablesen liess. Oftmals waren es gerade Musikträume, die den Beginn einer neuen Phase ihrer inneren und äusseren Entwicklung besonders nachdrücklich markiert hatten. In diesen Träumen stand das musikalische Motiv zumeist im Mittelpunkt des Traumgeschehens. In anderen wieder erschien es mehr am Rande, hatte aber auch hier bei näherer Erkundung fast stets etwas Wichtiges mitzuteilen. Das alles wurde ihr jetzt rückschauend beim näheren Erforschen und Hinhorchen voll bewusst, denn sie hatte vorher diesen Träumen nicht mehr Aufmerksamkeit geschenkt als anderen auch. Jetzt erhoben sich bei ihr viele Fragen, z. B.: ›Wie ist es mit den musikalischen Träumen und deren Bedeutung bei anderen Menschen?

26 In Berlin hat sich später unter Middendorf, die nach Streich von Veening beeinflusst war, eine eigene neue Atemtherapie entwickelt.

27 Es waren die Eranos-Tagungen mit Vorträgen zum Beispiel 1973 zum Thema »Musikalische und psychologische Entsprechungen in der Atalanta fugiens von Michael Maier«, 1977 »Musikalische Temperaturen in psychologischer Sicht«, 1978 »Zeit und Ewigkeit in der Musik« oder 1979 »Tonarten in mythologischer und psychologischer Sicht«. Sie veröffentlichte zudem u. a. in den Wiener Beiträgen zur Musiktherapie 1987 oder 1979 in dem Band XV »Die Psychologie des 20. Jahrhunderts. Zur Bedeutung der Musik im Traum«, um einige ihrer Veröffentlichungen hervorzuheben.

> Haben auch Menschen, die sich für unmusikalisch halten, solche Träume? Sind Träume von Berufsmusikern anders als die von Laien?‹ Und sie begann von da an nach Musikträumen zu forschen. Zunächst fragte sie ihre Lehranalytiker sowohl nach deren eventuellen eigenen Musikträumen als auch nach solchen von anderen Menschen« (Streich, 2001, S. 73f.).

Mit ihren über 800 gesammelten Träumen wurde sie eine internationale Expertin für Traumanalysen.

Hauskonzerte, die sie zusammen mit ihrem Ehemann Rudolf veranstaltete, waren eine beliebte Institution. Besonders enge freundschaftliche und fachliche Kontakte pflegte Frau Streich zu James und Hilde Kirsch[28], die 1933 aus Berlin emigriert waren, und mit dem Basler Biologen Adolf Portmann, der die Leitung der Eranos-Tagungen übernommen hatte. Sie war in der internationalen jungianischen Welt anerkannt und geschätzt. 2011 wurde Frau Dr. Streich Ehrenmitglied der neu gegründeten Berliner C. G. Jung-Gesellschaft.

Sie wurde nicht nur eine Expertin für Traum-Analysen und die Bedeutung von Musik im Traum (Streich, 2001), sondern schrieb auch ein Lehrbuch des Flötenspiels und zahlreiche weitere Fachartikel.[29] International war sie in der jungianischen Welt bekannt, sprach perfekt Französisch und lebte mindestens zwei Monate im Jahr in Frankreich.

> »[Sie] war bei der Gründung der Deutschen Musiktherapeutischen Gesellschaft (damals: Deutsche Gesellschaft für Musiktherapie) und allen vorangegangenen Vereinigungen aktiv beteiligt und schließlich Redaktionsmitglied der Musiktherapeutischen Umschau von 1979–1986. Die musiktherapeutische Richtung, die sie mit aufgebaut hatte, blieb nicht ihr Ort. Sie hat sich mit dem Weggang aus der Redaktion der MU auch weitestgehend aus der musiktherapeutischen Landschaft herausbegeben. Es sei vor allem wegen persönlicher Kontroversen gewesen, erzählte sie uns bei unserem Besuch zu ihrem neunzigsten Geburtstag. Das mag zum Teil dem Umstand geschuldet sein, dass sich zu der Zeit der Begriff Musiktherapie zu festi-

28 Thomas Kirsch (2017) schrieb in seinem Buch *Jungian Analysis, Depth Psychology, and Soul* auch über seine Begegnung mit Hildemarie Streich (»A visit to Hildemarie Streich«). Es war Dr. Jörg Rasche, der 2008 das Ehepaar Kirsch nach Berlin eingeladen hatte und so eine Begegnung ermöglichte.

29 s. Literaturhinweise am Ende.

> gen begann und sich eine klarere Definition herausschälte. Aber ohne die Gründergeneration gäbe es heute keine Musiktherapie« (Muthesius, 2012, Nachruf).[30]

Ähnlich wie Siegrid Gräfin zu Eulenburg führte Hildemarie Streich in einigen Fällen auch »lebenslange Begleitungen« durch. Aber anders als sie es selbst durch Siegrid Gräfin zu Eulenburg erleben musste, baute sie keine Abhängigkeiten zu ihren Patienten beziehungsweise Klienten auf. Aus den Schilderungen von Dr. med. Mechthild Wenk-Ansohn, die Hildemarie Streich Anfang der 1980er Jahre aufsuchte, war sie jedoch jemand, der sich anbot, »Menschen in ihren verschiedenen Entwicklungsabschnitten lange zu begleiten. Sie war sehr weltoffen, nie entsetzt über das so andere Leben ihrer Klienten« (Wenk-Ansohn, 8. Januar 2024). Obwohl alle WG-Mitbewohnerinnen von Dr. med. Mechthild Wenk-Ansohn zu Hildemarie Streich in Behandlung gingen (z. B. Dr. med. Adriane Elbers, verh. Hebble-White, Dr. med. Gabriele Mende), gab es keine Kollusionen. Es war eine Gruppe von Klientinnen, die wie in einem Schneeballsystem sich untereinander verständigten und Hildemaire Streich einander empfahlen.

Dr. med. Mechthild Wenk-Ansohn erinnerte sich, dass sie anfangs zweistündig zu ihr ging und wie sich die Frequenz entsprechend ihrer Veränderung verringerte, hin zu vierzehntägigen oder vier bis sechswöchigen Abständen. Als sie nach einem fünfjährigen Brasilienaufenthalt zurückkam, nahm sie den Kontakt zu Hildemarie Streich wieder auf. Es entwickelte sich eine eher freundschaftliche Beziehung. So lernte diese auch ihren Mann und ihre Kinder kennen, wobei Frau Streich nie über sich selbst sprach.[31]

Die Patienten saßen auf einem Sofa und Hildemarie Streich hinter ihrem Schreibtisch, den sie brauchte, da sie viel mitschrieb.

> »Die therapeutische Sitzung lief immer gleich ab: Ich brachte meine Träume schriftlich in zweifacher Ausfertigung mit in die Stunde und

30 Hildemarie Streich gehörte 1980 zu den Begründern der Deutschen Gesellschaft für Musiktherapie und zu den Redakteuren der *Musiktherapeutischen Umschau*, die bis 1985 in Stuttgart beim Gustav Fischer Verlag erschien und ab 1995 in Göttingen bei Vandenhoeck & Ruprecht.

31 Mich erinnert diese Haltung sehr an Gespräche mit Hansi Kennedy, einer Mitarbeiterin von Anna Freud, die ebenfalls mit einigen ihrer »Therapie-Kinder« lebenslang Kontakt hielt, ohne Abstinenzverletzung (Ludwig-Körner, 2022).

> las dann vor und Frau S. las ihre Version mit, dann begann die Traumbesprechung. Sie arbeitete entlang der Träume und schaute gelegentlich in ihren Unterlagen nach, um dann mitzuteilen, ›vor fünf Jahren kam das schon einmal vor‹. Sie war sehr verbunden mit ihren Klienten« (Büscher, 2. Januar 2024).

»Meist dauerten die Sitzungen eineinhalb Stunden«, erinnert sich Beate Kortendieck-Rasche (Gespräch am 20. Februar 2024). Da sie keine Kassenpraxis hatte, konnte sie nur Selbstzahler behandeln. Die Gynäkologin Beate Kortendieck-Rasche kam durch einen feministischen Frauenkreis und die § 218-Bewegung zu Hildemarie Streich. Alle Interviewten berichteten, in welch hohem Maße sie von der Arbeit mit ihr persönlich und professionell profitiert haben. Dr. med. Mechthild Wenk-Ansohn, Michael Büscher, Dr. med. Gabriele Mende, Dr. med. Jörg Rasche und seine Ehefrau übernahmen vieles aus der persönlichen Erfahrung mit Dr. Hildemarie Streich für ihre eigene Arbeit, sei es für die wiederkehrenden Alpträume bei Folteropfern (Wenk-Ansohn, die eine Traumata-Expertin wurde), die Arbeit mit der aktiven Imagination (Michael Büscher) oder die Bedeutung der Musik und die Traumanalysen (Jörg Rasche). Beate Kortendieck-Rasche schätzt bis heute die hohe Intuition Hildemarie Streichs, mit der sie während ihrer ersten Schwangerschaft von ihr unterstützt wurde, sodass sie sich damals sogar für eine Hausgeburt entscheiden konnte. Im Gegensatz dazu steht eine Erfahrung von ihr aus dem Jahr 1988, die sie – als sie sich der analytischen Psychologie ausbildungsmäßig zuwandte – zu hören bekam: »Entweder schwanger sein oder Analyse.« Ihre erneuten Erfahrungen mit der Traumanalyse von Hildemarie Streich führten dazu, dass sie als Gynäkologin selbst eine Expertin für Traumarbeit mit Schwangeren wurde.[32] Hildemarie Streich hatte aber auch ihre Erfahrungen mit der Atemtherapie nie aufgegeben und wenn es angebracht war, integrierte sie auch Atemtherapeutisches in ihre Behandlungen (Kortendieck-Rasche, 20. Februar 2024). Alle berichteten, wie hilfreich für sie die Zusammenarbeit mit Hildemarie Streich war, die sie auf unkonventionelle Weise mit einem feinen Gespür, für das, was ihr Gegenüber jeweils brauchte, begleitete.

32 Kortendieck-Rasche, B. (2009). Vom Kind, das zum Fenster hereinflog. Träume in der Schwangerschaft. *Jung-Journal, 21.* Und: (2018). Das Erleben von Schwangerschaft und Geburt in Träumen. *Jung-Journal, 40.*

Ihr Neffe und Patensohn Ekkehard Netzel, Psychiater und Psychotherapeut, berichtete, wie sehr er von seiner Tante unterstützt wurde, auf seine eigenen Wünsche zu hören, als er, der bereits nach einem Musikstudium (Dipl.-Päd. Musikwissenschaft) und erfolgreicher Arbeit auch als Berufsmusiker, nochmals den Wunsch äußerte, Medizin studieren zu wollen. Während die meisten ihm zuredeten, den bereits eingeschlagenen beruflichen Weg beizubehalten, war es seine Tante, die ihn bestärkte, Medizin zu studieren.

Schmunzelnd erinnern sich alle Interviewten, wie Frau Streich auf der einen Seite »voll im aktuellen Leben verwurzelt war«, andererseits aber auch durch ihre Kleidung – sie trug immer lange Röcke, Kleider aus kostbaren Materialien – »wie aus einem anderen Leben wirkte« (ebd.). Sie trug wie ihr Vater eine Brille und konnte vermutlich nicht gut sehen, »so dass ihr Blick immer wie nach innengerichtet war« (ebd.). Alle betonen, wie sie, verankert in einem festen christlichen Glauben, Halt für sich selbst gefunden und dadurch eine positiv, dem Leben zugewandte Art gewonnen hatte, die Zuversicht ausstrahlte. Einer ihrer Leitsätze war: »Ihr seid teuer erkauft – werdet nicht der Menschen Knecht.«[33] Es soll ein Spruch von Stöhr gewesen sein, als ihm Freunde rieten, sich dem Wehrdienst nicht zu entziehen, um überleben zu können. Er war jedoch der festen Überzeugung, dass er – unverheiratet und kinderlos – ein Vorbild bleiben müsse. Hildemarie Streich hatte sich ihn unter anderem zum Vorbild genommen und lebte auch in dem Bewusstsein eines Jenseits, sodass sie nach dem Tod ihres Mannes die Gewissheit für sich hatte, er sei weiter um sie herum.

> »Ich bin zu dem Ergebnis gekommen – mehr vielleicht im Jung'schen Sinne vielleicht – noch intensiv in Vertrauen zu setzen in das, was Jung die selbstregulierende Kraft der Psyche nennt und geduldig zu warten, dass Gott mit jedem Menschen seinen eigenen Weg hat und dann helfe ich an der Stelle, wo ich es kann, obwohl die dann sage, wie kann ich das machen; deswegen kann ich den Uhu gut verstehen« (Streich, 22. Oktober 1999).

In einem Artikel in der *Musiktherapeutischen Umschau* schildert Hildemarie Streich (1986) anhand von drei Fallbeispielen, wie sie die Musik-

33 Dr. med. Jörg Rasche, 2011, Vorschlag für die Nominierung eines »Frauenpreises« der Stadt Berlin für Dr. Hildemarie Streich und Dr. med. Mechthild Wenk-Ansohn.

therapie, die sie mit entwickelt hatte, in die jungianische Therapie integrierte, wobei die Traumanalyse (Musik im Traum) eine bedeutende Rolle spielte. Muthesius (2012, S. 313) schreibt:

> »In dem wiedergelesenen Beitrag stellt sie an drei Fallbeispielen die möglichen Verbindungen zwischen beiden Verfahren her: zuerst Musiktherapie und danach Psychotherapie, oder umgekehrt, oder im fließenden Wechsel. Mit dieser Thematik war sie ihrer Zeit weit voraus. Ein ihr lebenswichtiges Thema, das sich durch ihre Arbeiten zieht, ist Musik und Traum (Musik im Traum).«

Ihr Lebensende

Hildemarie Streich lebte nach dem Tod ihres Mannes 1988 allein in der großen Berliner Wohnung in der Preußenallee 38.

Michael Büscher erinnert, dass er, um in ihr Arbeitszimmer zu gelangen, durch ein großes Wohnzimmer gehen musste, das vollgestellt war mit Musikinstrumenten aller Art.

Ihr Mann hatte von einem Onkel, der Orgelbauer war, nicht nur viele Kenntnisse über den Bau von Musikinstrumenten erworben, sondern auch alle dafür notwendigen Instrumente geerbt. So hatte er für Siemens eine elektronische Orgel entworfen. Rudolf Streich hatte seit Januar 1970 eine Honorarprofessur für das Lehrgebiet »Elektrotechnik im Bergbau« inne.

Seine Liebe galt jedoch den Holzpfeifen-Orgeln, die er selbst baute, aber er schuf auch ein Spinett, das Dr. med. Jörg Rasche nach ihrem Tod erbte. Nach ihrem Tod kümmerte er sich darum, dass alle Musikinstrumente entsprechend ihres Wunsches geeignete Spielstätten bekamen, sei es in der Familie oder in meist kirchlichen Einrichtungen.[34] Es ist verständlich, dass Dr. med. Jörg Rasche, selbst ein Musikexperte, der sich zum Beispiel sein Studium mit Orgel-Spielen finanzierte, in vielem mit ihr übereinstimmte. Sie trafen sich nicht nur geistig-musikalisch und in der jungianischen Lehre, sondern Hildemarie Streich wandte auch das Sandkastenspiel an, in dem Dr. med. Jörg Rasche ein Experte ist. So erbten er und seine Frau

34 Die elektronische Orgel erhielt ein Stift in Süddeutschland, in dem Rudolf Streichs Schwester zuletzt gelebt hatte. Die Familie Netzel erhielt ebenso Instrumente.

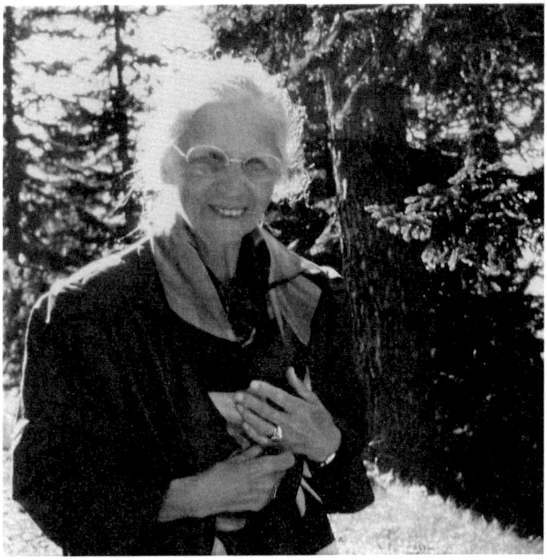

Abb. 5: Hildemarie Streich im Urlaub (Foto: Kortendieck-Rasche)

einen Sandkasten von Frau Streich. Es ist anzunehmen, dass sie sich noch von Frau Kalff ausbilden ließ.

Weit über 80-jährig litt sie an einer schweren Herzinsuffizienz, neigte zu Kollapsen und war mehrfach in ihrer Wohnung gestürzt. So soll sie einmal fast eineinhalb Tage hilflos in ihrer Wohnung gelegen haben, bis sie von ihrer Zugehfrau gefunden wurde (Mende, 14. März 2024). Die Beziehung zu ihren früheren Klientinnen kehrte sich dann im Alter jedoch teilweise um, sodass sich diese für sie zuständig fühlten und sich um sie kümmerten. Nach mehreren Krankenhausaufenthalten im jüdischen Krankenhaus wurde sie – unterstützt von ihren ehemaligen Klientinnen – ab 2008 im jüdischen Seniorenheim im Wedding untergebracht. Weder ihre Schwester Caritas Netzel, die im Alter in Hannover in der Nähe ihres Sohnes Ekkehard lebte, noch dessen Familie konnten Hildemarie Streich im Seniorenheim alltäglich besuchen, wenngleich sie beide regelmäßig nach ihr schauten.[35]

Ekkehard Netzel besuchte seine Tante noch zehn Tage vor ihrem Tod im Altenheim; sie habe ihn nicht mehr erkannt. Trotz ihrer Desorientierung in ihren letzten Lebensmonaten konnten Besucherinnen noch gemeinsam mit ihr Weihnachtslieder singen. Nachts vor ihrem Tod wurde sie mit gregorianischen Liedern, gesungen von ihren ehemaligen Klientinnen, ins »Jenseits« begleitet (Wenk-Ansohn, 8. Januar 2024; Mende, 14. März 2024).

35 Ekkehard Netzel berichtete, wie seine alte Mutter mindestens einmal im Monat die Fahrt von Hannover nach Berlin auf sich nahm, um nach ihrer Schwester zu schauen (Gespräch am 12. Mai 2024).

Literatur

Muthesius, D. (2012). Nachruf Hildemarie Streich. *Musiktherapeutische Umschau, 33*(3), 312–313.

Kirsch, T. (2017). *Jungian Analysis, Depth Psychology, and Soul.* Routledge.

Kortendieck-Rasche, B. (2001). Schwangerschaft und Geburt. Spuren weiblicher Initiation in Träumen zeitgenössischer Frauen und in Mariendarstellungen alter Meister, Vortrag mit Dias. In P. Nijs, M. Nijs, W. Dmoch (Hrsg.), *Beyond the Symptoms – Jenseits der Symptome* (S. 121–140). Peeters Press.

Kortendieck-Rasche, B. (2009). Vom Kind, das zum Fenster hereinflog. Träume in der Schwangerschaft. *Jung-Journal, 21*, 15–20.

Kortendieck-Rasche, B. (2018). Das Erleben von Schwangerschaft und Geburt in Träumen. *Jung-Journal, 40*, 41–54.

Ludwig-Körner, C. (2022). *Und sie fanden eine Heimat. Leben und Wirken der Mitarbeiterinnen von Anna Freud in den Kriegskinderheimen.* frommann-holzboog.

Veröffentlichungen und Vorträge von Dr. phil. Hildemarie Streich

Streich, H. (1969). Musik in den Träumen von Sterbenden und in Visionen. In Streich (Hrsg.), *Musikalische Motive im Traum.* Unveröffentl. Züricher Vorlesungen.

Streich, H. (1973a). Musikalische und psychologische Entsprechung in der Atlanta fugiens von Michael Maier. *Eranos Jahrbuch, Bd. 42*, 361–426.

Streich, H. (1973b). *Musikträume als Initialträume neuer Phasen der inneren Entwicklung – aufgezeigt an Traum-Serien.* Unveröffentlichte Züricher Vorlesungen.

Streich, H. (1975a). *Musik und Psyche. Ständchen zum 100. Geburtstag von C. G. Jung* (S. 346–352). Privatdruck.

Streich, H. (1975b). *Die Freundschaft zwischen Jonathan und David in tiefenpsychologischer Sicht.* Vortrag auf der offenen Sitzung des Farnsworth-Lagers Nr. 1 von Berlin am 19. Februar 1975. Großloge der Deutschen Odd Fellows.

Streich, H. (1977). Musikalische Temperaturen in psychologischer Sicht. *Eranos Jahrbuch, Bd. 46*, 205–248.

Streich H. (1979a). Tonarten in mythologischer und psychologischer Sicht. *Eranos Jahrbuch, Bd. 48*, 61–99.

Streich, H. (1979b). Zur Bedeutung der Musik im Traum. In G. Condrau (Hrsg.), *Die Psychologie des 20. Jahrhunderts, Bd. XV* (S. 1125–1133). Kindler.

Streich, H. (2001). Musik im Traum. In D. Storz & D. Oberegelsbacher (Hrsg.), *Wiener Beiträge zur Musiktherapie, Bd. 3* (S. 73–98). Edition Praesens.

Streich, H. (1980). Musikalische Strukturen in den Tiefen der Psyche. *Musiktherapeutische Umschau, Bd. 1* (S. 253–264). Gustav Fischer Verlag.

Streich, H. (1981a). *Zeit und Ewigkeit in der Musik.* Insel.

Streich, H. (1981b). Musikalische Gestalt und Form im Traum. *Musiktherapeutische Umschau, 2*(3), 203–213.

Streich, H. (1982). Freud, Adler, Jung. Kleine Einführung in die Tiefenpsychologie. *Musiktherapeutische Umschau, 3*(3), 195–220.

Streich, H. (1986). Musiktherapie und Tiefenpsychologie in einer Privatpraxis. *Musiktherapeutische Umschau, 7*(3), 181–196.

Streich, H. (1987). Musikalische Träume. In R. Battegay & A. Trenkel (Hrsg.), *Der Traum aus der Sicht verschiedener psychotherapeutischer Schulen* (S. 94–107). Huber.

Streich, H. (1988). Traum vom Monochord. In H. H. Decker-Voigt (Hrsg.), *Musik und Kommunikation, Bd. 2* (S. 234–246). Eres Edition.

Streich, H. (1990). Musik und Psyche. *Musiktherapeutische Umschau, 11*(4), 346–352.

Streich H. (2001). Musik im Traum. Sonderdruck aus: *Wiener Beiträge zur Musiktherapie, Band 3. Theorie und Klinische Praxis* (S. 73–98).

Nina Bakman

Fünf Psychoanalytikerinnen

Frauen in der Generation nach Sigmund Freud

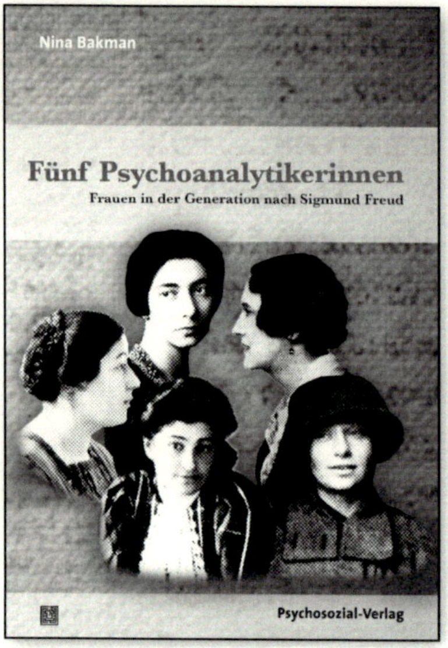

2022 · 149 Seiten · Broschur
ISBN 978-3-8379-3164-8

Joan Riviere, Grete Bibring, Fanny Lowtzky, Grete Obernik und Eva Rosenfeld waren Psychoanalytikerinnen der Generation nach Sigmund Freud. Geboren im ausgehenden 19. Jahrhundert durchlebten sie von radikalen Umbrüchen geprägte Jahre, und dennoch fand jede von ihnen ihren eigenen bemerkenswerten Weg. Nina Bakman beleuchtet ihr Leben und Arbeiten.

Obernik und Lowtzky arbeiteten in Palästina/Israel vorwiegend mit Kindern in Not. Bibring war die erste Frau, die als Professorin für Medizin an der Harvard Medical School lehrte. Rosenfeld nahm sich schwer erziehbarer Mädchen an und gründete eine Schule mit psychoanalytisch geschultem Lehrpersonal. Riviere, die als Einzige nicht aus dem »Dritten Reich« fliehen musste, arbeitete als Übersetzerin an der ersten englischen Freud-Ausgabe. Sie alle wirkten unter schwierigen historischen Umständen für Kinder, für Patient*innen, für die Psychoanalyse. Jede dieser Frauen nahm auf ihre eigene Weise eine dienende Funktion ein – doch nicht alle bekamen die Anerkennung, die sie verdient hätten.